# 针灸推拿
# 人体体表解剖
# 全真图解

主　编　郭长青

副主编　黄怡然　王　彤　刘乃刚

编　委　（以姓氏笔画为序）

| | | | | | |
|---|---|---|---|---|---|
| 王　凡 | 王　彤 | 王丽娟 | 王春久 | 王思明 | 乌　云 |
| 史晓伟 | 付达尔丽 | 付昕怡 | 刘乃刚 | 刘政申 | 芮　娜 |
| 李　政 | 杨　雪 | 肖　响 | 张　伟 | 张佳怡 | 陈烯琳 |
| 周　帅 | 周晓宁 | 胡　波 | 胡承鑫 | 高　杨 | 郭　妍 |
| 郭长青 | 黄永强 | 黄怡然 | 韩　峰 | 韩宝玉 | 舒　琦 |
| 谢占国 | 谢汶姗 | 谭　鑫 | | | |

审　阅　李德伟　黄建军

人民卫生出版社

**图书在版编目（CIP）数据**

针灸推拿人体体表解剖全真图解 / 郭长青主编 . —
北京：人民卫生出版社，2020
ISBN 978-7-117-29278-8

Ⅰ.①针…　Ⅱ.①郭…　Ⅲ.①人体解剖学 - 图解
Ⅳ.①R322-64

中国版本图书馆 CIP 数据核字（2019）第 275434 号

| 人卫智网 | www.ipmph.com | 医学教育、学术、考试、健康，购书智慧智能综合服务平台 |
| 人卫官网 | www.pmph.com | 人卫官方资讯发布平台 |

针灸推拿人体体表解剖全真图解

主　　编：郭长青
出版发行：人民卫生出版社（中继线 010-59780011）
地　　址：北京市朝阳区潘家园南里 19 号
邮　　编：100021
E - mail：pmph @ pmph.com
购书热线：010-59787592　010-59787584　010-65264830
印　　刷：北京顶佳世纪印刷有限公司
经　　销：新华书店
开　　本：787 × 1092　1/16　印张：19.5
字　　数：427 千字
版　　次：2020 年 1 月第 1 版　2020 年 1 月第 1 版第 1 次印刷
标准书号：ISBN 978-7-117-29278-8
定　　价：149.00 元
打击盗版举报电话：010-59787491　E-mail：WQ @ pmph.com
质量问题联系电话：010-59787234　E-mail：zhiliang @ pmph.com

# 主 编 简 介

郭长青,北京中医药大学原针灸推拿学院副院长,教授、主任医师,博士研究生导师。原校学位委员会委员。学术兼职:原中华中医药学会针刀医学分会主任委员、原中华中医药学会针刀医学分会名誉主任委员、中华中医药信息学会疼痛专业委员会主任委员、世界中医药学会联合会针刀专业委员会副主任委员、世界中医药学会联合会疼痛康复专业委员会副主任委员、中国针灸学会微创针刀专业委员会副主任委员,国家自然科学基金项目评审专家。曾在西班牙、韩国、波兰、新加坡等国讲学。研究方向与重点领域:针刀医学基础与临床研究。承担的科研项目:主持国家"973"项目针刀课题 1 项,参加国家"973"项目课题、攻关课题各 1 项,主持国家自然科学基金针刀课题 3 项,教育部博士点针刀课题 2 项,国家中医药管理局课题 3 项。已发表 SCI 论文 6 篇、核心期刊论文 100 余篇,主编"十二五""十三五"规划教材 5 部,主编专业著作 160 余部。

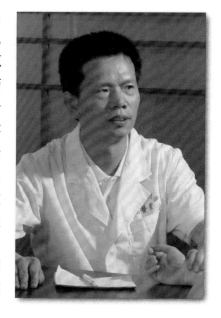

# 前　言

　　人体解剖学是所有医学专业均开设的基础必修课,几乎所有人的学医之路都是从学习解剖学开始的。解剖学之于医务人员的重要性由此可见一斑! 而体表解剖学作为一门新兴的解剖学分支,在实际临床实践中的重要性更是毋庸置疑。但令人遗憾的是,在我们的针灸推拿教学与临床实践中,常常遇到学生虽熟读针灸学课本、熟记穴位名称,却对经络所过、穴位所在的解剖位置了解甚少的现象,而有着多年临床经验的针灸科医生虽治好患者无数,却说不清针下所达骨骼肌肉的名称及体表定位的情况。基于这些感触,我们认为有必要为广大在校医学生和临床医生提供一本真正能将体表解剖学知识、体表标志触诊方法以及针灸推拿理论相结合的解剖学著作。

　　体表解剖学是研究人体深层结构与表面关系的科学,通过观察和触摸来研究人体体表的形态和结构,以及深部结构和器官在体表的标志和投影。本书突出介绍临床应用最广泛的骨性、肌性标志,并详细介绍经络穴位在相应体表标志部位的分布,集中笔墨专门将体表解剖部位、体表触诊方法以及相关穴位相结合,并一一配上清晰美观的实体写真照片以及穴位的体表、解剖图片。对于每一解剖结构,我们给予了简明扼要的基本介绍,包括骨骼的形态特征和肌肉的起止走向与功能;在体表触诊部分,我们细致描述了被检查者在一定体位和姿势下,检查者如何观察和触摸到相关体表标志结构。图片方面,我们的编写人员亦倾注了大量心血,在挑选模特上着实费了一番苦心。同时,我们对每章节肌性标志、骨性标志的体表触诊方法录制了配套视频,以便读者学习。特别感谢惠哲先生、邓云杰先生、明攀先生对本书图片采集工作及体表触诊视频录制的大力支持与积极配合。同时,在本书的编写过程中,我们参阅了大量相关著作,受到了很大启发和教益,在此,我们向原作者表示崇高的敬意和衷心的感谢!

　　虽然我们竭力希望为大家呈现一部理想的表面解剖学与针灸推拿知识相结合的作品,但由于时间仓促,作者水平所限,书中的缺点和不足之处在所难免,恳请各位同道和读者给予批评指正,以便再版时修订,先致谢意。

编者

2019 年 8 月

# 目　　录

# 第一章 头 颈 部

## 整 体 观

颈部分为固有颈部和项部,其中固有颈部分为颈前区、胸锁乳突肌区和颈外侧区。颈部以下颌骨下缘、下颌角、乳突尖、上项线和枕外隆凸的连线与头部为界,以胸骨颈静脉切迹、胸锁关节、锁骨上缘和肩峰至第7颈椎棘突的连线与胸部及上肢为界。颈肌按其位置可分为颈浅肌群、颈中肌群(舌骨上肌群、舌骨下肌群)和颈深肌群。本章将介绍颈浅肌群中的颈阔肌、胸锁乳突肌,舌骨下肌群中的胸骨舌骨肌、肩胛舌骨肌,颈深肌群外侧群中的前、中、后斜角肌,背肌浅群的斜方肌及头颈部重要骨性标志的体表触诊方法,以及手三阳、足三阳、任督二脉等经在头颈部的穴位分布(图1-1~图1-4)。

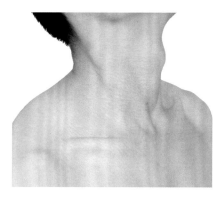

图 1-2 颈部侧面观

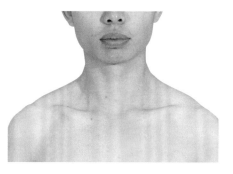

图 1-3 颈部前面观

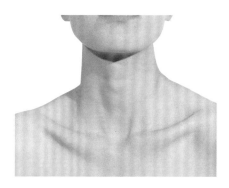

图 1-1 颈部前面整体观

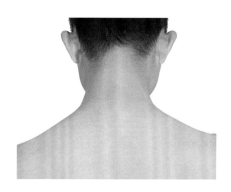

图 1-4 颈部后面观

1

# 第一节　骨 性 标 志

## 一、枕外隆凸

### 【内容简介】

枕外隆凸是枕鳞中央的骨性隆起,位于头颈交界处,枕部正中线有项韧带附着。

### 【体表触诊】

被检者取坐位,检查者站于被检者正后方,右手拇指沿枕骨后中部的项沟向上摸,在枕部可触及一明显的骨性隆起,即为枕外隆凸。

### 【体表形态】

枕外隆凸体表形态见图1-5。

### 【神经血管】

枕下神经:为第1颈神经后支,在寰椎后弓上方与椎动脉下方之间穿行,支配枕椎肌。

枕大神经:为第2颈神经后支的皮支,该支穿斜方肌肌腱到达皮下,分布于枕、项部皮肤。

第3枕神经:为第3颈神经后支的内侧支,该支穿斜方肌至皮下,分布于枕部下方皮肤。

枕小神经:沿胸锁乳突肌后缘上行,分布于枕部及耳郭背面上部的皮肤。

### 【相关穴位】

**1. 脑户(DU17)**

①标准定位:在头部,枕外隆凸的上缘凹陷中(图1-6、图1-7)。

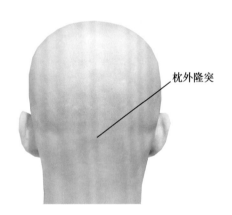

图1-5　枕外隆凸

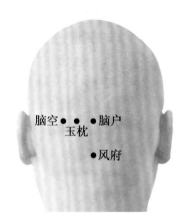

图1-6　枕外隆凸穴位1

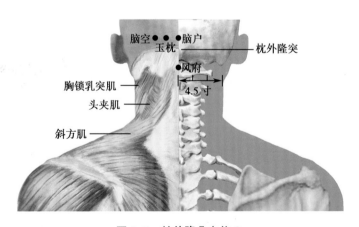

图1-7　枕外隆凸穴位2

②取法：在后头部，寻找枕外隆凸，枕外隆凸上缘凹陷处取穴。

③穴位解剖：皮肤→皮下组织→枕额肌→腱膜下结缔组织→骨膜。

**2. 玉枕（BL9）**

①标准定位：在头部，横平枕外隆凸上缘，后发际正中旁开1.3寸（图1-6、图1-7）。

②取法：正坐或俯卧位，先取枕外隆凸上缘凹陷处的脑户穴，当脑户旁开1.3寸处是穴。

③穴位解剖：皮肤→皮下组织→帽状腱膜→腱膜下结缔组织→骨膜。

**3. 脑空（GB19）**

①标准定位：在头部，横平枕外隆凸的上缘，风池直上（图1-6、图1-7）。

②取法：正坐或俯卧，于风池直上，头正中线旁开2.25寸，与枕外隆凸上缘脑户穴平齐处。

③穴位解剖：皮肤→皮下组织→枕额肌（枕腹）→骨膜（枕骨）。

**4. 风府（DU16）**

①标准定位：在颈后区，枕外隆凸直下，两侧斜方肌之间凹陷中（图1-6、图1-7）。

②取法：正坐，头稍前倾位取穴。

③穴位解剖：皮肤→皮下组织→左、右斜方肌腱之间→项韧带→寰枕后膜→硬膜外腔。

**二、上项线**

**【内容简介】**

上项线在枕外隆凸的两旁，为向乳突基部伸展弯曲的横形骨嵴，有胸锁乳突肌和斜方肌附着。

**【体表触诊】**

在枕外隆凸两侧，有两对弓状线，上一对不明显，为最上项线；下一对较明显，即上项

线。在触及枕外隆凸后，自枕外隆凸下方向乳突基底部方向触摸，所触及的横形骨嵴即为上项线。

**【体表形态】**

上项线体表形态见图1-8。

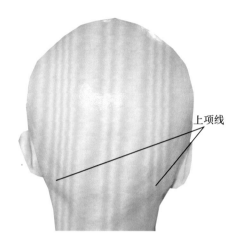

图1-8　上项线

**【神经血管】**

枕大神经：是第2颈神经后支的分支，在斜方肌的起点，上项线下方浅出深筋膜，伴枕动脉分支上行，分布至枕部皮肤。

**三、乳突**

**【内容简介】**

乳突位于耳垂后方的圆丘状骨性隆起，是颞骨乳突部的一部分。

**【体表触诊】**

被检查者坐位或俯卧位，在耳垂后方可触及一圆丘状骨性隆起。若将头旋向对侧时，可明显地见到胸锁乳突肌终止于该处。

**【体表形态】**

乳突体表形态见图1-9。

**【神经血管】**

耳大神经：沿胸锁乳突肌表面向耳垂方向上行，分布于耳郭及附近皮肤，该神经位置表浅。

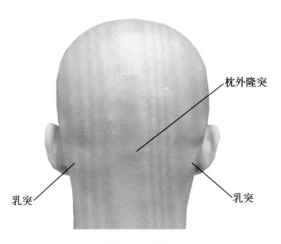

图 1-9　乳突

枕小神经：沿胸锁乳突肌后缘上行，分布于枕部及耳郭背面上部的皮肤。

面神经：面神经走行分为水平部和垂直部。垂直部在鼓室后壁处，面神经转向下，经茎乳孔至面部。

副神经体表投影：自乳突尖至下颌角连线中点，经行胸锁乳突肌后缘上、中 1/3 交点处，至斜方肌前缘中、下 1/3 交点连线。

颈总动脉及颈外动脉体表投影：相当于乳突与下颌角连线中点，右侧至右胸锁关节、左侧至左锁骨上小窝之间的连线。该线以甲状软骨上缘为界，上段为颈外动脉体表投影，下段为颈总动脉体表投影。

枕动脉：起自颈外动脉的后壁，向后上经颞骨乳突内面进入项区，在夹肌深面、半棘肌外侧缘穿出，越过枕下三角发出数支。本干继续向上，至上项线高度，穿斜方肌与胸锁乳突肌止点之间浅出，与枕大神经伴行分布至枕部。

【相关穴位】

**1. 浮白（GB10）**

①标准定位：在头部，耳后乳突的后上方，从天冲至完骨的弧形连线（其弧度与耳郭弧度相应）的上 1/3 与下 2/3 交点处（图

1-10、图 1-11）。

②取法：正坐或侧伏，先取天冲、完骨，于两穴间与耳郭平行之弧形连线的上、中 1/3 折点处取穴。

③穴位解剖：皮肤→皮下组织→耳上肌→颞筋膜→颞肌。

**2. 头窍阴（GB11）**

①标准定位：在头部，耳后乳突的后上方，从天冲至完骨的弧形连线（其弧度与耳郭弧度相应）的上 2/3 与下 1/3 交点处（图 1-10、图 1-11）。

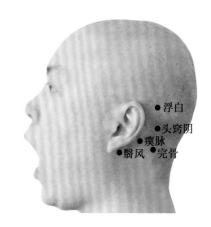

图 1-10　乳突穴位 1

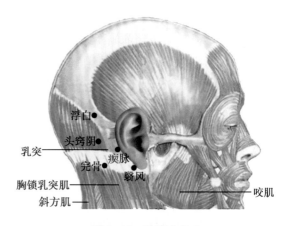

图 1-11　乳突穴位 2

②取法：当浮白穴与完骨穴连线的中点处。正坐或侧伏，先取天冲、完骨，于两穴间与耳郭平行之弧形连线的下、中 1/3 交点处

取穴。

③穴位解剖：皮肤→皮下组织→耳后肌→枕额肌（枕腹）。

**3. 瘈脉（SJ18）**

①标准定位：在头部，乳突中央，角孙与翳风沿耳轮弧形连线的上 2/3 与下 1/3 的交点处（图 1-10、图 1-11）。

②取法：正坐或侧伏，于耳后发际与外耳道口平齐处取穴。

③穴位解剖：皮肤→皮下组织→耳后肌。

**4. 完骨（GB12）**

①标准定位：在头部，耳后乳突的后下方凹陷中（图 1-10、图 1-11）。

②取法：正坐或侧伏，在头部，当耳后乳突的后下方凹陷处取穴。

③穴位解剖：皮肤→皮下组织→枕额肌（止点）。

**5. 翳风（SJ17）**

①标准定位：在颈部，耳垂后方，乳突下端前方凹陷中（图 1-10、图 1-11）。

②取法：正坐或侧伏，耳垂微向内折，于乳突前方凹陷处取穴。

③穴位解剖：皮肤→皮下组织→腮腺。

## 四、第 1 颈椎后结节

【内容简介】

第 1 颈椎又称寰椎，该颈椎没有椎体，没有棘突，呈环状，故名寰椎。寰椎由前、后弓及两侧块构成，在后弓后部与一般颈椎棘突相对的位置有后结节，即寰椎后结节，其粗糙面有项韧带和头后小直肌附着。后弓下方切迹与枢椎椎弓根上缘浅沟构成椎间孔。

【体表触诊】

被检者取坐位或俯卧位，检查者站于被检者正后方或头前方，右手拇指先触及枕外隆凸，然后循后正中线向下触摸，在枕部以下

和第 2 颈椎棘突以上可触及一个凹陷，此凹陷深处即为寰椎后结节，部分体型较瘦的人才可触及。

【体表形态】

第 1 颈椎后结节体表形态见图 1-12。

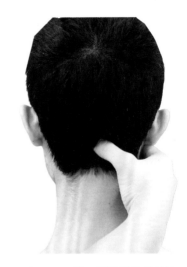

图 1-12　第 1 颈椎后结节触诊

【神经血管】

枕下神经：为第 1 颈神经后支，在寰椎后弓上方与椎动脉下方之间穿行，支配枕椎肌。

## 五、第 2 颈椎棘突

【内容简介】

第 2 颈椎又叫枢椎，其棘突是所有颈椎棘突当中最大的，而且分叉，在体表容易触及，是颈部从上到下能触及的第一个棘突，因此也是重要的体表定位标志。

【体表触诊】

被检查者坐位或俯卧位。从枕外隆凸循后正中线向下触摸，越过枕部以下的凹陷，可触及一个明显的骨突，此骨突就是第 2 颈椎棘突。由于第 2 颈椎棘突分叉，且有项韧带等软组织附着，因此在体表触诊时该骨突较宽大。

**【体表形态】**

第 2 颈椎棘突体表形态见图 1-13。

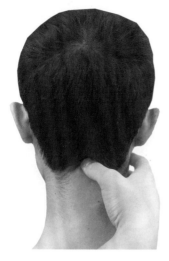

图 1-13　第 2 颈椎棘突触诊

**【神经血管】**

枕大神经：为第 2 颈神经后支的皮支，该支穿斜方肌肌腱到达皮下，分布于枕、项部皮肤。

第 3 枕神经：为第 3 颈神经后支的内侧支，该支穿斜方肌至皮下，分布于枕部下方皮肤。

**【相关穴位】**

**1. 哑门（DU15）**

①标准定位：在颈后区，第 2 颈椎棘突上际凹陷中，后正中线上（图 1-14、图 1-15）。

②取法：头稍前倾，于后正中线入发际 0.5 寸处取穴。

③穴位解剖：皮肤→皮下组织→左、右斜方肌之间→项韧带→棘间韧带→弓间韧带→椎管。

**2. 天柱（BL10）**

①标准定位：在颈后区，横平第 2 颈椎棘突上际，斜方肌外缘凹陷中（图 1-14、图 1-15）。

②取法：正坐低头或俯卧位，先取哑门，再旁开 1.3 寸，当斜方肌外侧取之。

③穴位解剖：皮肤→皮下组织→斜方肌→头夹肌→头半棘肌→头后大直肌。

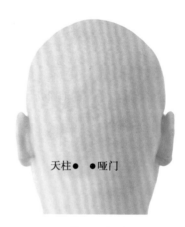

图 1-14　第 2 颈椎棘突穴位 1

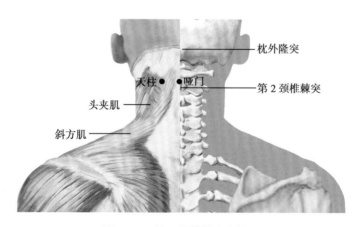

图 1-15　第 2 颈椎棘突穴位 2

## 六、第 7 颈椎棘突

### 【内容简介】

第 7 颈椎位于颈椎与胸椎的交界处,其棘突比其他颈椎棘突长且粗大,末端不分叉,呈结节状,往往于皮下形成一隆起,故又名隆椎。

### 【体表触诊】

被检者取坐位,检查者站于被检者正后方,嘱被检者略向下低头,在颈胸交界处可见到明显隆起,即为第 7 颈椎棘突。检查者右手拇指在项部后正中线从上向下触摸,所触及最后一个颈部可活动的骨性隆起即为第 7 颈椎棘突,其可随颈部运动而转动,但第 1 胸椎棘突则不动,以此可同第 1 胸椎区分。

### 【体表形态】

第 7 颈椎棘突体表形态见图 1-16。

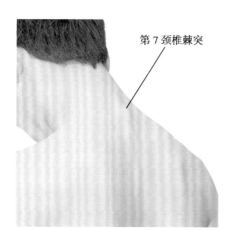

第 7 颈椎棘突

图 1-16　第 7 颈椎棘突

### 【相关穴位】

#### 1. 颈百劳（EX-HN14）

①标准定位:在颈部,第 7 颈椎棘突直上 2 寸,后正中线旁开 1 寸(图 1-17、图 1-18)。

②穴位解剖:皮肤→皮下组织→斜方肌→上后锯肌→头颈夹肌→头半棘肌。

#### 2. 大椎（DU14）

①标准定位:在脊柱区,第 7 颈椎棘突下凹陷中,后正中线上(图 1-17、图 1-18)。

②取法:俯卧或正坐低头位,于颈后隆起最高且能屈伸转动者为第 7 颈椎,于其下取穴。

③穴位解剖:皮肤→皮下组织→项背筋膜→棘上韧带→棘间韧带。

#### 3. 定喘（EX-B1）

①标准定位:在脊柱区,横平第 7 颈椎棘突下,后正中线旁开 0.5 寸(图 1-17、图 1-18)。

②取法:正坐低头或俯卧位,先于后正中线上第 7 颈椎棘突下缘定大椎穴,旁开 0.5 寸即是本穴。

③穴位解剖:皮肤→皮下组织→斜方肌→菱形肌→上后锯肌→头夹肌→横突棘肌。

#### 4. 肩中俞（SI15）

①标准定位:在脊柱区,第 7 颈椎棘突下,后正中线旁开 2 寸(图 1-17、图 1-18)。

②取法:前倾坐位或俯卧位,在第 7 颈椎棘突下,肩胛骨上角的内侧取穴。

③穴位解剖:皮肤→皮下组织→斜方肌→肩胛提肌→小菱形肌。

#### 5. 肩井（GB21）

①标准定位:在肩胛区,第 7 颈椎棘突与肩峰最外侧点连线的中点(图 1-17、图 1-18)。

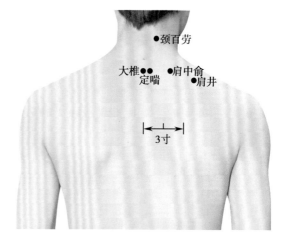

图 1-17　第 7 颈椎棘突穴位 1

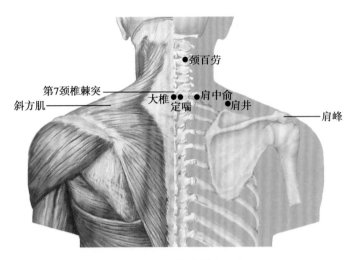

图 1-18　第 7 颈椎棘突穴位 2

②取法：正坐，于第 7 颈椎棘突高点至锁骨肩峰端连线的中点处取穴，向下直对乳头；医生以手掌后第一横纹按在病人肩胛冈下缘，拇指按在第 7 颈椎下，其余四指并拢按在肩上，示指靠于颈部，中指屈曲，中指尖处是穴。

③穴位解剖：皮肤→皮下组织→斜方肌筋膜→斜方肌→肩胛提肌→冈上肌。

### 七、颈椎横突

【内容简介】

颈椎横突是椎弓根的移行部向两侧各发出伸向外方的突起。第 2 颈椎横突位于乳突尖下 1.5cm 左右处。第 3 颈椎横突位于第 2 颈椎与第 4 颈椎横突连线的中点，相当于舌骨水平。第 4 颈椎横突位于甲状软骨上缘或胸锁乳突肌后缘中点上 1cm 左右处。第 6 颈椎横突位于乳突与颈动脉结节的连线上，相当于环状软骨水平，第 6 颈椎横突是颈椎中最为明显且最易扪及的。第 7 颈椎横突位于胸锁关节上 3cm 左右处。上述各横突间距平均为 1.5cm 左右。

【体表触诊】

寰椎横突：被检查者坐位，嘱被检查者头转向对侧，检查者于乳突与下颌角连线中点水平的胸锁乳突肌前缘处即可触及寰椎横突。

枢椎横突：被检者取坐位，检查者站于被检者一侧，嘱被检者头转向一侧，检查者先定位下颌角，下颌角下方乳突下 1.5cm 处，胸锁乳突肌前缘即为枢椎横突。

第 3~7 颈椎横突：被检者取坐位，检查者站于被检者一侧，嘱被检者头转向一侧。于舌骨角水平线与胸锁乳突肌后缘的交界处可触及第 3 颈椎横突；于甲状软骨近上缘水平线与胸锁乳突肌后缘的交界处可触及第 4 颈椎横突；于甲状软骨水平线与胸锁乳突肌后缘的交界处可触及第 5 颈椎横突；于环状软骨水平线与胸锁乳突肌后缘的交界处可触及第 6 颈椎横突；第 7 颈椎横突位于第 6 颈椎横突之下，第 3~7 颈椎均位于胸锁乳突肌和斜方肌之间。

【体表形态】

颈椎横突体表形态见图 1-19~ 图 1-24。

【神经血管】

颈神经后支：自椎间孔处有脊神经分出后，绕上关节突外侧向后行，至相邻横突间分为内侧支和外侧支。颈神经后支分布至项部皮肤和深层肌肉。

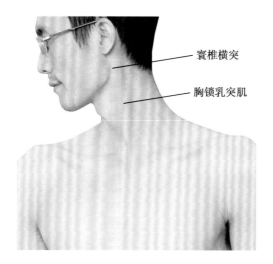

图 1-19　寰椎横突

寰椎横突
胸锁乳突肌

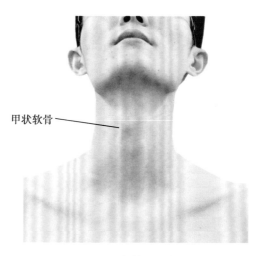

图 1-22　甲状软骨（前面观）

甲状软骨

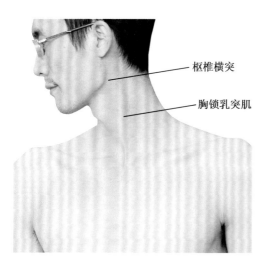

图 1-20　枢椎横突

枢椎横突
胸锁乳突肌

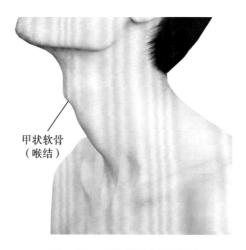

图 1-23　甲状软骨（侧面观）

甲状软骨
（喉结）

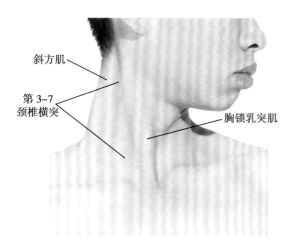

图 1-21　颈椎横突

斜方肌
第 3~7
颈椎横突
胸锁乳突肌

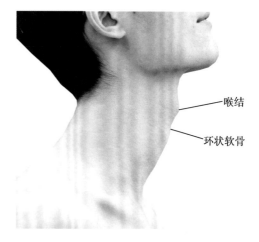

图 1-24　环状软骨

喉结
环状软骨

颈神经前支:横突末端分为横突前结节、后结节,结节间有颈神经前支通过。

椎动脉:沿前斜角肌内侧上行与胸膜顶前面,穿经上位6个颈椎横突孔,经枕骨大孔入颅。按其行程分四段:第一段自起始处至入第6颈椎横突孔以前;第二段穿经上6个颈椎横突孔;第三段经枕下三角和枕骨大孔入颅;第四段为颅内段。

颈总动脉:第6颈椎横突前结节前方有颈总动脉通过。

## 八、眶上缘及眶上切迹(孔)

### 【内容简介】

眶上缘是眶底部上缘,位于眉弓下侧。在眶上缘的中、内1/3相交处,距正中线约2.5cm,即为眶上切迹(孔)的所在部位。如用力压迫此部位,可有较明显的酸痛感。

### 【体表触诊】

在眉毛的下缘可以清楚地摸到一弓状锐缘,即眶上缘。在眶上缘的中、内1/3相交处,距正中线约2.5cm,可触及一切迹或一孔,即为眶上切迹或眶上孔。

### 【体表形态】

眶上缘及眶上切迹(孔)体表形态见图1-25。

### 【神经血管】

眶上神经及眶上血管:眶上神经为眼神经的神经分支,血管及神经通过眶上切迹或眶上孔处,分布于上睑和额部。

### 【相关穴位】

#### 1. 攒竹(BL2)

①标准定位:在面部,眉头凹陷中,额切迹处(图1-26、图1-27)。

②穴位解剖:皮肤→皮下组织→枕额肌→眼轮匝肌。

#### 2. 睛明(BL1)

①标准定位:在面部,目内眦内上方眶内侧壁凹陷中(图1-26、图1-27)。

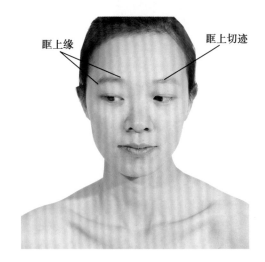

图1-25　眶上切迹

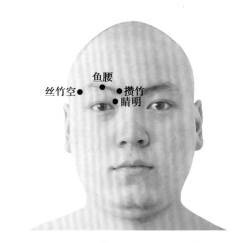

图1-26　眶上缘及眶上切迹(孔)穴位1

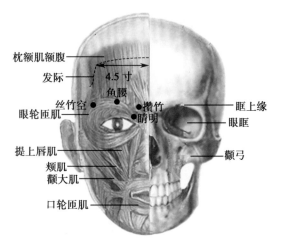

图1-27　眶上缘及眶上切迹(孔)穴位2

②穴位解剖：皮肤→皮下组织→眼轮匝肌→上泪小管上方→内直肌、筛骨眶板之间。

### 3. 鱼腰（EX-HN4）

①标准定位：在头部，瞳孔直上，眉毛中（图1-26、图1-27）。

②穴位解剖：皮肤→皮下组织→眼轮匝肌→枕额肌额腹→骨膜。

### 4. 丝竹空（SJ23）

①标准定位：在面部，眉梢凹陷中（图1-26、图1-27）。

②取法：正坐或侧伏位，于额骨颧突外缘，眉梢外侧凹陷处取穴。

③穴位解剖：皮肤→皮下组织→眼轮匝肌。

## 九、眶下缘及眶下孔

### 【内容简介】

眶下缘是眶底部下缘，由上颌骨和颧骨组成。在眶下缘中点下方0.5~1cm，离面部正中线旁约2.5cm处有眶下孔，是眶下管的出口。

### 【体表触诊】

在下眼睑内可清楚地摸到一骨缘，即眶下缘。眶下孔的体表投影为自鼻尖至眼外角连线的中点，以手指摸压眶下区骨面最凹的部分即为眶下孔所在处。

### 【体表形态】

眶下缘及眶下孔体表形态见图1-28。

### 【神经血管】

眶下神经及眶下血管：眶下神经为上颌神经的终末支，血管及神经通过眶下孔，分布于下睑、颊部、鼻的侧面及上唇等处的皮肤。

### 【相关穴位】

### 1. 承泣（ST1）

①标准定位：在面部，眼球与眶下缘之间，瞳孔直下（图1-29、图1-30）。

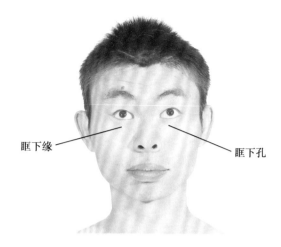

图1-28 眶下孔

眶下缘

眶下孔

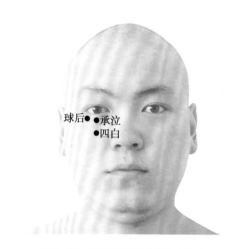

图1-29 眶下缘及眶下孔穴位1

球后 承泣
四白

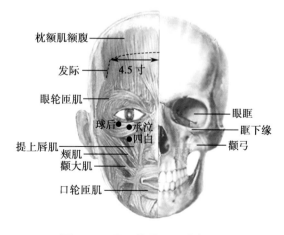

图1-30 眶下缘及眶下孔穴位2

枕额肌额腹

发际 4.5寸

眼轮匝肌

球后 承泣
四白

提上唇肌
颊肌
颧大肌
口轮匝肌

眼眶
眶下缘
颧弓

②穴位解剖:皮肤→皮下组织→眼轮匝肌→下睑板肌→下斜肌→下直肌。

### 2. 球后（EX-HN7）

①标准定位:在面部,眶下缘外 1/4 与内 3/4 交界处（图 1-29、图 1-30）。

②取法:正坐平视,由眼内、外角向下各引一垂线,两线之间分成 4 等分,其外 1/4 与内 3/4 交界处,眼眶下缘处是穴。

③穴位解剖:皮肤→皮下组织→眼轮匝肌→下睑板肌→下斜肌→眶脂体→下直肌。

### 3. 四白（ST2）

①标准定位:在面部,眶下孔处（图 1-29、图 1-30）。

②取法:正坐或仰卧位取穴。

③穴位解剖:皮肤→皮下组织→眼轮匝肌→提上唇肌→眶下孔或上颌骨。

## 十、下颌骨髁突

### 【内容简介】

下颌骨下颌支末端分叉形成前方的冠突,后方的髁突,即下颌骨的关节突,参与构成颞下颌关节。

### 【体表触诊】

以示指伸入外耳道,指端掌面朝向耳屏或以指端掌面按压在耳屏前方,嘱被检查者做张口、闭口运动,即可感到下颌骨髁突活动。即当被检查者张口时,下颌骨髁突滑向前下方,原位处呈一凹陷,闭口时恢复原状。

### 【体表形态】

下颌骨髁突体表形态见图 1-31。

### 【相关穴位】

### 1. 耳门（TE21）

①标准定位:正坐或侧伏,微开口,当听宫穴直上 0.5 寸之凹陷处取穴（图 1-32、图 1-33）。

②穴位解剖:皮肤→皮下组织→腮腺。

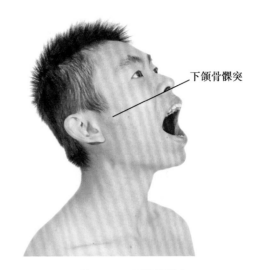

图 1-31　下颌骨髁突

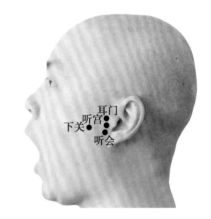

图 1-32　下颌骨髁突穴位 1

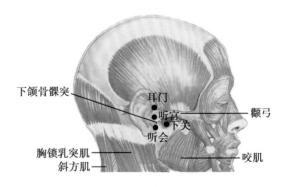

图 1-33　下颌骨髁突穴位 2

### 2. 听宫（SI19）

①标准定位:在面部,耳屏正中与下颌骨髁突之间的凹陷中（图 1-32、图 1-33）。

②取法：正坐或仰卧位，微张口，于耳屏前缘与下颌小头后缘之间凹陷处取穴。

③穴位解剖：皮肤→皮下组织→外耳道软骨。

### 3. 下关（ST7）

①标准定位：在面部，颧弓下缘中央与下颌切迹之间凹陷处（图1-32、图1-33）。

②取法：正坐或侧伏，颧骨下缘，下颌骨髁状突稍前方，闭口取穴。

③穴位解剖：皮肤→皮下组织→腮腺→咬肌→颞下窝。

### 4. 听会（GB2）

①标准定位：在面部，耳屏间切迹与下颌骨髁突之间的凹陷中（图1-32、图1-33）。

②穴位解剖：皮肤→皮下组织→腮腺囊→腮腺。

## 十一、舌骨

【内容简介】

舌骨呈U形，位于舌骨上下肌群之间，可分为一体及成对的大角和小角。舌骨中央为体，自体向后外方伸出的长突为大角，体和大角结合处向上伸出的一对短小突起为小角。舌骨大角是寻找舌动脉的标志。

【体表触诊】

被检者坐位，嘱其头后伸，检查者示指先触及甲状软骨上缘，移动示指向上，在下颌骨下方约一横指处可触及呈蹄形的舌骨。

【体表形态】

舌骨体表形态见图1-34~图1-36。

【神经血管】

面动脉：平舌骨大角，起自颈外动脉，经二腹肌后腹的茎突舌骨肌深面进去下颌下三角，走行于下颌下腺深面，再绕下颌下腺浅出，经咬肌前缘与下颌骨体下缘进入面部。

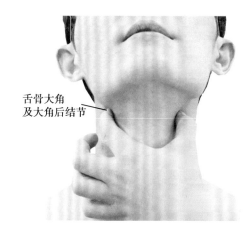

图 1-34　舌骨大角

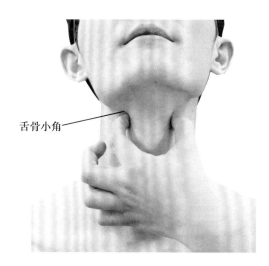

图 1-35　舌骨小角

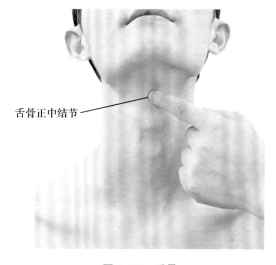

图 1-36　舌骨

舌动脉、舌静脉：在舌下神经与舌大角之间前行。

**【相关穴位】**

**廉泉（RN23）**

①标准定位：在颈前区，喉结上方，舌骨上缘凹陷中，前正中线上（图1-37、图1-38）。

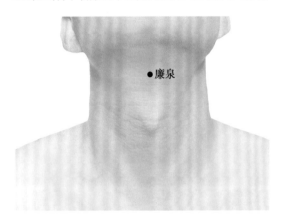

图1-37  舌骨穴位1

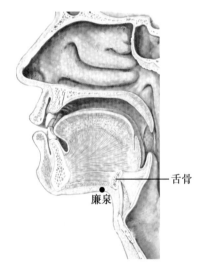

图1-38  舌骨穴位2

②穴位解剖：皮肤→皮下组织→甲状腺舌骨正中韧带→会厌。

头颈部骨性标志触诊视频

# 第二节  肌 性 标 志

## 一、斜方肌（上部肌束）

**【内容简介】**

斜方肌是位于项部和背上部的最浅层肌肉，自项部、胸部正中线向肩峰伸展呈三角形轮廓，底朝向脊柱，尖在肩峰。该肌从上而下以腱膜起自上项线内1/3部、枕外隆凸、项韧带全长、第7颈椎棘突、全部胸椎棘突及棘上韧带。斜方肌上部肌束向外下方止于锁骨外1/3。

功能：斜方肌上部肌束可使肩胛骨上提。

**【体表触诊】**

动作：检查者一手置于被检者头外侧部，另一手置于其肩部并同时施力。嘱其抗阻力上提肩部并使头部向同侧侧屈，可在颈部外侧显现出斜方肌上部肌束（图1-39）。

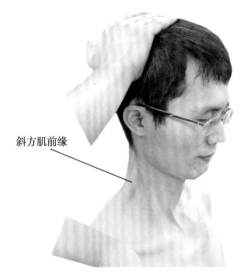

斜方肌前缘

图1-39  斜方肌动作

**【体表形态】**

斜方肌体表形态见图1-40、图1-41。

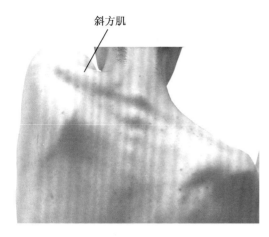

图 1-40 斜方肌 1

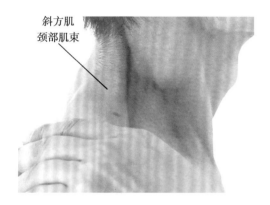

图 1-41 斜方肌 2

**【神经血管】**

枕大神经:为第 2 颈神经后支的皮支,该支穿斜方肌肌腱到达皮下,分布于枕、项部皮肤。

第 3 枕神经:为第 3 颈神经后支的内侧支,该支穿斜方肌至皮下,分布于枕部下方皮肤。

副神经:经二腹肌后腹深面入颈动脉三角,继经颈内动静脉之间行向后外,自胸锁乳突肌上份前缘穿入,并分支支配胸锁乳突肌。本干在胸锁乳突肌后缘上、中 1/3 交点处向后进入枕三角。自斜方肌前缘中、下 1/3 交界处进入斜方肌深面,支配斜方肌。

颈横动脉:于肩胛提肌前缘分浅、深支。浅支行于斜方肌深面滋养邻位肌肉;深支经肩胛提肌深面,绕过肩胛上角,继行于菱形肌深面,沿肩胛骨内侧缘下降至肩胛下角,滋养

菱形肌、背阔肌及斜方肌。

枕动脉:起自颈外动脉的后壁,向后上经颞骨乳突内面进入项区,在夹肌深面、半棘肌外侧缘穿出,越过枕下三角发出数支。本干继续向上,至上项线高度穿斜方肌与胸锁乳突肌止点之间浅出,与枕大神经伴行分布至枕部。

**【相关穴位】**

**1. 天窗(SI16)**

①标准定位:在颈部,横平喉结,胸锁乳突肌的后缘(图 1-42、图 1-43)。

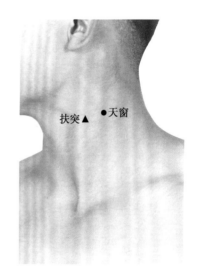

扶突▲  ●天窗

图 1-42 斜方肌穴位 1

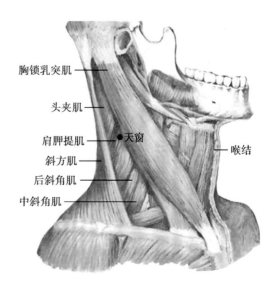

胸锁乳突肌

头夹肌

肩胛提肌  ●天窗

斜方肌  喉结

后斜角肌

中斜角肌

图 1-43 斜方肌穴位 2

②取法：正坐或平卧位，平甲状软骨与舌骨肌之间的廉泉穴，于胸锁乳突肌后缘处取穴。

③穴位解剖：皮肤→皮下组织→斜方肌→肩胛提肌→小菱形肌。

### 2. 风府（DU16）

①标准定位：在颈后区，枕外隆凸直下，两侧斜方肌之间凹陷中（图1-44、图1-46）。

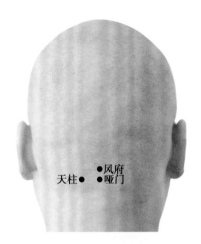

图1-44　斜方肌穴位3

②取法：正坐，头稍前倾位取穴。

③穴位解剖：皮肤→皮下组织→左、右斜方肌肌腱之间→项韧带→寰枕后膜→硬膜外腔。

### 3. 哑门（DU15）

①标准定位：在颈后区，第2颈椎棘突上际凹陷中，后正中线上（图1-44、图1-46）。

②取法：头稍前倾，于后正中线入发际0.5寸处取穴。

③穴位解剖：皮肤→皮下组织→左、右斜方肌之间→项韧带→棘间韧带→弓间韧带→椎管。

### 4. 天柱（BL10）

①标准定位：在颈后区，横平第2颈椎棘突上际，斜方肌外缘凹陷中（图1-44、图1-46）。

②取法：正坐低头或俯卧位，先取哑门，再旁开1.3寸，当斜方肌外侧取之。

③穴位解剖：皮肤→皮下组织→斜方肌→头夹肌→头半棘肌→头后大直肌。

### 5. 颈百劳（EX-HN14）

①标准定位：在颈部，第7颈椎棘突直上2寸，后正中线旁开1寸（图1-45、图1-46）。

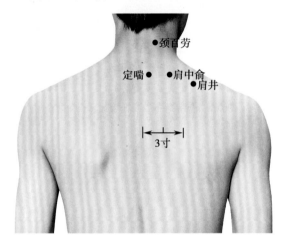

图1-45　斜方肌穴位4

②穴位解剖：皮肤→皮下组织→斜方肌→上后锯肌→头颈夹肌→头半棘肌。

### 6. 定喘（EX-B1）

①标准定位：在脊柱区，横平第7颈椎棘突下，后正中线旁开0.5寸（图1-45、图1-46）。

②取法：正坐低头或俯卧位，先于后正中线上第7颈椎棘突下缘定大椎穴，旁开0.5寸即是本穴。

③穴位解剖：皮肤→皮下组织→斜方肌→菱形肌→上后锯肌→头夹肌→横突棘肌。

### 7. 肩中俞（SI15）

①标准定位：在脊柱区，第7颈椎棘突下，后正中线旁开2寸（图1-45、图1-46）。

②取法：前倾坐位或俯卧位，在第7颈椎棘突下，肩胛骨上角的内侧取穴。

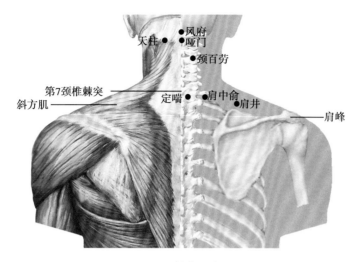

图 1-46 斜方肌穴位 5

③穴位解剖:皮肤→皮下组织→斜方肌→肩胛提肌→小菱形肌。

### 8. 肩井 ( GB21 )

①标准定位:在肩胛区,第7颈椎棘突与肩峰最外侧点连线的中点(图 1-45、图 1-46 )。

②取法:正坐,于第7颈椎棘突高点至锁骨肩峰端连线的中点处取穴,向下直对乳头;医生以手掌后第一横纹按在病人肩胛冈下缘,拇指按在第7颈椎下,其余四指并拢按在肩上,示指靠于颈部,中指屈曲,中指尖处是穴。

③穴位解剖:皮肤→皮下组织→斜方肌筋膜→斜方肌→肩胛提肌→冈上肌。

## 二、肩胛提肌

【内容简介】

肩胛提肌起自上 4 个颈椎横突后结节,止于肩胛骨脊柱缘内侧角。

功能:使肩胛骨上提和下回旋。

【体表触诊】

动作:被检查者俯卧位,双肘用力支撑,嘱被检查者稍耸肩并向前下方伸颈,充分暴露颈部,可在胸锁乳突肌后、斜方肌前触及肩胛提肌收缩( 图 1-47 )。

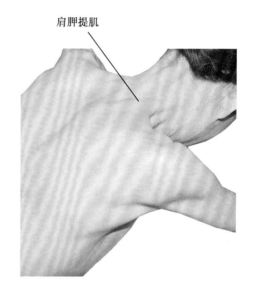

图 1-47 肩胛提肌动作

【体表形态】

肩胛提肌体表形态见图 1-48~ 图 1-54。

【神经血管】

颈丛: 由 $C_{1-4}$ 前支组成,位于胸锁乳突肌上段与中斜角肌、肩胛提肌之间。

副神经:在枕三角内,副神经沿肩胛提肌表面,经枕三角中份,向外下方斜行。

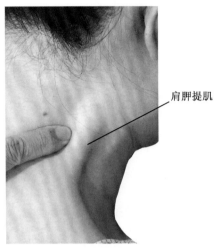

图 1-48 肩胛提肌 1

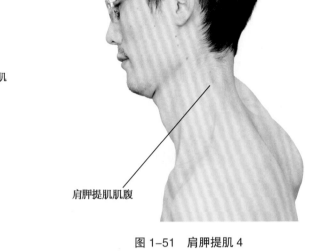

图 1-51 肩胛提肌 4

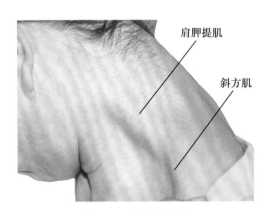

图 1-49 肩胛提肌 2

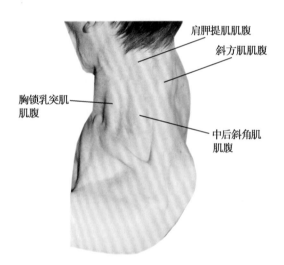

图 1-52 肩胛提肌 5

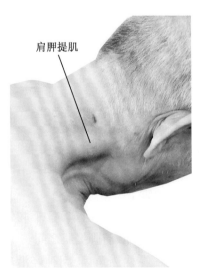

图 1-50 肩胛提肌 3

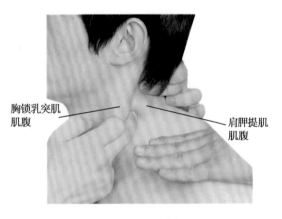

图 1-53 肩胛提肌 6

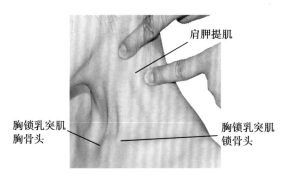

图 1-54 肩胛提肌 7

肩胛背神经：臂丛分支,穿中斜角肌向后越过肩胛提肌,在肩胛骨和脊柱之间伴肩胛背动脉下行,分布至菱形肌和肩胛提肌。

肩胛背动脉：起自锁骨下动脉或甲状颈干,向外侧穿过或越过臂丛,经中斜角肌前方至肩胛提肌深面,与同名神经伴行向下,在菱形肌深面下行,分布至项、背肌。支配肩胛提肌和菱形肌。

颈横动脉：于肩胛提肌前缘分浅、深支。浅支行于斜方肌深面滋养邻位肌肉;深支经肩胛提肌深面,绕过肩胛上角,继行于菱形肌深面,沿肩胛骨内侧缘下降至肩胛下角,滋养菱形肌、背阔肌及斜方肌。

【相关穴位】

1. 天窗 ( SI16 )

①标准定位：在颈部,横平喉结,胸锁乳突肌的后缘 ( 图 1-55、图 1-56 )。

②取法：正坐或平卧位,平甲状软骨与舌骨肌之间的廉泉穴,于胸锁乳突肌后缘处取穴。

③穴位解剖：皮肤→皮下组织→斜方肌→肩胛提肌→小菱形肌。

2. 肩中俞 ( SI15 )

①标准定位：在脊柱区,第 7 颈椎棘突下,后正中线旁开 2 寸 ( 图 1-57、图 1-58 )。

②取法：前倾坐位或俯卧位,在第 7 颈椎棘突下,肩胛骨上角的内侧取穴。

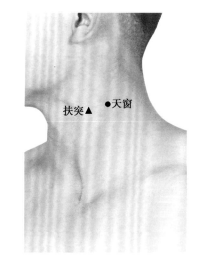

图 1-55 肩胛提肌穴位 1

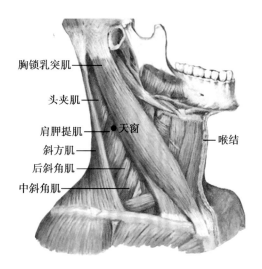

图 1-56 肩胛提肌穴位 2

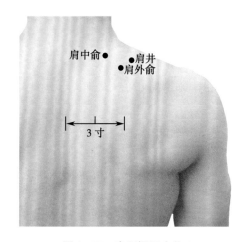

图 1-57 肩胛提肌穴位 3

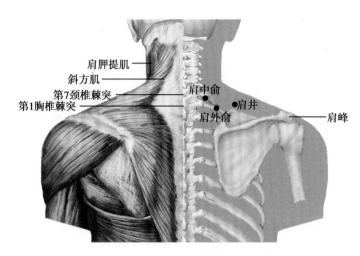

图 1-58　肩胛提肌穴位 4

③穴位解剖：皮肤→皮下组织→斜方肌→肩胛提肌→小菱形肌。

**3. 肩井（GB21）**

①标准定位：在肩胛区，第 7 颈椎棘突与肩峰最外侧点连线的中点（图 1-57、图 1-58）。

②取法：正坐，于第 7 颈椎棘突高点至锁骨肩峰端连线的中点处取穴，向下直对乳头；医生以手掌后第一横纹按在病人肩胛冈下缘，拇指按在第 7 颈椎下，其余四指并拢按在肩上，示指靠于颈部，中指屈曲，中指尖处是穴。

③穴位解剖：皮肤→皮下组织→斜方肌筋膜→斜方肌→肩胛提肌→冈上肌。

**4. 肩外俞（SI14）**

①标准定位：在脊柱区，第 1 胸椎棘突下，后正中线旁开 3 寸（图 1-57、图 1-58）。

②取法：前倾坐位或俯卧位，在第 1 胸椎棘突下，横平肩胛骨内侧缘的垂直线上取穴。

③穴位解剖：皮肤→皮下组织→斜方肌→肩胛提肌。

**三、胸锁乳突肌**

**【内容简介】**

胸锁乳突肌位于颈部两侧皮下，是一对

强有力的肌肉，负责头部各方向的运动。胸锁乳突肌起于胸骨柄前面、锁骨上缘内 1/3，向后止于乳突及枕骨上项线外侧半。

功能：一侧收缩使头转向对侧，两侧收缩使头后仰，并可提胸廓、协助深吸气。

**【体表触诊】**

动作：被检者坐位，嘱其用力侧倾头部并将面部转向对侧，可触及胸锁乳突肌隆起（图 1-59）。

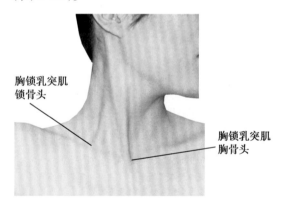

图 1-59　胸锁乳突肌动作

**【体表形态】**

胸锁乳突肌体表形态见图 1-60~图 1-67。

**【神经血管】**

枕小神经：沿胸锁乳突肌后缘上行，分布于枕部及耳郭背面上部的皮肤。

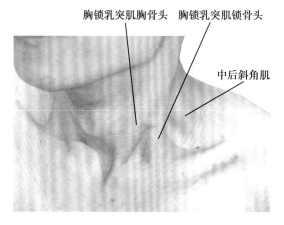

图 1-60 胸锁乳突肌 1

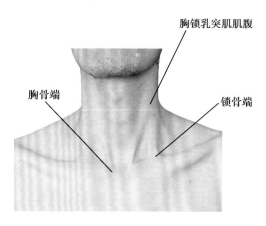

图 1-63 胸锁乳突肌 4

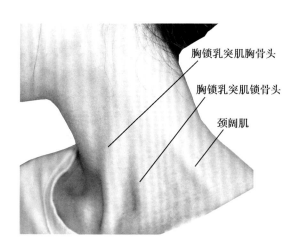

图 1-61 胸锁乳突肌 2

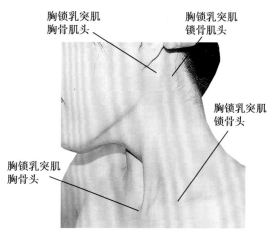

图 1-64 胸锁乳突肌 5

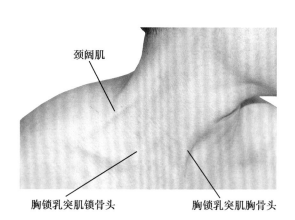

图 1-62 胸锁乳突肌 3

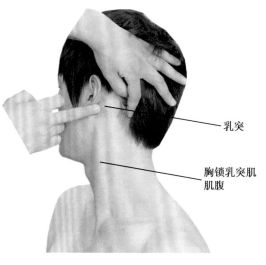

图 1-65 胸锁乳突肌 6

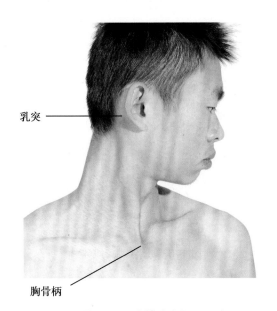

乳突

胸骨柄

图 1-66  胸锁乳突肌 7

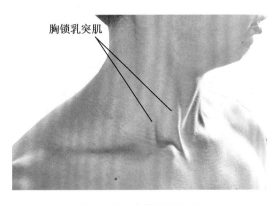

胸锁乳突肌

图 1-67  胸锁乳突肌 8

耳大神经：自胸锁乳突肌后缘中点垂直向上，行于胸锁乳突肌表面，向耳垂方向上行，分布于耳郭及附近皮肤，该神经位置表浅。

颈皮神经：自胸锁乳突肌后缘横行向前，又分为上、下两支，分布于颈前部的皮肤。

锁骨上神经：自胸锁乳突肌后缘中点浅出后，分前、中、后三支，向下越过锁骨，分布于颈下部、胸上部和肩部皮肤。

副神经：经二腹肌后腹深面入颈动脉三角，继经颈内动静脉之间行向后外，自胸锁乳突肌上份前缘穿入，并分支支配胸锁乳突肌。

本干在胸锁乳突肌后缘上、中 1/3 交点处向后进入枕三角。自斜方肌前缘中、下 1/3 交界处进入斜方肌深面，支配斜方肌。

颈丛皮支：颈横神经、锁骨上神经从胸锁乳突肌后缘中点穿出筋膜，向下散开，支配颈部皮肤。胸锁乳突肌后缘中点为颈丛皮支穿出点，为颈部皮肤浸润麻醉阻滞点。

臂丛体表投影：自胸锁乳突肌后缘中、下 1/3 交点至锁骨中、外 1/3 交点稍内侧的连线。

颈袢：位于胸锁乳突肌区，由 $C_{1~3}$ 颈神经前支分支构成。

枕动脉：起自颈外动脉的后壁，向后上经颞骨乳突内面进入项区，在夹肌深面、半棘肌外侧缘穿出，越过枕下三角发出数支。本干继续向上，至上项线高度穿斜方肌与胸锁乳突肌止点之间浅出，与枕大神经伴行分布至枕部。

颈动脉结节：在环状软骨两侧，相当于胸锁乳突肌前缘中点深处为颈动脉结节。颈总动脉位于其前方。

颈外静脉：沿胸锁乳突肌浅面斜行向前下，于锁骨中点上方 2~5cm 处穿颈深筋膜。

颈动脉鞘：位于胸锁乳突肌区。鞘内全长有颈内静脉和迷走神经，上部有颈内动脉，下部有颈总动脉。其中颈内静脉位于胸锁乳突肌前缘深面，颈总动脉外侧。

**【相关穴位】**

**1. 天容（SI17）**

①标准定位：在颈部，下颌角后方，胸锁乳突肌的前缘凹陷中（图 1-68、图 1-69）。

②取法：正坐或仰卧位，平下颌角，在胸锁乳突肌止端前缘，二腹肌后腹的下缘处是穴。

③穴位解剖：皮肤→皮下组织→茎突舌骨肌。

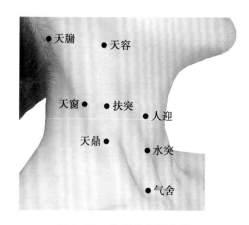

图 1-68 胸锁乳突肌穴位 1

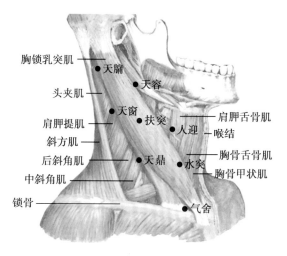

图 1-69 胸锁乳突肌穴位 2

**2. 天牖（SJ16）**

①标准定位：在颈部，横平下颌角，胸锁乳突肌的后缘凹陷中（图 1-68、图 1-69）。

②取法：正坐或俯卧位取穴，在乳突后下部，胸锁乳突肌后缘，在天容穴与天柱穴的平行线上。

③穴位解剖：皮肤→皮下组织→头夹肌→头半棘肌。

**3. 人迎（ST9）**

①标准定位：在颈部，横平喉结，胸锁乳突肌前缘，颈总动脉搏动处（图 1-68、图 1-69）。

②取法：正坐仰靠，于有动脉应手之处，

避开动脉取之。

③穴位解剖：皮肤→皮下组织→颈阔肌→颈动脉三角。

**4. 扶突（LI18）**

①标准定位：在胸锁乳突肌区，横平喉结，胸锁乳突肌前、后缘中间（图 1-68、图 1-69）。

②取法：正坐，头微侧仰，先取甲状软骨与舌骨之间的廉泉穴，从廉泉向外 3 寸，喉结旁，当胸锁乳突肌前、后缘之间。

**5. 天窗（SI16）**

①标准定位：在颈部，横平喉结，胸锁乳突肌的后缘（图 1-68、图 1-69）。

②取法：正坐或平卧位，平甲状软骨与舌骨肌之间的廉泉穴，于胸锁乳突肌后缘处取穴。

③穴位解剖：皮肤→皮下组织→斜方肌→肩胛提肌→小菱形肌。

**6. 水突（ST10）**

①标准定位：在颈部，横平环状软骨，胸锁乳突肌前缘（图 1-68、图 1-69）。

②取法：正坐仰靠，侧颈，在甲状软骨下缘外侧，胸锁乳突肌前缘取穴。

③穴位解剖：皮肤→皮下组织→颈阔肌→胸骨舌骨肌→胸骨甲状肌→甲状腺侧叶（下端）。

**7. 天鼎（LI17）**

①标准定位：在颈部，横平环状软骨，胸锁乳突肌后缘（图 1-68、图 1-69）。

②取法：正坐，头微侧仰，喉结旁开 3 寸，取胸锁乳突肌前、后缘之间的扶突穴，再从扶突穴直下 1 寸，当胸锁乳突肌后缘处取穴。

③穴位解剖：皮肤→皮下组织→颈阔肌→胸锁乳突肌后缘→臂丛神经。

**8. 气舍（ST11）**

①标准定位：在胸锁乳突肌区，锁骨上

小窝,锁骨胸骨端上缘,胸锁乳突肌胸骨头与锁骨头中间的凹陷中(图1-68、图1-69)。

②穴位解剖:皮肤→皮下组织→颈阔肌→胸骨舌骨肌→颈动脉鞘。

### 9. 风池(GB20)

①标准定位:在颈后区,枕骨之下,胸锁乳突肌上端与斜方肌上端之间的凹陷中(图1-70、图1-71)。

②取法:正坐或俯卧,于项后枕骨下两侧凹陷处,当斜方肌上部与胸锁乳突肌上端之间取穴。

③穴位解剖:皮肤→皮下组织→项筋膜→头夹肌→头半棘肌→头后大直肌与头上

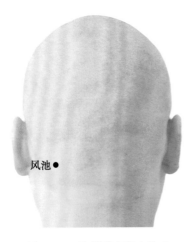

图1-70　胸锁乳突肌穴位3

斜肌之间。

### 四、前、中、后斜角肌

**【内容简介】**

前斜角肌位于胸锁乳突肌的深面和颈外侧三角内,起自第3~6颈椎横突的前结节,肌纤维斜向外下方,止于第1肋骨内缘斜角肌结节;中斜角肌位于前斜角肌的后方,起自第2~6颈椎横突的后结节,肌纤维斜向外下方,止于第1肋骨上面,在斜角肌结节与锁骨下沟之间;后斜角肌居于中斜角肌的后方,起自第5~7颈椎横突的后结节,肌纤维向外下方,止于第2肋的外侧面中部的粗隆。

功能:当颈椎被固定时,上述三个肌肉两侧同时收缩时,可上提第1、2肋,使胸廓变大,协助吸气,故属于深吸气肌;当肋骨被固定时,可使颈向前倾;单侧收缩时,使颈向同侧屈并转向对侧。

**【体表触诊】**

前斜角肌体表定位:

动作:先触及胸锁乳突肌锁骨头,稍向后靠近锁骨处,可触及前斜角肌肌腹。嘱被检查者短促吸气并重复上提上部胸廓,可明显触及前斜角肌肌腹收缩(图1-72)。

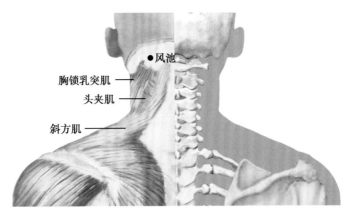

图1-71　胸锁乳突肌穴位4

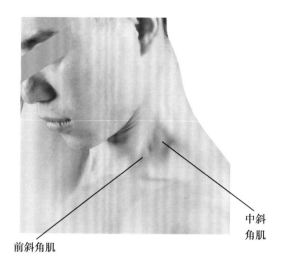

图 1-72 前斜角肌动作

中斜角肌

前斜角肌

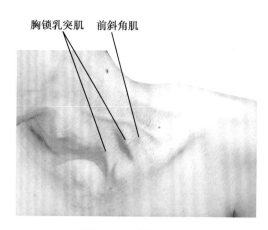

胸锁乳突肌 前斜角肌

图 1-74 前斜角肌 1

中、后斜角肌体表定位:

动作:先确定前斜角肌位置,沿锁骨向后外侧触及,可在锁骨上大窝第一肋处触及中斜角肌止点,可在其后方继续触及后斜角肌。嘱被检查者反复短促吸气,重复上提胸廓,可感觉到中、后斜角肌肌腹收缩(图 1-73 )。

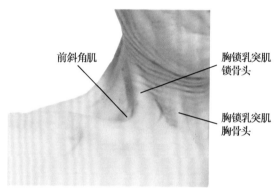

前斜角肌

胸锁乳突肌锁骨头

胸锁乳突肌胸骨头

图 1-75 前斜角肌 2

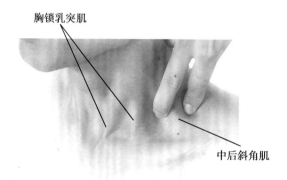

胸锁乳突肌

中后斜角肌

图 1-73 中、后斜角肌动作

【体表形态】

前、中、后斜角肌体表形态见图 1-74~图 1-78。

【神经血管】

颈丛:由 $C_{1-4}$ 前支组成,位于胸锁乳突肌上段与中斜角肌、肩胛提肌之间。

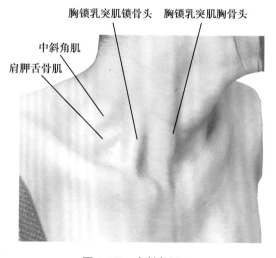

胸锁乳突肌锁骨头 胸锁乳突肌胸骨头

中斜角肌

肩胛舌骨肌

图 1-76 中斜角肌 1

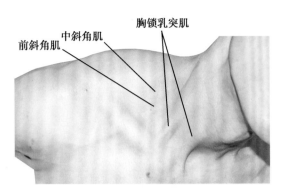

图 1-77　中斜角肌 2

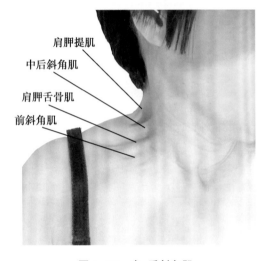

图 1-78　中、后斜角肌

肩胛背神经：起自臂丛锁骨上部，穿中斜角肌向外下至肩胛提肌深面，继沿肩胛骨内侧缘下行，与肩胛背动脉伴行，支配肩胛提肌和菱形肌。

膈神经：位于前斜角肌前面，椎前筋膜深面，由 $C_{3-5}$ 颈神经前支组成，向内下方斜降下行。

臂丛：由 $C_{5-8}$ 和 $T_1$ 前支大部分组成臂丛的 5 个根，经斜角肌间隙进入锁骨上三角，臂丛在锁骨下动脉后上方合成 3 干，各干再分前后两股。

锁骨下动脉：前斜角肌将锁骨下动脉分为 3 段。第 1 段位于前斜角肌内侧，胸膜顶前方，分支有椎动脉、胸廓内动脉、甲状颈干、

肋颈干。第 2 段位于前斜角肌后方，上方为臂丛各干，下方跨胸膜顶。第 3 段位于胸锁乳突肌外侧，第 1 肋上面。

锁骨下静脉：自第 1 肋外缘续于腋静脉。沿第 1 肋上面，经锁骨与前斜角肌之间，向内侧与颈内静脉汇合成头臂静脉。

肩胛上动脉：起自甲状颈干，经锁骨后方、前斜角肌前方至肩胛切迹，然后进入冈上窝，供应冈上肌；再经冈盂切迹进入冈下窝，供应冈下肌，参与肩胛动脉网。

肩胛背动脉：起自锁骨下动脉或甲状颈干，向外侧穿过或越过臂丛，经中斜角肌前方至肩胛提肌深面，与同名神经伴行向下，在菱形肌深面下行，分布至项、背肌。

椎动脉：起自锁骨下动脉第 1 段，沿前斜角肌内侧上行，穿第 6 至第 1 颈椎横突孔，继经枕下三角入颅。

## 五、颈阔肌

### 【内容简介】

颈阔肌位于颈前外侧部，直接位于皮下，属皮肌。下缘起自胸大肌和三角肌筋膜，肌纤维斜向上内方，越过锁骨和下颌骨至面部，前部肌纤维止于下颌骨的下颌底和口角，其最前部的肌纤维左右相互交错，后部肌纤维移行于腮腺咬肌筋膜和部分面部肌肉表面。

功能：拉口角向下并使颈部皮肤出现皱褶。

### 【体表触诊】

动作：嘱被检查者做唇角向下、向外和向后动作，在唇联合与胸肌、三角肌区之间，可见收缩的颈阔肌，该肌紧贴皮肤的深面（图 1-79）。

### 【体表形态】

颈阔肌体表形态见图 1-80。

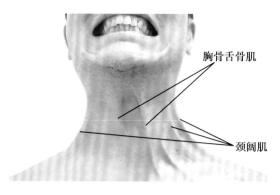

图 1-79　颈阔肌动作

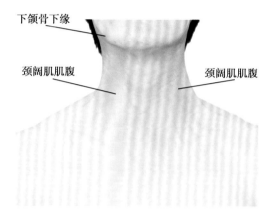

图 1-80　颈阔肌

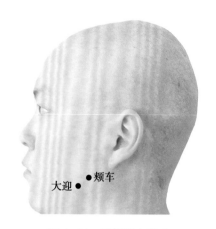

图 1-81　颈阔肌穴位 1

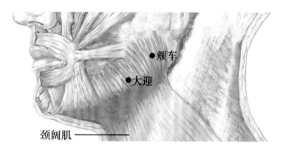

图 1-82　颈阔肌穴位 2

【神经血管】

颈丛皮支：由胸锁乳突肌后缘中点浅出，位置表浅，分支为枕小神经、耳大神经、颈横神经及锁骨上神经。

面神经颈支：自腮腺下缘浅出后行向前下，走行于颈阔肌深面，支配该肌。

颈前静脉：起自颏下部，沿下颌舌骨肌浅面下行，至胸锁乳突肌下份前缘处，穿入胸骨上间隙，继而转向外侧，经该肌深面汇入颈外静脉末端或锁骨下静脉。

颈外静脉：沿胸锁乳突肌浅面斜行向前下，于锁骨中点上方 2~5cm 处穿颈深筋膜。

【相关穴位】

1. 颊车（ST6）

①标准定位：在面部，下颌角前上方一横指（中指）（图 1-81、图 1-82）。

②取法：正坐或侧伏，如上下齿用力咬紧，有一肌肉（咬肌）凸起，放松时，用手切掐有凹陷，此处是穴。

③穴位解剖：皮肤→皮下组织→咬肌。

2. 大迎（ST5）

①标准定位：在面部，下颌角前方，咬肌附着部的前缘凹陷中，面动脉搏动处（图1-81、图1-82）。

②取法：正坐或仰卧，闭口鼓腮，在下颌骨边缘现一沟形，按之有动脉搏动处是穴。

③穴位解剖：皮肤→皮下组织→颈阔肌与降口角肌→咬肌前缘。

3. 人迎（ST9）

①标准定位：在颈部，横平喉结，胸锁乳突肌前缘，颈总动脉搏动处（图1-83、图1-84）。

②取法：正坐仰靠，于有动脉应手之处，避开动脉取之。

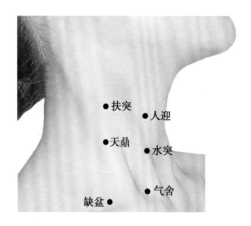

图 1-83　颈阔肌穴位 3

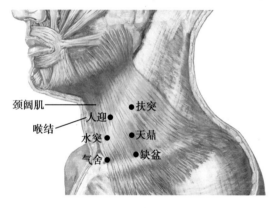

图 1-84　颈阔肌穴位 4

③穴位解剖：皮肤→皮下组织→颈阔肌→颈动脉三角。

### 4. 扶突（LI18）

①标准定位：在胸锁乳突肌区，横平喉结，胸锁乳突肌前、后缘中间（图 1-83、图 1-84）。

②取法：正坐，头微侧仰，先取甲状软骨与舌骨之间的廉泉穴，从廉泉向外 3 寸，喉结旁，当胸锁乳突肌前、后缘之间。

③穴位解剖：皮肤→皮下组织→颈阔肌→胸锁乳突肌→颈动脉鞘。

### 5. 水突（ST10）

①标准定位：在颈部，横平环状软骨，胸锁乳突肌前缘（图 1-83、图 1-84）。

②取法：正坐仰靠，侧颈，在甲状软骨下缘外侧，胸锁乳突肌前缘取穴。

③穴位解剖：皮肤→皮下组织→颈阔肌→胸骨舌骨肌→胸骨甲状肌→甲状腺侧叶（下端）。

### 6. 天鼎（LI17）

①标准定位：在颈部，横平环状软骨，胸锁乳突肌后缘（图 1-83、图 1-84）。

②取法：正坐，头微侧仰，喉结旁开 3 寸，取胸锁乳突肌前、后缘之间的扶突穴，再从扶突穴直下 1 寸，当胸锁乳突肌后缘处取穴。

③穴位解剖：皮肤→皮下组织→颈阔肌→胸锁乳突肌后缘→臂丛神经。

### 7. 气舍（ST11）

①标准定位：在胸锁乳突肌区，锁骨上小窝，锁骨胸骨端上缘，胸锁乳突肌胸骨头与锁骨头中间的凹陷中（图 1-83、图 1-84）。

②穴位解剖：皮肤→皮下组织→颈阔肌→胸骨舌骨肌→颈动脉鞘。

### 8. 缺盆（ST12）

①标准定位：在颈外侧区，锁骨上大窝，锁骨上缘凹陷中，前正中线旁开 4 寸（图 1-83、图 1-84）。

②取法：正坐仰靠，在乳中线上，锁骨上窝中点取穴。

③穴位解剖：皮肤→皮下组织→颈阔肌→气管前筋膜→臂丛。

## 六、胸骨舌骨肌

### 【内容简介】

胸骨舌骨肌位于颈前面正中线的两侧，肩胛舌骨肌的内侧。起自胸锁关节囊的后面，胸骨柄和锁骨胸骨端的后面，肌纤维在正中线两侧垂直上行，止于舌骨体内侧部的下缘。

### 【体表触诊】

动作：被检查后仰头部，暴露出整个颈前区。嘱其嘴角向后向下用力使舌骨上抬，可在颈前区胸锁乳突肌前缘内侧，触及一肌性隆起即胸骨舌骨肌（图 1-85）。

**【体表形态】**

胸骨舌骨肌体表形态见图 1-86、图 1-87。

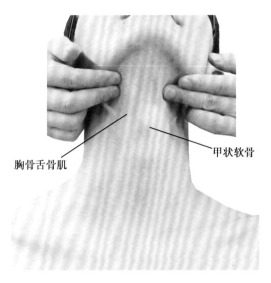

图 1-85 胸骨舌骨肌动作

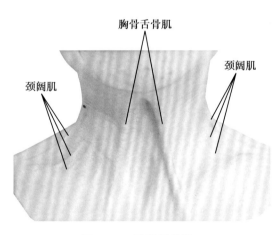

图 1-86 胸骨舌骨肌 1

**【相关穴位】**

**1. 水突（ST10）**

①标准定位：在颈部，横平环状软骨，胸锁乳突肌前缘（图 1-88、图 1-89）。

②穴位解剖：皮肤→皮下组织→颈阔肌→胸骨舌骨肌→胸骨甲状肌→甲状腺侧叶。

**2. 气舍（ST11）**

①标准定位：在胸锁乳突肌区，锁骨上

小窝，锁骨胸骨端上缘，胸锁乳突肌胸骨头与锁骨头中间的凹陷中（图 1-88、图 1-89）。

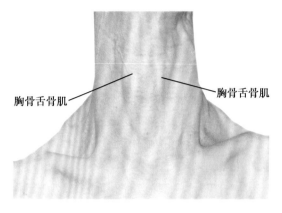

图 1-87 胸骨舌骨肌 2

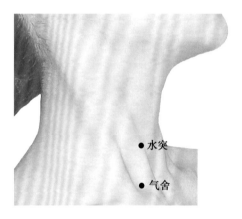

图 1-88 胸骨舌骨肌穴位 1

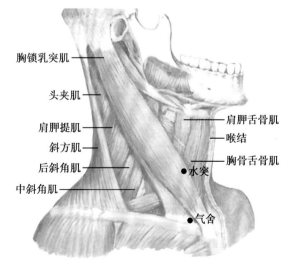

图 1-89 胸骨舌骨肌穴位 2

②穴位解剖：皮肤→皮下组织→颈阔肌→胸骨舌骨肌→颈动脉鞘。

### 七、肩胛舌骨肌

【内容简介】

肩胛舌骨肌位于颈前面，颈阔肌的深侧，胸骨舌骨肌的外侧。大部分被胸锁乳突肌所遮盖，为细而长的带形肌，被中间腱分为上腹和下腹。下腹起自肩胛骨上缘和肩胛横韧带，肌纤维斜向内上方，于胸锁乳突肌的深侧，在环状软骨平面以下移行于中间腱。该腱借颈固有筋膜中层向下连于锁骨，继而转向上方续为上腹。上腹自中间腱斜向内上方，与胸骨舌骨肌并列，并在其外侧止于舌骨体外侧部的下缘。颈袢位于肩胛舌骨肌中间腱的上缘附近，平环状软骨弓水平。颈袢发支支配肩胛舌骨肌、胸骨舌骨肌和胸骨甲状肌。

功能：拉舌骨向下。

【体表触诊】

动作：嘱被检查者头部用力转向对侧，并做龇牙动作，此时在胸锁乳突肌锁骨头外侧部，胸骨舌骨肌与胸锁乳突肌之间可见一细的肌束，即为肩胛舌骨肌上腹。肩胛舌骨肌大部分被胸锁乳突肌所覆盖（图 1-90）。

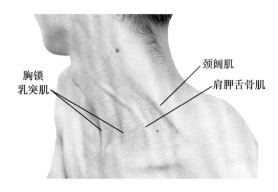

图 1-90　肩胛舌骨肌动作

【体表形态】

肩胛舌骨肌体表形态见图 1-91~ 图 1-93。

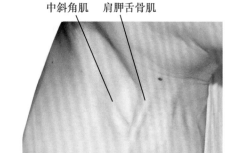

图 1-91　肩胛舌骨肌 1

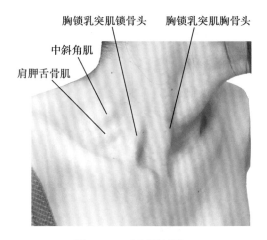

图 1-92　肩胛舌骨肌 2

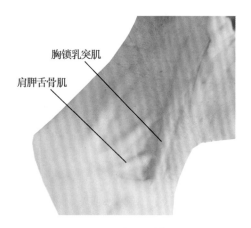

图 1-93　肩胛舌骨肌 3

头颈部肌性标志触诊视频

# 第二章 躯干和骶骨

## 整 体 观

躯干包括胸部、腹部和盆部。胸部上界以颈静脉切迹、胸锁关节、锁骨上缘、肩峰和第 7 颈椎棘突的连线与颈部分界,下界以剑突、肋弓、第 11 肋前端、第 12 肋下缘和第 12 胸椎棘突的连线与腹部分界;腹部上界为剑突和两侧肋弓下缘,经第 11、12 肋游离端直至第 12 胸椎棘突的连线,下界为耻骨联合上缘、两侧的耻骨嵴、耻骨结节、腹股沟襞、髂前上棘、髂嵴、髂后上棘至第 5 腰椎棘突的连线。

躯干骨包括椎骨、肋和胸骨,它们分别参与脊柱、骨盆和胸廓的构成,这些骨性结构对保护胸部和腹部器官起重要作用。躯干肌分为颈肌、背肌、胸肌、膈肌、腹肌和会阴肌。其中背肌分为浅群和深群,胸肌分为胸上肢肌和胸固有肌,腹肌分为前外侧群和后群。本章将介绍背肌浅群的斜方肌、背阔肌、肩胛提肌、菱形肌及深群的竖脊肌,胸上肢肌中的前锯肌,腹肌前外侧群中的腹直肌、腹外斜肌和躯干部重要骨性标志的体表触诊方法,以及手三阳、手三阴、足三阳、足三阴、任督二脉等经在躯干及骶骨部的穴位分布。躯干整体观见图 2-1~ 图 2-11。

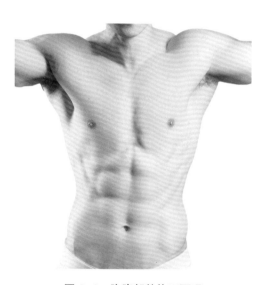

图 2-1 胸腹部整体正面观

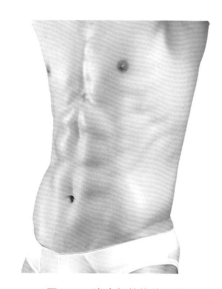

图 2-2 胸腹部整体前面观

31

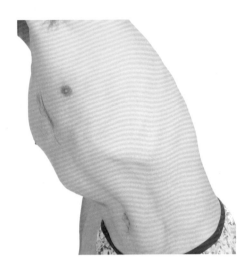

图 2-3    胸腹部侧面观

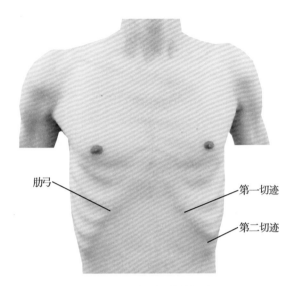

图 2-5    肋弓软骨缘切迹

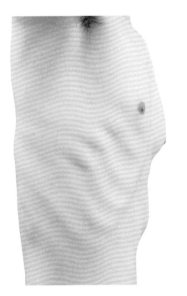

图 2-4    胸廓侧面观

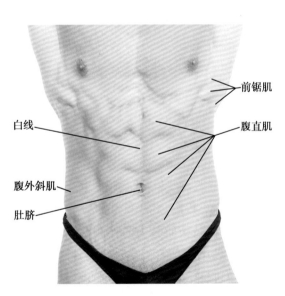

图 2-6    腹部

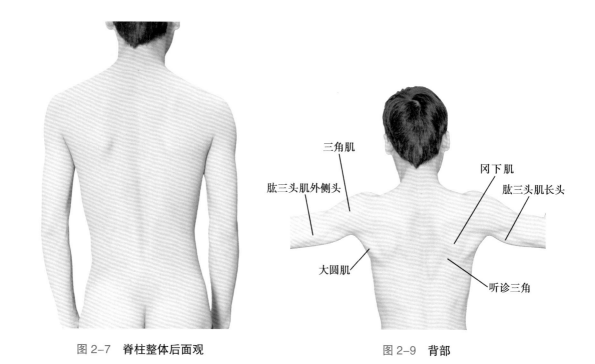

图 2-7 脊柱整体后面观

图 2-9 背部

三角肌

肱三头肌外侧头

大圆肌

冈下肌

肱三头肌长头

听诊三角

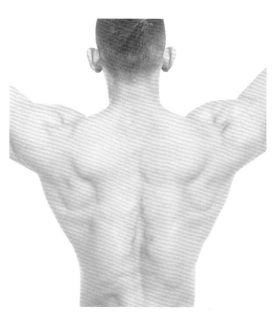

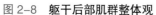

图 2-8 躯干后部肌群整体观

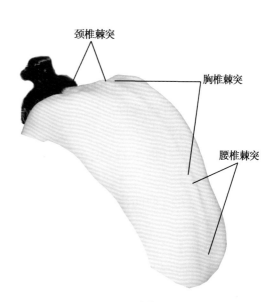

颈椎棘突

胸椎棘突

腰椎棘突

图 2-10 脊柱整体观

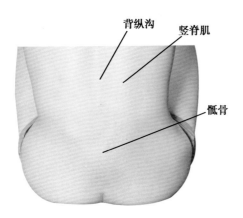

图 2-11　腰骶部

# 第一节　骨性标志

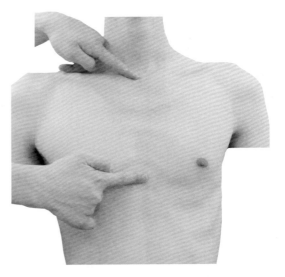

图 2-12　胸骨

## 一、胸骨柄

### 【内容简介】

胸骨柄是胸骨上部最宽厚的部分,上缘游离为颈静脉切迹,下缘与胸骨体结合形成胸骨角。外上方与锁骨构成胸锁关节;外下方与第 1 肋软骨形成胸肋软骨结合。

### 【体表触诊】

被检查者仰卧位,胸骨柄即胸前正中线上颈静脉切迹与胸骨角之间的骨块。

### 【体表形态】

胸骨体表形态(图 2-12~图 2-14)。

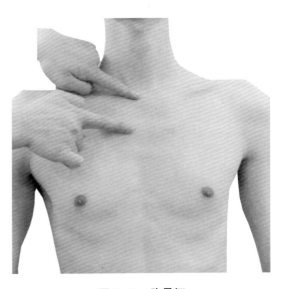

图 2-13　胸骨柄

### 【神经血管】

肋间神经:第 2 肋间神经的皮肤分布相当于胸骨角平面。

### 【相关穴位】

1. 天突(RN22)

①标准定位:在颈前区,胸骨上窝中央,前正中线上(图 2-15、图 2-16)。

②穴位解剖:皮肤→皮下组织→胸腺或其残留结构→左、右胸骨甲状肌→气管前间隙。

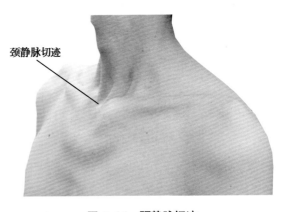

图 2-14　颈静脉切迹

## 2. 璇玑（RN21）

①标准定位：在胸部，胸骨上窝下 1 寸，前正中线上（图 2-15、图 2-16）。

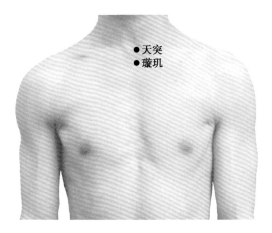

图 2-15　胸骨柄穴位 1

②穴位解剖：皮肤→皮下组织→胸骨柄骨膜。

## 二、胸骨体

【内容简介】

胸骨体为一薄而狭长的长方形骨板，上与胸骨柄相连形成胸骨角，下与剑突相接形成剑胸结合，两侧有第 2~7 肋软骨相连接的切迹。

【体表触诊】

被检查者坐位或仰卧位，在胸骨角和剑胸结合之间可触及一长方形骨板，即胸骨体。正中部分浅居皮下，易于触及，两侧部分有胸大肌起点覆盖，位置较深，不易摸清。

【体表形态】

胸骨体体表形态（图 2-17、图 2-18）。

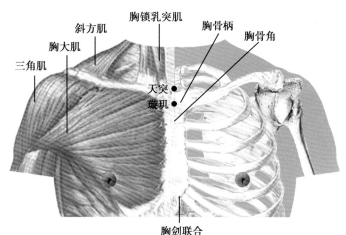

图 2-16　胸骨柄穴位 2

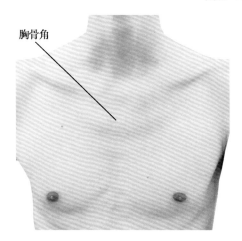

图 2-17　胸骨角

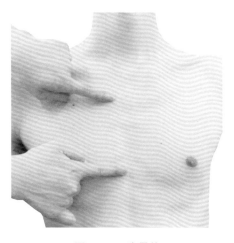

图 2-18　胸骨体

**【神经血管】**

第 2~7 对肋间神经:第 2~6 对肋间神经均达各肋间隙前端,只分布于胸壁;第 7 对肋间神经越过肋弓进入腹壁,行于腹内斜肌与腹横肌之间,分布于胸腹壁。肋间神经的终支沿胸骨侧缘和腹白线外侧浅出至皮下,成为前皮支,分布于胸腹前壁的皮肤。

**【相关穴位】**

**1. 华盖( RN20 )**

①标准定位:在胸部,横平第 1 肋间隙,前正中线上( 图 2-19、图 2-20 )。

②穴位解剖:皮肤→皮下组织→胸骨角。

**2. 紫宫( RN19 )**

①标准定位:在胸部,横平第 2 肋间隙,前正中线上( 图 2-19、图 2-20 )。

②穴位解剖:皮肤→皮下组织→胸骨体骨膜。

**3. 玉堂( RN18 )**

①标准定位:在胸部,横平第 3 肋间隙,前正中线上( 图 2-19、图 2-20 )。

②穴位解剖:皮肤→皮下组织→胸骨体骨膜。

**4. 膻中( RN17 )**

①标准定位:在胸部,横平第 4 肋间隙,前正中线上( 图 2-19、图 2-20 )。

②取法:仰卧位,男子于胸骨中线与两乳头连线之交点处取穴;女子则于胸骨中线平第 4 肋间隙处取穴。

③穴位解剖:皮肤→皮下组织→胸骨体骨膜。

**5. 中庭( RN16 )**

①标准定位:在胸部,剑胸结合中点处,前正中线上( 图 2-19、图 2-20 )。

②穴位解剖:皮肤→皮下组织→胸骨体骨膜。

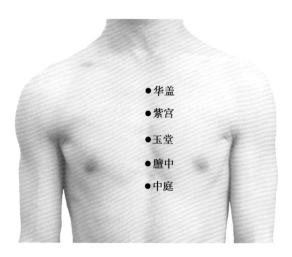

图 2-19　胸骨体穴位 1

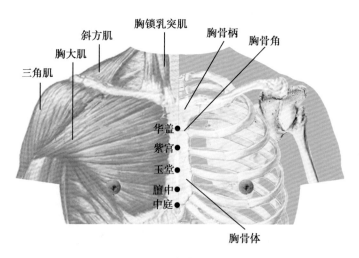

图 2-20　胸骨体穴位 2

## 三、剑突

### 【内容简介】

剑突位于胸骨的最下端,为软骨性,长短不一,形态变异较多。有时可呈分叉形或有穿孔。上端与胸骨体相连,下端游离,约平对第 9 胸椎。

### 【体表触诊】

被检查者仰卧位,在上腹部两肋弓交汇处,位于前正中线上可见一凹陷或骨性隆起,其深部即剑突,检查时可触及下端游离的骨突。

### 【体表形态】

剑突体表形态(图 2-21)。

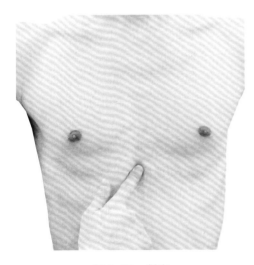

图 2-21　剑突

### 【神经血管】

肋间神经:第 6 肋间神经的皮肤分布相当于剑突平面。

### 【相关穴位】

#### 1. 鸠尾 ( RN15 )

①标准定位:在上腹部,剑胸结合下 1 寸,前正中线上(图 2-22、图 2-23)。

②穴位解剖:皮肤→皮下组织→腹白线→腹内筋膜→腹膜下筋膜。

#### 2. 巨阙 ( RN14 )

①标准定位:在上腹部,脐中上 6 寸,前正中线上(图 2-22、图 2-23)。

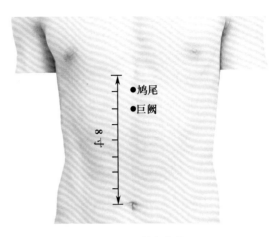

图 2-22　剑突穴位 1

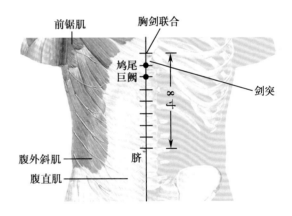

图 2-23　剑突穴位 2

②穴位解剖:皮肤→皮下组织→腹白线→腹内筋膜→腹膜下筋膜。

## 四、第一肋软骨

### 【内容简介】

肋软骨为透明软骨,呈扁圆形,位于肋的前端。第 1 肋前端与胸骨柄之间的连结是特殊的不动关节;第 2~7 肋软骨与胸骨体相应的肋切迹构成微动的胸肋关节;第 8~10 肋软骨的前端依次与上位肋软骨相连,形成软骨连结。第一肋软骨的内侧端与胸骨相连,外侧端与第一肋骨相连。

**【体表触诊】**

检查者示指位于锁骨下缘和胸骨柄外侧缘之间,此处可触及第一肋软骨。难以触及者,可嘱被检查者做反复、快速吸气动作抬高肋骨,以便于触及。

**【体表形态】**

第一肋软骨体表形态(图 2-24)。

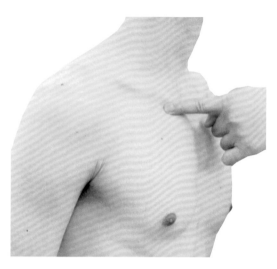

图 2-24　第一肋软骨

**【神经血管】**

第 1 肋间神经:第 1 对胸神经前支一部分参加臂丛,不成丛的第 1 胸神经前支位于第 1 肋间隙内,即第 1 肋间神经。位于肋间内、外肌之间,沿第 1 肋骨下缘的肋沟内与肋间动、静脉伴行,自上而下依次是静脉、动脉和神经。

**【相关穴位】**

**1. 华盖(RN20)**

①标准定位:在胸部,横平第 1 肋间隙,前正中线上(图 2-25、图 2-26)。

②穴位解剖:皮肤→皮下组织→胸骨角。

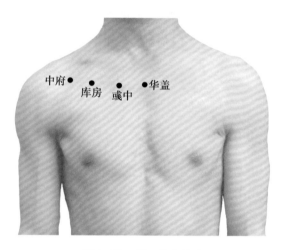

图 2-25　第一肋穴位 1

**2. 彧中(KI26)**

①标准定位:在胸部,第 1 肋间隙,前正中线旁开 2 寸(图 2-25、图 2-26)。

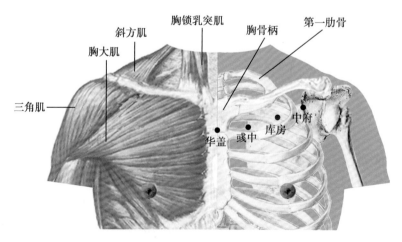

图 2-26　第一肋穴位 2

②穴位解剖:皮肤→皮下组织→胸大肌→肋间外肌→肋间内肌→胸内筋膜。

### 3. 库房（ST14）

①标准定位:在胸部,第1肋间隙,前正中线旁开4寸(图2-25、图2-26)。

②取法:仰卧位,从锁骨内侧端,轻按第一肋间,在乳中线上取穴。

③穴位解剖:皮肤→皮下组织→胸大肌→肋间外肌→肋间内肌。

### 4. 中府（LU1）

①标准定位:在胸部,横平第1肋间隙,锁骨下窝外侧,前正中线旁开6寸(图2-25、图2-26)。

②取法:正坐位,先取锁骨外端下方凹陷处的云门穴,当云门穴直下约1寸,与第1肋间隙平齐处是该穴。

③穴位解剖:皮肤→皮下组织→胸大肌→胸小肌。

## 五、肋角

【内容简介】

肋角在肋结节外侧3~5cm处,肋骨体在水平面上向前弯曲,在弯曲处形成肋角。

【体表触诊】

肋角在体表位于竖脊肌外侧缘,在胸廓上部肋角距后正中线较近,胸廓下部则较远。第2肋肋角距棘突6cm左右,第10肋肋角距棘突外侧10cm左右,其他肋角在上述两点的连线上。

【体表形态】

肋角体表形态(图2-27)。

【神经血管】

肋间神经:其主干在肋角处发出下支沿下位肋上缘前行。

肋间后动脉:在肋角处发出下支沿肋沟前行。

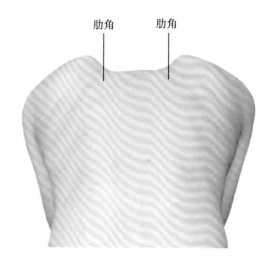

图2-27 肋角

## 六、第12肋

【内容简介】

第12肋位于胸廓后面最下方,前端游离伸入腹侧壁肌层中,故名浮肋。第12胸椎、第12肋、第11肋的前端和肋弓及剑突共同围成胸廓下口。

【体表触诊】

被检查者坐位或俯卧位,通常在胸廓下方、肋弓后方,竖脊肌的外侧皮下可触及第12肋的外侧段。

【体表形态】

第12肋体表形态(图2-28)。

【神经血管】

肋下神经:第12对胸神经前支的一部分参加腰丛,不成丛的第12胸神经前支走行于第12肋下缘,即肋下神经。肋下神经越过肋弓进入腹壁,行于腹内斜肌和腹横肌之间,分布于胸腹壁。

【相关穴位】

京门（GB25）

①标准定位:在上腹部,第12肋游离端的下际(图2-29、图2-30)。

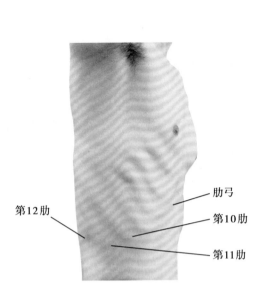

图 2-28　第 12 肋

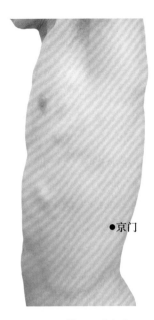

图 2-29　第 12 肋穴位 1

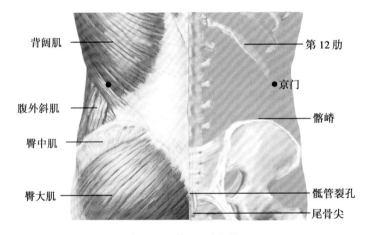

图 2-30　第 12 肋穴位 2

②穴位解剖: 皮肤→皮下组织→腹部筋膜→腹外斜肌→腹内斜肌→腹横筋膜→腹膜下筋膜。

## 七、肋弓

### 【内容简介】

肋弓位于胸前壁下缘,从剑突两侧相邻的第 7 肋软骨起,分别向两侧的外下方呈弓状的延伸,直到第 12 肋尖,由第 7、第 8、第 9、第 10 肋依次连结而成,又称肋缘。

### 【体表触诊】

被检查者坐位,嘱其做深吸气动作,在上腹部上方可见两弓状骨性突起。由剑胸结合向两侧触诊,可触及此结构。

### 【体表形态】

肋弓体表形态( 图 2-31~ 图 2-33 )。

### 【神经血管】

肋间神经:第 8 肋间神经的皮肤分布相当于肋弓平面。

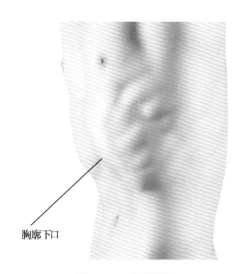

图 2-31　胸廓下口

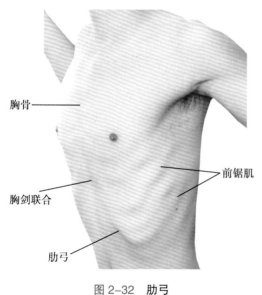

胸骨

胸剑联合

前锯肌

肋弓

图 2-32　肋弓

## 八、胸椎棘突

### 【内容简介】

全部椎骨的棘突在后正中线形成纵嵴，其两侧为纵沟，容纳背部的深肌。各部棘突形态不同，颈椎棘突短而分叉，近水平位；胸椎棘突细长，向后下方倾斜，呈叠瓦状排列；腰椎棘突呈板状并平伸向后。胸椎棘突体表可触及，是重要的体表标志。

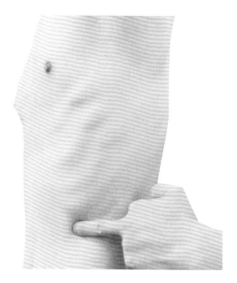

图 2-33　第 11 肋软骨前端

### 【体表触诊】

被检者取坐位或俯卧位，嘱被检者低头，在颈后方可见到一个高的骨性隆起即为第 7 颈椎棘突，以此为标志，向下顺序触摸到一串骨性突起即为棘突。也可以肩胛骨的相对位置作为参考，即人体直立两手下垂时，肩胛骨上角平对第 2 胸椎棘突平面，肩胛冈内侧端平对第 3 胸椎棘突，肩胛骨下角则平对第 7 胸椎棘突。

### 【体表形态】

胸椎棘突体表形态（图 2-34~ 图 2-36）。

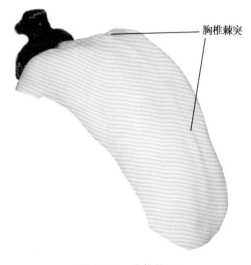

胸椎棘突

图 2-34　胸椎棘突

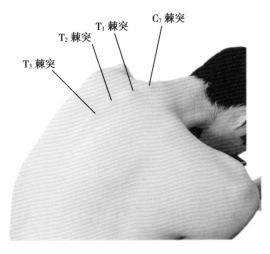

图 2-35　第 1 胸椎和第 7 颈椎

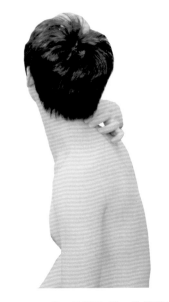

图 2-36　第 7 颈椎和第 1 胸椎鉴别

**【神经血管】**

胸神经:有 12 对,由相应胸段脊髓发出,出椎间孔后即分为前支、后支、脊膜支。其中脊膜支返回椎管内,分布于脊膜、椎骨、椎骨的韧带及脊髓的血管。后支细小,自椎间孔分出后,绕上关节突外侧向后行,至相邻横突间分为内侧支和外侧支。内侧支向下至棘突附近,支配椎旁肌群的运动和背部皮肤的感觉。外侧支行向后外,分布至胸背部和腰部

皮肤,第 12 胸神经后支的外侧支可分布至臀部。胸神经的前支较大,上 11 对进入肋间为肋间神经,最末 1 对则位于第 12 肋下,称肋下神经。

腔静脉孔:平第 8 胸椎,在正中线右侧 2~3cm 处,有下腔静脉和右膈神经分支通过。

食管裂孔:平第 10 胸椎,在正中线左侧 2~3cm 处,有食管、迷走神经前干、迷走神经后干、胃左血管的食管支和来自肝后部的淋巴管通过。

主动脉裂孔:平第 12 胸椎,正中线稍偏左侧,有主动脉、胸导管通过。

腹主动脉:在第 12 胸椎下缘前方偏左经膈的主动脉裂孔进入腹膜后隙,沿脊柱前方下行,至第 4 腰椎下缘分为左、右髂总动脉。

**【相关穴位】**

**1. 陶道(DU13)**

①标准定位:在脊柱区,第 1 胸椎棘突下凹陷中,后正中线上(图 2-37、图 2-38)。

②取法:俯卧位,先取大椎穴,从大椎向下 1 个椎体的棘突下方是穴。

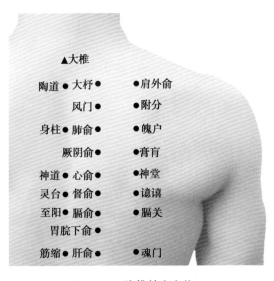

图 2-37　胸椎棘突穴位 1

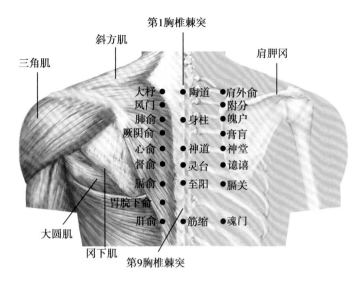

图 2-38　胸椎棘突穴位 2

③穴位解剖：皮肤→皮下组织→棘上韧带→棘间韧带→弓间韧带→椎管。

**2. 大杼（BL11）**

①标准定位：在脊柱区，第1胸椎棘突下，后正中线旁开1.5寸（图2-37、图2-38）。

②取法：正坐低头或俯卧位，于第1胸椎棘突下，先取陶道穴，旁开1.5寸处是穴。

③穴位解剖：皮肤→皮下组织→斜方肌→菱形肌→上后锯肌→骶棘肌。皮肤由第7颈神经和第1、2胸神经后支的侧支分布。

**3. 肩外俞（SI14）**

①标准定位：在脊柱区，第1胸椎棘突下，后正中线旁开3寸（图2-37、图2-38）。

②取法：前倾坐位或俯卧位，在第1胸椎棘突下，横平肩胛骨内侧缘的垂直线上取穴。

③穴位解剖：皮肤→皮下组织→斜方肌→肩胛提肌。

**4. 风门（BL12）**

①标准定位：在脊柱区，第2胸椎棘突下，后正中线旁开1.5寸（图2-37、图2-38）。

②穴位解剖：皮肤→皮下组织→斜方肌→小菱形肌→上后锯肌→骶棘肌。

**5. 身柱（DU12）**

①标准定位：在脊柱区，第3胸椎棘突下凹陷中，后正中线上（图2-37、图2-38）。

②穴位解剖：皮肤→皮下组织→棘上韧带→棘间韧带→弓间韧带→椎管。

**6. 肺俞（BL13）**

①标准定位：在脊柱区，第3胸椎棘突下，后正中线旁开1.5寸（图2-37、图2-38）。

②穴位解剖：皮肤→皮下组织→斜方肌→菱形肌→骶棘肌。

**7. 魄户（BL42）**

①标准定位：在脊柱区，第3胸椎棘突下，后正中线旁开3寸（图2-37、图2-38）。

②穴位解剖：皮肤→皮下组织→斜方肌→菱形肌→上后锯肌→骶棘肌。

**8. 厥阴俞（BL14）**

①标准定位：在脊柱区，第4胸椎棘突下，后正中线旁开1.5寸（图2-37、图2-38）。

②穴位解剖：皮肤→皮下组织→斜方肌→菱形肌→骶棘肌。皮肤由第3、4、5胸神经后支重叠分布。

**9. 附分（BL41）**

①标准定位：在脊柱区，第2胸椎棘突

下,后正中线旁开 3 寸(图 2-37、图 2-38)。

②穴位解剖:皮肤→皮下组织→斜方肌→菱形肌→上后锯肌→骶棘肌。

### 10. 膏肓(BL43)

①标准定位:在脊柱区,第 4 胸椎棘突下,后正中线旁开 3 寸(图 2-37、图 2-38)。

②穴位解剖:皮肤→皮下组织→斜方肌→菱形肌→第四肋间隙。

### 11. 神道(DU11)

①标准定位:在脊柱区,第 5 胸椎棘突下凹陷中,后正中线上(图 2-37、图 2-38)。

②穴位解剖:皮肤→皮下组织→棘上韧带→棘间韧带→弓间韧带→椎管。

### 12. 心俞(BL15)

①标准定位:在脊柱区,第 5 胸椎棘突下,后正中线旁开 1.5 寸(图 2-37、图 2-38)。

②穴位解剖:皮肤→皮下组织→斜方肌→骶棘肌。

### 13. 神堂(BL44)

①标准定位:在脊柱区,第 5 胸椎棘突下,后正中线旁开 3 寸(图 2-37、图 2-38)。

②穴位解剖:皮肤→皮下组织→斜方肌→菱形肌→第五肋间隙。

### 14. 灵台(DU10)

①标准定位:在脊柱区,第 6 胸椎棘突下凹陷中,后正中线上(图 2-37、图 2-38)。

②穴位解剖:皮肤→皮下组织→棘上韧带→棘间韧带→弓间韧带→椎管。

### 15. 督俞(BL16)

①标准定位:在脊柱区,第 6 胸椎棘突下,后正中线旁开 1.5 寸(图 2-37、图 2-38)。

②穴位解剖:皮肤→皮下组织→斜方肌→骶棘肌。

### 16. 譩譆(BL45)

①标准定位:在脊柱区,第 6 胸椎棘突下,后正中线旁开 3 寸处(图 2-37、图 2-38)。

②穴位解剖:皮肤→皮下组织→斜方肌→菱形肌→第六肋间隙。

### 17. 至阳(DU9)

①标准定位:在脊柱区,第 7 胸椎棘突下凹陷中,后正中线上(图 2-37、图 2-38)。

②取法:俯卧位,双臂紧贴身体两侧,与两肩胛骨下角相平的第 7 胸椎棘突下方是穴。

③穴位解剖:皮肤→皮下组织→棘上韧带→棘间韧带→弓间韧带→椎管。

### 18. 膈俞(BL17)

①标准定位:在脊柱区,第 7 胸椎棘突下,后正中线旁开 1.5 寸(图 2-37、图 2-38)。

②取法:俯卧位,于第 7 胸椎棘突下至阳穴旁开 1.5 寸取穴,约与肩胛下角相平。

③穴位解剖:皮肤→皮下组织→斜方肌→背阔肌→骶棘肌。

### 19. 膈关(BL46)

①标准定位:在脊柱区,第 7 胸椎棘突下,后正中线旁开 3 寸(图 2-37、图 2-38)。

②取法:俯卧位,先取约与肩胛骨下角平齐的至阳穴,于至阳穴旁开 3 寸处取穴。

③穴位解剖:皮肤→皮下组织→斜方肌→背阔肌→骶棘肌。

### 20. 胃脘下俞(EX-B3)

①标准定位:在脊柱区,横平第 8 胸椎棘突下,后正中线旁开 1.5 寸(图 2-37、图 2-38)。

②取法:俯卧位,于两肩胛骨下角连线平齐的第 7 胸椎棘突下取至阳穴,其下一棘突旁开 1.5 寸处即是本穴。

③穴位解剖:皮肤→皮下组织→斜方肌→背阔肌→最长肌→横突棘肌。

### 21. 筋缩(DU8)

①标准定位:在脊柱区,第 9 胸椎棘突下凹陷中,后正中线上(图 2-37~ 图 2-40)。

②穴位解剖:皮肤→皮下组织→棘上韧带→棘间韧带→弓间韧带→椎管。

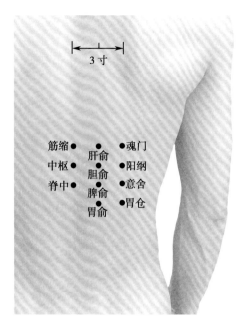

图 2-39　胸椎棘突穴位 3

### 22. 肝俞（BL18）

①标准定位：在脊柱区，第 9 胸椎棘突下，后正中线旁开 1.5 寸（图 2-37~ 图 2-40）。

②穴位解剖：皮肤→皮下组织→斜方肌→背阔肌→骶棘肌。

### 23. 魂门（BL47）

①标准定位：在脊柱区，第 9 胸椎棘突下，后正中线旁开 3 寸处（图 2-37~ 图 2-40）。

②穴位解剖：皮肤→皮下组织→背阔肌→下后锯肌→骶棘肌。

### 24. 中枢（DU7）

①标准定位：在脊柱区，第 10 胸椎棘突下凹陷中，后正中线上（图 2-39、图 2-40）。

②取法：俯卧位，先取约与两肩胛骨下角平齐的第 7 胸棘突下的至阳穴，从至阳穴向下 3 个棘突的下方凹陷中是穴。

③穴位解剖：皮肤→皮下组织→棘上韧带→棘间韧带→弓间韧带→椎管。

### 25. 胆俞（BL19）

①标准定位：在脊柱区，第 10 胸椎棘突下，后正中线旁开 1.5 寸（图 2-39、图 2-40）。

②穴位解剖：皮肤→皮下组织→背阔肌→下后锯肌→骶棘肌。

### 26. 阳纲（BL48）

①标准定位：在脊柱区，第 10 胸椎棘突下，后正中线旁开 3 寸（图 2-39、图 2-40）。

②穴位解剖：皮肤→皮下组织→背阔肌→下后锯肌→骶棘肌。

### 27. 脊中（DU6）

①标准定位：在脊柱区，第 11 胸椎棘突下凹陷中，后正中线上（图 2-39、图 2-40）。

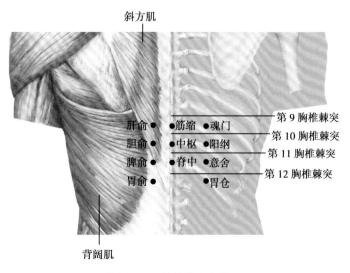

图 2-40　胸椎棘突穴位 4

②取法：俯卧位，先取约与两肩胛骨下角平齐的第7胸椎棘突下的至阳穴，从至阳穴向下4个棘突的下方凹陷中是穴。

③穴位解剖：皮肤→皮下组织→棘上韧带→棘间韧带→弓间韧带→椎管。

### 28. 脾俞（BL20）

①标准定位：在脊柱区，第11胸椎棘突下，后正中线旁开1.5寸（图2-39、图2-40）。

②穴位解剖：皮肤→皮下组织→背阔肌→下后锯肌→骶棘肌。

### 29. 意舍（BL49）

①标准定位：在脊柱区，第11胸椎棘突下，后正中线旁开3寸处（图2-39、图2-40）。

②穴位解剖：皮肤→皮下组织→背阔肌→下后锯肌→骶棘肌。

### 30. 胃俞（BL21）

①标准定位：在脊柱区，第12胸椎棘突下，后正中线旁开1.5寸（图2-39、图2-40）。

②穴位解剖：皮肤→皮下组织→背阔肌→下后锯肌→骶棘肌。

### 31. 胃仓（BL50）

①标准定位：在脊柱区，第12胸椎棘突下，后正中线旁开3寸处（图2-39、图2-40）。

②穴位解剖：皮肤→皮下组织→背阔肌→下后锯肌→骶棘肌。

### 32. 夹脊（EX-B2）

①标准定位：在脊柱区第1胸椎至第5腰椎棘突下，后正中线旁开0.5寸，一侧17个穴位（图2-41、图2-42）。

②穴位解剖：因各穴位置不同，所涉及的肌肉、血管、神经也不尽相同。一般的结构为：皮肤→皮下组织→浅层肌（斜方肌、背阔肌、菱形肌、上后锯肌、下后锯肌）→深层肌（骶棘肌、横突间肌）。

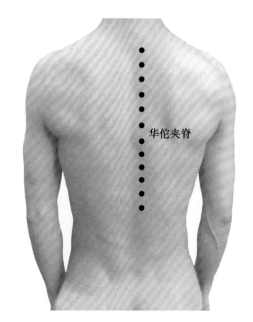

华佗夹脊

图 2-41　胸椎棘突穴位 5

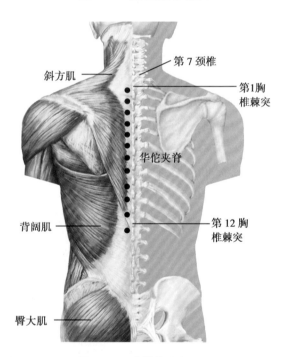

斜方肌

第7颈椎

第1胸椎棘突

华佗夹脊

背阔肌

第12胸椎棘突

臀大肌

图 2-42　胸椎棘突穴位 6

## 九、腰椎棘突

### 【内容简介】

腰椎棘突呈长方形薄板状，向后平伸，末端增厚且位于皮下。与椎板相连处称基底部或根部,后方末端称尾部。腰椎棘突具有杠杆作用,肌肉、韧带附着其上,以增加脊柱的坚固性和稳定性。相邻腰椎棘突间隙大而互不掩盖,因而易于触及。

【体表触诊】

被检查者俯卧位,胸椎棘突以下腰部正中线上可触及较宽的腰椎棘突顶和棘突间隙。正常腰椎具有向前的曲度,因此相邻两棘突较近,有时难以触清棘突间隙,此时可于被检查者腹下垫一薄枕,使棘突间隙增大而易于触及。另外,还可以根据髂嵴判定腰椎棘突节段,将两侧髂嵴最高点连线,在男性此线通过第4腰椎棘突或第4、5腰椎棘突之间,在女性此线以通过第4、5腰椎棘突之间为最多。

【体表形态】

腰椎棘突体表形态(图2-43、图2-44)。

【神经血管】

腰交感干:位于脊柱和腰大肌之间,表面被椎前筋膜覆盖,上方连于胸交感干,下方延续为骶交感干。

腰交感干神经节:位于第12胸椎体下半至腰骶椎间盘的范围内。第1、2、5腰交感干神经节位于相应椎间盘平面,第3腰交感干神经节多位于第2~3腰椎间盘平面,第4腰交感干神经节多位于第3~4腰椎间盘平面。

腰神经:腰神经后支的分支在棘突两侧浅出后,斜向外下,分布至腰区皮肤。

臀上皮神经:由第1~3腰神经后支的外侧支组成,行经腰区,穿胸腰筋膜浅出,越过髂嵴分布至臀区上部。

骨纤维孔:腰神经后支分出后向后行,经骨纤维孔至横突间肌内侧缘,分为内侧支和外侧支。骨纤维孔的体表投影相当于同序数腰椎棘突外侧的下述两点连线上:上位点在第1腰椎平面后正中线外侧2.3cm,下位

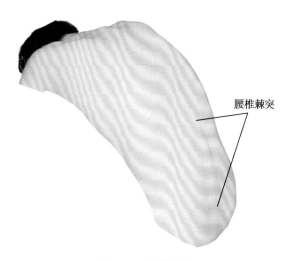

图2-43　腰椎棘突

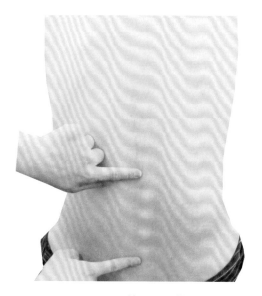

图2-44　第1~5腰椎

点在第5腰椎平面后正中线外侧3.2cm。骨纤维孔内有腰神经后支通过。

骨纤维管:又称腰神经后内侧支骨纤维管。其体表投影在同序数腰椎棘突外侧的下述两点的连线上:上位点在第1腰椎平面后正中线外侧约2.1cm,下位点在第5腰椎平面后正中线外侧约2.5cm。骨纤维管内有腰神经后内侧支通过。

肠系膜上动脉:发自腹主动脉前壁,起

点多在第 1 腰椎水平。

肾动脉: 多在第 2 腰椎平面, 肠系膜上动脉起点稍下方, 发自腹主动脉侧壁。

肠系膜下动脉: 在第 3 腰椎水平, 发自腹主动脉前壁。

腰动脉: 通常为 4 对, 由腹主动脉后壁的两侧发出, 垂直向外横行, 分别经第 1~4 腰椎体中部的前面或侧面, 与腰静脉伴行。

骶正中动脉: 为 1 支, 多起自腹主动脉分叉处的后上方 0.2~0.3cm 处, 经第 4~5 腰椎、骶骨及尾骨的前面下行, 并向两侧发出腰最下动脉, 贴第 5 腰椎体走向外侧。

下腔静脉: 由左右髂总静脉汇合而成, 汇合部位多平第 5 腰椎, 少数平第 4 腰椎。

**【相关穴位】**

**1. 悬枢 ( DU5 )**

①标准定位: 在脊柱区, 第 1 腰椎棘突下凹陷中, 后正中线上 ( 图 2-45、图 2-46 )。

②取法: 俯卧位或正坐位, 先取腰阳关, 从腰阳关向上 3 个棘突, 其上方凹陷中是穴。

③穴位解剖: 皮肤→皮下组织→棘上韧带→棘间韧带→弓间韧带→椎管。

**2. 三焦俞 ( BL22 )**

①标准定位: 在脊柱区, 第 1 腰椎棘突下, 后正中线旁开 1.5 寸 ( 图 2-45、图 2-46 )。

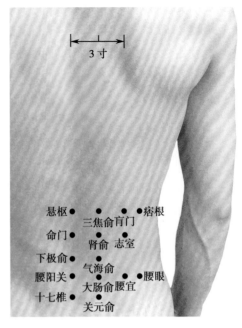

图 2-45　腰椎棘突穴位 1

②穴位解剖: 皮肤→皮下组织→背阔肌→下后锯肌→骶棘肌。

**3. 肓门 ( BL51 )**

①标准定位: 在腰区, 第 1 腰椎棘突下, 后正中线旁开 3 寸 ( 图 2-45、图 2-46 )。

②穴位解剖: 皮肤→皮下组织→背阔肌→下后锯肌→骶棘肌。

**4. 痞根 ( EX-B4 )**

①标准定位: 在腰区, 横平第 1 腰椎棘突

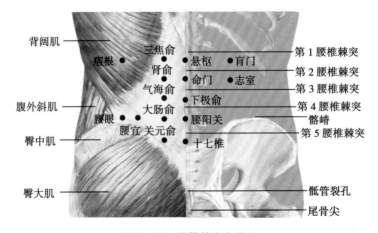

图 2-46　腰椎棘突穴位 2

下,后正中线旁开 3.5 寸（图 2-45、图 2-46）。

②取法：俯卧位，于膀胱经之肓门穴旁开 0.5 寸处取穴。

③穴位解剖：皮肤→皮下组织→背阔肌→骶棘肌→腰方肌。

### 5. 命门（DU4）

①标准定位：在脊柱区，第 2 腰椎棘突下凹陷中，后正中线上（图 2-45、图 2-46）。

②取法：俯卧位，先取后正中线约与髂嵴平齐的腰阳关，腰阳关向上两个棘突下方的凹陷处是穴。一说本穴在与脐相对的棘突下缘。

③穴位解剖：皮肤→皮下组织→棘上韧带→棘间韧带→弓间韧带→椎管。

### 6. 肾俞（BL23）

①标准定位：在脊柱区，第 2 腰椎棘突下，后正中线旁开 1.5 寸（图 2-45、图 2-46）。

②取法：俯卧位，先取与脐相对的命门穴，再于命门旁 1.5 寸处取穴。

③穴位解剖：皮肤→皮下组织→背阔肌→骶棘肌→腰方肌→腰大肌。

### 7. 志室（BL52）

①标准定位：在腰区，第 2 腰椎棘突下，后正中线旁开 3 寸（图 2-45、图 2-46）。

②穴位解剖：皮肤→皮下组织→背阔肌→骶棘肌→腰方肌。

### 8. 下极俞（EX-B5）

①标准定位：在腰区，第 3 腰椎棘突下（图 2-45、图 2-46）。

②取法：俯卧位，先取与髂嵴相平的腰阳关穴，上一个棘突下取穴。

③穴位解剖：皮肤→皮下组织→棘上韧带→棘间韧带→弓间韧带→椎管。

### 9. 气海俞（BL24）

①标准定位：在脊柱区，第 3 腰椎棘突下，后正中线旁开 1.5 寸（图 2-45、图 2-46）。

②穴位解剖：皮肤→皮下组织→背阔肌→骶棘肌→腰方肌→腰大肌。

### 10. 腰阳关（DU3）

①标准定位：在脊柱区，第 4 腰椎棘突下凹陷中，后正中线上（图 2-45、图 2-46）。

②取法：俯卧位，先按取两髂嵴，髂嵴连线与正中线交点处相当于第 4 腰椎棘突，棘突下方凹陷处即是本穴。

③穴位解剖：皮肤→皮下组织→棘上韧带→弓间韧带（黄韧带）→硬膜外腔。

### 11. 大肠俞（BL25）

①标准定位：在脊柱区，第 4 腰椎棘突下，后正中线旁开 1.5 寸（图 2-45、图 2-46）。

②穴位解剖：皮肤→皮下组织→背阔肌→骶棘肌→腰方肌→腰大肌。

### 12. 腰眼（EX-B6）

①标准定位：在腰区，横平第 4 腰椎棘突下，后正中线旁开约 3.5 寸凹陷中（图 2-45、图 2-46）。

②取法：俯卧位，先取与髂嵴相平的腰阳关穴，左右各旁开 3.5 寸处是穴。

③穴位解剖：皮肤→皮下组织→背阔肌→骶棘肌。

### 13. 十七椎（EX-B7）

①标准定位：在腰区，第 5 腰椎棘突下凹陷中（图 2-45、图 2-46）。

②取法：俯卧位，先取与髂嵴相平的腰阳关穴，再向下一个腰椎棘突下的凹陷处取穴。

③穴位解剖：皮肤→皮下组织→棘上韧带→棘间韧带→弓间韧带→椎管。

### 14. 关元俞（BL26）

①标准定位：在脊柱区，第 5 腰椎棘突下，后正中线旁开 1.5 寸（图 2-45、图 2-46）。

②穴位解剖：皮肤→皮下组织→背阔肌→骶棘肌→腰方肌→腰大肌。

### 15. 夹脊（EX-B2）

①标准定位：在脊柱区第1胸椎至第5腰椎棘突下，后正中线旁开0.5寸，一侧17个穴位（图2-47、图2-48）。

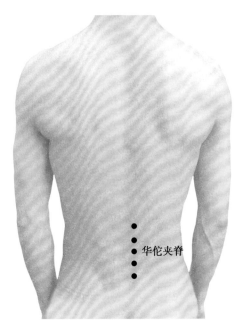

华佗夹脊

图2-47　腰椎棘突穴位3

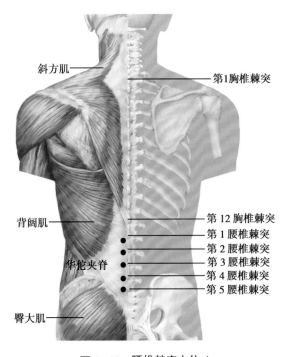

斜方肌

第1胸椎棘突

背阔肌

华佗夹脊

第12胸椎棘突
第1腰椎棘突
第2腰椎棘突
第3腰椎棘突
第4腰椎棘突
第5腰椎棘突

臀大肌

图2-48　腰椎棘突穴位4

②穴位解剖：因各穴位置不同，所涉及的肌肉、血管、神经也不尽相同。一般的结构为：皮肤→皮下组织→浅层肌（斜方肌、背阔肌、菱形肌、上后锯肌、下后锯肌）→深层肌（骶棘肌、横突间肌）。

## 十、第3腰椎横突

### 【内容简介】

横突起自椎弓根后部与椎板结合处，突向外侧，略后倾。第1~3腰椎横突逐渐增大，以第3腰椎的横突最长、最宽。第4腰椎横突比第3腰椎横突短小且上翘。第3腰椎横突有众多大小不等的肌肉附着，相邻横突之间有横突间肌，横突尖端与棘突之间有横突棘肌，横突前侧有腰大肌及腰方肌，横突的背侧有骶棘肌，腰背筋膜中层附于横突尖。由于第3腰椎横突最长，是腰椎活动及受力的最集中部位，所附着的肌肉易损伤，是造成慢性腰痛的原因之一，这种现象临床上称为第3腰椎横突综合征。

### 【体表触诊】

被检查者俯卧位，将两侧髂嵴最高点连线，在男性此线通过第4腰椎棘突或第4、5腰椎棘突之间，在女性此线以通过第4、5腰椎棘突之间为最多。确定第4腰椎棘突后，其上一位棘突即第3腰椎棘突，旁开2~2.5cm处为第3腰椎横突尖。

### 【体表形态】

第3腰椎横突体表形态及定位见图2-49~图2-51。

### 【神经血管】

第3腰神经前支：参与构成腰丛。发出肌支（$T_{12}$~$L_4$），支配腰大肌、腰小肌和髂肌；发出股外侧皮神经（$L_{2-3}$），支配大腿前侧面皮肤；发出股神经（$L_{2-4}$），其肌支支配髂肌、耻骨肌、缝匠肌和股四头肌，前皮支支配大腿

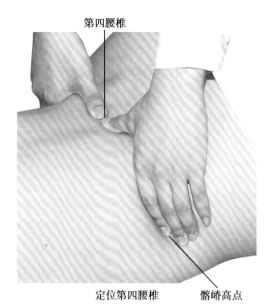

第四腰椎

定位第四腰椎　　　　髂嵴高点

图 2-49　定位第 4 腰椎 1

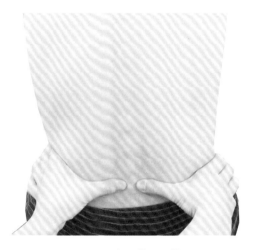

图 2-50　定位第 4 腰椎 2

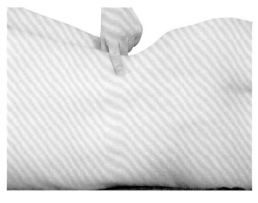

图 2-51　定位第 3 腰椎

前面和内侧面下 2/3 皮肤,隐神经支支配髌骨前面皮肤、小腿内面和足内侧缘皮肤;发出闭孔神经($L_{2-4}$),其前支配髋关节、股薄肌、长收肌和短收肌及大腿内面下部皮肤,后支配闭孔外肌、短收肌、大收肌和膝关节囊。

第 3 腰神经后支:分出后向后绕过第 3 腰椎关节突,经第 3、4 腰椎横突之间进入脊柱后外侧。分为内侧支和外侧支,内侧支沿棘突旁走行,外侧支向外侧斜行穿越竖脊肌等后外侧肌群,分布于附近的关节、肌肉和背部皮肤。

## 十一、骶正中嵴

### 【内容简介】

骶正中嵴是在骶骨后面正中线上的一列纵行隆起,由 3~4 个呈结节状的骶椎棘突愈合而成,其中以第 2、3 结节最为显著。

### 【体表触诊】

被检查者俯卧位或坐位,在第 5 腰椎棘突下,于体表处可触及一个凹陷,此凹陷为腰骶间隙。腰骶间隙向下,后正中线上可触及的一系列骨性隆起为骶正中嵴。

### 【体表形态】

骶正中嵴体表形态(图 2-52、图 2-53)。

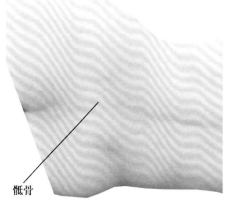

骶骨

图 2-52　骶骨

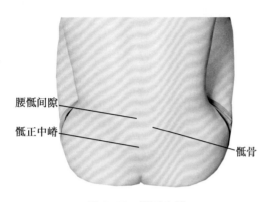

图 2-53　骶正中嵴

**【神经血管】**

臀中皮神经：为 $S_1$~$S_3$ 后支，在髂后上棘至尾骨尖连线的中 1/3 段穿出，分布于臀区内侧和骶骨表面的皮肤。

**【相关穴位】**

**1. 上髎（BL31）**

①标准定位：在骶区，正对第 1 骶后孔中（图 2-54、图 2-55）。

②取法：俯卧位，示指尖按在小肠俞与后正中线之间，小指放在骶角上方，中指与环指等距离分开按放，各指尖所到之处是：示指尖为上髎，中指尖为次髎，环指尖为中髎，小指尖为下髎。

③穴位解剖：皮肤→皮下组织→骶棘肌→第 1 骶后孔。

**2. 小肠俞（BL27）**

①标准定位：在骶区，横平第 1 骶后孔，骶正中嵴旁开 1.5 寸（图 2-54、图 2-55）。

②取法：俯卧位，于第一骶椎下后正中线旁开 1.5 寸处取穴。

③穴位解剖：皮肤→皮下组织→背阔肌→骶棘肌。

**3. 次髎（BL32）**

①标准定位：在骶区，正对第 2 骶后孔中（图 2-54、图 2-55）。

②穴位解剖：皮肤→皮下组织→骶棘肌（腱）→第 2 骶后孔。

**4. 膀胱俞（BL28）**

①标准定位：在骶区，横平第 2 骶后孔，骶正中嵴旁开 1.5 寸（图 2-54、图 2-55）。

②取法：俯卧位，于第二骶椎下后正中线旁开 1.5 寸处取穴。

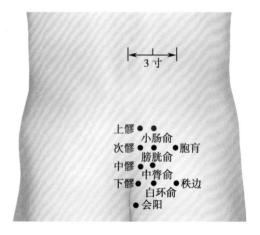

图 2-54　骶正中嵴穴位 1

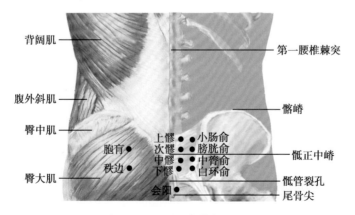

图 2-55　骶正中嵴穴位 2

③穴位解剖：皮肤→皮下组织→背阔肌→骶棘肌。

**5. 胞肓（BL53）**

①标准定位：在骶区，横平第2骶后孔，骶正中嵴旁开3寸（图2-54、图2-55）。

②穴位解剖：皮肤→皮下组织→臀大肌→臀中肌。

**6. 中髎（BL33）**

①标准定位：在骶区，正对第3骶后孔中（图2-54、图2-55）。

②穴位解剖：皮肤→皮下组织→骶棘肌（腱）→第3骶后孔。

**7. 中膂俞（BL29）**

①标准定位：在骶区，横平第3骶后孔，骶正中嵴旁开1.5寸（图2-54、图2-55）。

②取法：俯卧位，于第3骶椎下后正中线旁开1.5寸处取穴。

③穴位解剖：皮肤→皮下组织→臀大肌→髂骨翼骨膜。

**8. 下髎（BL34）**

①标准定位：在骶区，正对第4骶后孔中（图2-54、图2-55）。

②穴位解剖：皮肤→皮下组织→骶棘肌（腱）→第4骶后孔。

**9. 白环俞（BL30）**

①标准定位：在骶区，横平第4骶后孔，骶正中嵴旁开1.5寸（图2-54、图2-55）。

②取法：俯卧位，于第4骶椎下后正中线旁开1.5寸处取穴。

③穴位解剖：皮肤→皮下组织→臀大肌→骶结节韧带。

**10. 秩边（BL54）**

①标准定位：在骶区，横平第4骶后孔，骶正中嵴旁开3寸（图2-54、图2-55）。

②取法：俯卧位，与骶管裂孔相平，后正中线旁开3寸处取穴。

③穴位解剖：皮肤→皮下组织→臀肌筋膜→臀大肌。

**11. 会阳（BL35）**

①标准定位：在骶区，尾骨端旁开0.5寸（图2-54、图2-55）。

②穴位解剖：皮肤→皮下组织→骶棘肌。

**十二、骶角与骶管裂孔**

**【内容简介】**

在骶正中嵴的两侧有一列不太明显的粗线，称为骶关节嵴，该嵴的下端游离下垂突出，称为骶角。骶角相当于第5骶椎的下关节突，并与尾骨角相关节。骶角可在尾骨底的后外侧触及，为骶管裂孔侧壁的标志。沿骶正中嵴向下，由第4、5骶椎背面的切迹与两侧骶角及下面的尾骨共同围成的孔，称为骶管裂孔，是骶管的下口。骶管位于骶骨体的后部，形状扁平，前后借骶前、后孔与外界相连。

**【体表触诊】**

被检查者俯卧位或坐位，骶管裂孔位置在臀裂的上端，尾骨尖上方约5cm两骶角之间，体表容易触及，特别是当被检查者双肘抱膝时。触及骶管裂孔部位时，被检查者有一种不适的感觉。骶管裂孔的中心与两侧髂后上棘的连线呈一等腰三角形。

**【体表形态】**

骶角与骶管裂孔体表形态（图2-56、图2-57）。

**【神经血管】**

骶、尾神经：骶尾区有来自骶、尾神经后支的分支分布。自髂后上棘至尾骨尖连线上的不同高度，分别穿臀大肌起始部浅出，分布至骶尾区的皮肤。第5骶神经、尾神经由骶管裂孔穿出。

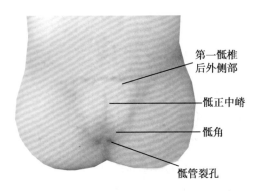

图 2-56　骶角

第一骶椎
后外侧部

骶正中嵴

骶角

骶管裂孔

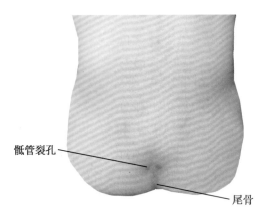

图 2-57　骶管裂孔、尾骨

骶管裂孔

尾骨

臀中皮神经：为上 3 对骶神经后支的外侧支，后支经骶后孔穿出后，其内侧支支配多裂肌，外侧支在骶骨背面形成吻合，至骶结节韧带背面形成第二级吻合，由此祥发出 2~3

皮支，穿臀大肌达皮下，分布至髂后上棘至尾骨尖的臀区内侧部皮肤。

【相关穴位】

**1. 腰奇（EX-B8）**

①标准定位：在骶区，尾骨端直上 2 寸，骶角之间凹陷中（图 2-58、图 2-59）。

②取法：俯卧位，于后正中线尾骨尖直上 2 寸，约当第 2、3 骶椎棘突之间上方取穴。

③穴位解剖：皮肤→皮下组织→骶尾后浅韧带→骶尾深韧带→骶管裂孔。

**2. 腰俞（DU2）**

①标准定位：在骶区，正对骶管裂孔，后正中线上（图 2-58、图 2-59）。

②取法：俯卧位，先按取尾骨上方左右的骶角，与两骶角下缘平齐的后正中线上取穴。

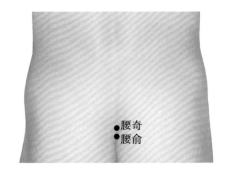

●腰奇
●腰俞

图 2-58　骶角与骶管裂孔穴位 1

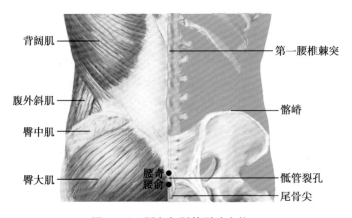

背阔肌

腹外斜肌

臀中肌

臀大肌

第一腰椎棘突

髂嵴

腰奇
腰俞

骶管裂孔

尾骨尖

图 2-59　骶角与骶管裂孔穴位 2

③穴位解剖:皮肤→皮下组织→骶尾背侧韧带→骶管。

**3. 环跳（GB30）**

①标准定位:在臀区,股骨大转子最凸点与骶管裂孔连线的外 1/3 与内 2/3 交点处(图 2-60、图 2-61)。

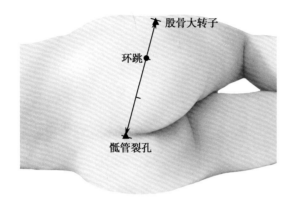

图 2-60 骶角与骶管裂孔穴位 3

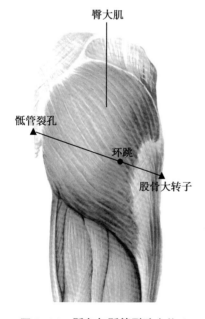

图 2-61 骶角与骶管裂孔穴位 4

②取法:侧卧位,下腿伸直,上腿屈曲(呈 90°),以小指关节横纹按在大转子上,拇指指脊柱,当拇指尖止处是穴;侧卧位,于大转子后方凹陷处,约当股骨大转子与骶管裂孔连线的外 1/3 与内 2/3 交点处取穴。

③穴位解剖:皮肤→皮下组织→臀肌筋膜→臀大肌→坐骨神经→闭孔内肌(腱)与上下孖肌。

**十三、腰骶间隙**

**【内容简介】**

腰骶间隙由骶骨后面上部的缺损与第 5 腰椎之间围成。

**【体表触诊】**

被检查者俯卧,在第 5 腰椎棘突下方可见一凹陷,高 1cm,宽 2cm,表面由一层坚厚的纤维膜所覆盖。

**【体表形态】**

腰骶间隙体表形态(图 2-62)。

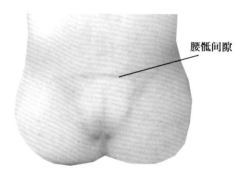

图 2-62 腰骶间隙

**十四、尾骨**

**【内容简介】**

尾骨由 3~5 节退化尾椎融合而成,位于骶骨的下方,肛门的后上方。呈三角形,尖在下,底在上,其卵圆形关节面和骶骨尖构成关节,其间有纤维软骨盘,尾骨后上部的凹陷与骶骨相连部分称为骶尾间隙。尾骨的侧缘是韧带和肌肉的附着处。尾骨有很多变异,长短不一,第一节和骶骨末节两侧多不对称,常向一侧倾斜。

【体表触诊】

被检查者俯卧位,在臀沟内可触及尾骨端。

【体表形态】

尾骨体表形态(图 2-63)。

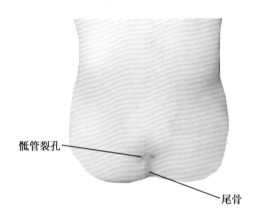

图 2-63　尾骨

【神经血管】

臀中皮神经:为上 3 对骶神经后支的外侧支,后支经骶后孔穿出后,其内侧支支配多裂肌,外侧支在骶骨背面形成吻合,至骶结节韧带背面形成第二级吻合,由此袢发出 2~3 皮支,穿臀大肌达皮下,分布至髂后上棘至尾骨尖的臀区内侧部皮肤。

尾骨神经:由 $S_4$ 一小支、$S_5$ 及第一尾神经前支组成,很细,穿骶结节韧带,分布于尾骨部皮肤。

【相关穴位】

**1. 腰奇( EX-B8 )**

①标准定位:在骶区,尾骨端直上 2 寸,骶角之间凹陷中(图 2-64、图 2-65)。

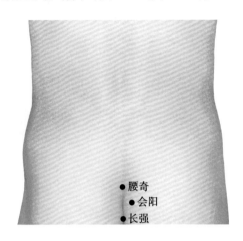

图 2-64　尾骨穴位 1

②取法:俯卧位,于后正中线尾骨尖直上 2 寸,约当第 2、3 骶椎棘突之间上方。

③穴位解剖:皮肤→皮下组织→骶尾后浅韧带→骶尾深韧带→骶管裂孔。

**2. 会阳( BL35 )**

①标准定位:在骶区,尾骨端旁开 0.5 寸(图 2-64、图 2-65)。

②取法:跪伏位取穴。

③穴位解剖:皮肤→皮下组织→骶棘肌(腱)。

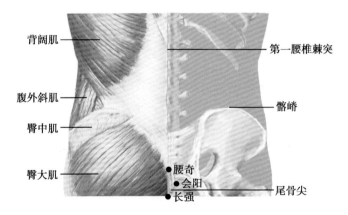

图 2-65　尾骨穴位 2

**3. 长强（DU1）**

①标准定位：在会阴区，尾骨下方，尾骨端与肛门连线的中点处（图 2-64、图 2-65）。

②取法：俯卧位或膝胸卧位，按取尾骨下端与肛门之间的凹陷处取穴。

③穴位解剖：皮肤→皮下组织→肛尾韧带→尾骨肌→肛提肌。

躯干和骶骨部骨性标志触诊视频

# 第二节　肌 性 标 志

## 一、斜方肌（中、下部肌束）

### 【内容简介】

斜方肌是位于项部和背上部的最浅层肌肉，自项胸部正中线向肩峰伸展呈三角形轮廓，底朝向脊柱，尖在肩峰，两侧斜方肌合在一起时形如斜方，故得此名。

该肌从上而下以腱膜起自上项线内侧 1/3 部、枕外隆凸、项韧带全长、第 7 颈椎棘突、全部胸椎棘突及棘上韧带。上部肌束向外下方止于锁骨外 1/3，中部肌束向外止于肩峰内侧缘和肩胛冈外侧，下部肌束向外上止于肩胛冈内侧。

功能：使肩胛骨向脊柱靠拢，上部肌束可提肩胛骨，下部肌束可降肩胛骨。

### 【体表触诊】

斜方肌中部肌束：

动作：被检查者侧卧，两肩关节屈曲 90°，检查者手置于被检查者肘部上方的臂外侧面并施力，嘱被检查者抗阻力水平外展肩部，在上背部即显现出斜方肌中部肌纤维（图 2-66）。

斜方肌下部肌束：

动作：被检查者侧卧，肩、肘关节均屈曲 90°，检查者一手下压其肘部上方的臂外侧面，嘱被检查者抗阻力水平外展肩部，在上背部即显现斜方肌下部肌纤维（图 2-67）。

### 【体表形态】

斜方肌体表形态（图 2-68~ 图 2-72）。

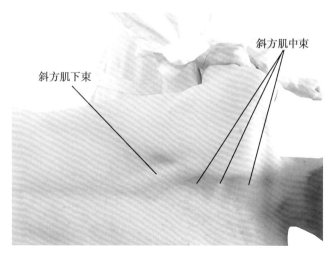

图 2-66　斜方肌中束动作

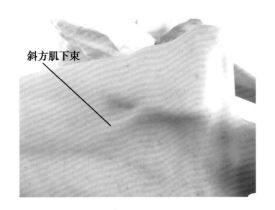

图 2-67　斜方肌下束动作

斜方肌下束

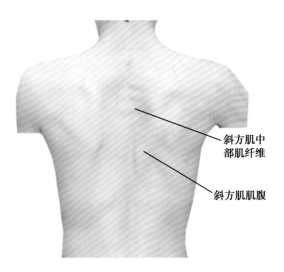

图 2-70　斜方肌 3

斜方肌中部肌纤维

斜方肌肌腹

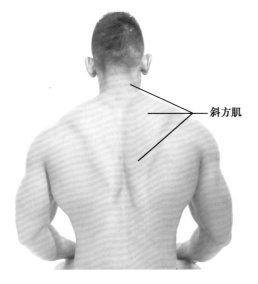

图 2-68　斜方肌 1

斜方肌

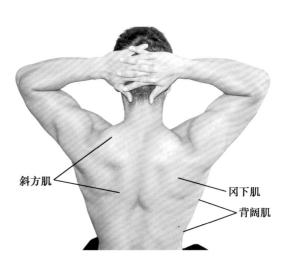

图 2-71　斜方肌 4

斜方肌

冈下肌

背阔肌

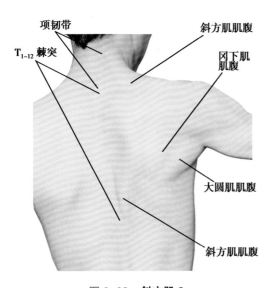

图 2-69　斜方肌 2

项韧带

斜方肌肌腹

$T_{1-12}$棘突

冈下肌肌腹

大圆肌肌腹

斜方肌肌腹

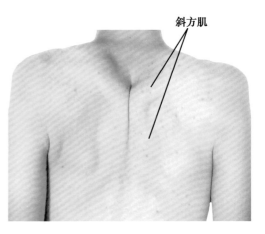

图 2-72　斜方肌 5

斜方肌

**【神经血管】**

枕大神经：是第2颈神经后支的分支，在斜方肌的起点，上项线下方浅出深筋膜，伴枕动脉分支上行，分布至枕部皮肤。

第3枕神经：是第3颈神经后支的内侧支，穿斜方肌浅出，分布至项区上部的皮肤。

副神经：经二腹肌后腹深面入颈动脉三角，继经颈内动静脉之间行向后外，自胸锁乳突肌上份前缘穿入，并分支支配胸锁乳突肌。本干在胸锁乳突肌后缘上、中1/3交点处向后进入枕三角，自斜方肌前缘中、下1/3交界处进入斜方肌深面，支配斜方肌。

颈浅动脉、肩胛背动脉为斜方肌主要的血液供应。其次为枕动脉和肋间后动脉。

**【相关穴位】**

**1. 大杼（BL11）**

①标准定位：在脊柱区，第1胸椎棘突下，后正中线旁开1.5寸（图2-73、图2-74）。

②取法：正坐低头位，于第1胸椎棘突下，先取陶道穴，旁开1.5寸处是穴。

③穴位解剖：皮肤→皮下组织→斜方肌→菱形肌→上后锯肌→骶棘肌。

**2. 肩外俞（SI14）**

①标准定位：在脊柱区，第1胸椎棘突下，后正中线旁开3寸（图2-73、图2-74）。

②取法：前倾坐位或俯卧位，在第1胸椎棘突下，横平肩胛骨内侧缘的垂直线上取穴。

③穴位解剖：皮肤→皮下组织→斜方肌→肩胛提肌。

**3. 天髎（SJ15）**

①标准定位：在肩胛区，肩胛骨上角骨际凹陷中（图2-73、图2-74）。

②取法：正坐或俯卧位，于肩胛骨的内上角端取穴。

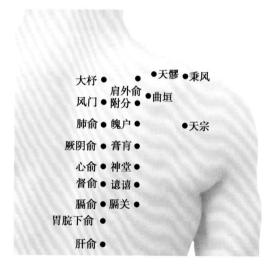

图2-73　斜方肌穴位1

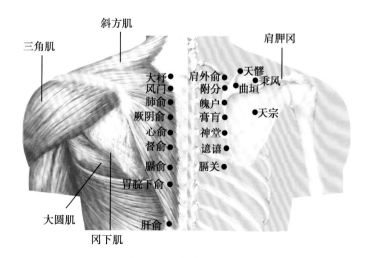

图2-74　斜方肌穴位2

③穴位解剖:皮肤→皮下组织→斜方肌→冈上肌。

**4. 秉风(SI12)**

①标准定位:在肩胛区,肩胛冈中点上方冈上窝中(图2-73、图2-74)。

②取法:前倾坐位或俯卧位,于肩胛冈上窝中央,约肩胛冈中点上缘上1寸处取穴,与臑俞、天宗成一三角形处是穴。

③穴位解剖:皮肤→皮下组织→斜方肌→冈上肌。

**5. 风门(BL12)**

①标准定位:在脊柱区,第2胸椎棘突下,后正中线旁开1.5寸(图2-73、图2-74)。

②穴位解剖:皮肤→皮下组织→斜方肌→小菱形肌→上后锯肌→骶棘肌。

**6. 附分(BL41)**

①标准定位:在脊柱区,第2胸椎棘突下,后正中线旁开3寸(图2-73、图2-74)。

②穴位解剖:皮肤→皮下组织→斜方肌→菱形肌→上后锯肌→骶棘肌。

**7. 曲垣(SI13)**

①标准定位:在肩胛区,肩胛冈内侧端上缘凹陷中(图2-73、图2-74)。

②取法:前倾坐位或俯卧位,于肩胛冈上窝内侧端取穴。

③穴位解剖:皮肤→皮下组织→斜方肌→冈上肌。

**8. 肺俞(BL13)**

①标准定位:在脊柱区,第3胸椎棘突下,后正中线旁开1.5寸(图2-73、图2-74)。

②穴位解剖:皮肤→皮下组织→斜方肌→菱形肌→骶棘肌。

**9. 魄户(BL42)**

①标准定位:在脊柱区,第3胸椎棘突下,后正中线旁开3寸(图2-73、图2-74)。

②穴位解剖:皮肤→皮下组织→斜方肌→菱形肌→上后锯肌→骶棘肌。

**10. 天宗(SI11)**

①标准定位:在肩胛区,肩胛冈中点与肩胛骨下角连线上1/3与下2/3交点凹陷中(图2-73、图2-74)。

②取法:前倾坐位或俯卧位,在冈下缘与肩胛骨下角的等分线上,当上、中1/3交点处。

③穴位解剖:皮肤→皮下组织→斜方肌→冈下肌。

**11. 厥阴俞(BL14)**

①标准定位:在脊柱区,第4胸椎棘突下,后正中线旁开1.5寸(图2-73、图2-74)。

②穴位解剖:皮肤→皮下组织→斜方肌→菱形肌→骶棘肌。

**12. 膏肓(BL43)**

①标准定位:在脊柱区,第4胸椎棘突下,后正中线旁开3寸(图2-73、图2-74)。

②穴位解剖:皮肤→皮下组织→斜方肌→菱形肌→第四肋间隙。

**13. 心俞(BL15)**

①标准定位:在脊柱区,第5胸椎棘突下,后正中线旁开1.5寸(图2-73、图2-74)。

②穴位解剖:皮肤→皮下组织→斜方肌→骶棘肌。

**14. 神堂(BL44)**

①标准定位:在脊柱区,第5胸椎棘突下,后正中线旁开3寸(图2-73、图2-74)。

②穴位解剖:皮肤→皮下组织→斜方肌→菱形肌→第五肋间隙。

**15. 督俞(BL16)**

①标准定位:在脊柱区,第6胸椎棘突下,后正中线旁开1.5寸(图2-73、图2-74)。

②穴位解剖:皮肤→皮下组织→斜方肌→骶棘肌。

### 16. 谵语（BL45）

①标准定位：在脊柱区，第6胸椎棘突下，后正中线旁开3寸（图2-73、图2-74）。

②穴位解剖：皮肤→皮下组织→斜方肌→菱形肌→第六肋间隙。

### 17. 膈俞（BL17）

①标准定位：在脊柱区，第7胸椎棘突下，后正中线旁开1.5寸（图2-73、图2-74）。

②取法：俯卧位，于第7胸椎棘突下至阳穴旁开1.5寸取穴，约平肩胛下角。

③穴位解剖：皮肤→皮下组织→斜方肌→背阔肌→骶棘肌。

### 18. 膈关（BL46）

①标准定位：在脊柱区，第7胸椎棘突下，后正中线旁开3寸（图2-73、图2-74）。

②取法：俯卧位，先取约平肩胛骨下角的至阳穴，于至阳穴旁开3寸处取穴。

③穴位解剖：皮肤→皮下组织→斜方肌→背阔肌→骶棘肌。

### 19. 胃脘下俞（EX-B3）

①标准定位：在脊柱区，横平第8胸椎棘突下，后正中线旁开1.5寸（图2-73、图2-74）。

②取法：俯卧位，于两肩胛骨下角连线平齐的第7胸椎棘突下取至阳穴，其下一棘突旁开1.5寸处即是本穴。

③穴位解剖：皮肤→皮下组织→斜方肌→背阔肌→最长肌→横突棘肌。

### 20. 肝俞（BL18）

①标准定位：在脊柱区，第9胸椎棘突下，后正中线旁开1.5寸（图2-73、图2-74）。

②穴位解剖：皮肤→皮下组织→斜方肌→背阔肌→骶棘肌。

## 二、大菱形肌

### 【内容简介】

大菱形肌位于背上部斜方肌深面、肩胛提肌的下方。该肌呈菱形，起自第1~4胸椎棘突，肌束向外下止于肩胛骨脊柱缘。

功能：使肩胛骨向脊柱靠拢，并上提肩胛骨。

### 【体表触诊】

动作：被检查者侧卧位，其肩关节、肘关节均屈曲90°，检查者一手下压其肘部上方的臂外侧面，嘱被检查者抗阻力水平外展臂部，然后带动肩胛骨充分外旋，即可显露斜方肌水平的大菱形肌。触诊部位在脊柱胸段和肩胛骨脊柱缘之间（图2-75）。

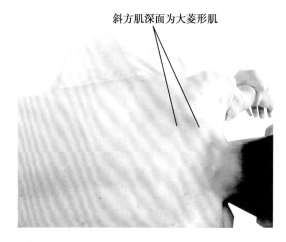

斜方肌深面为大菱形肌

图2-75　大菱形肌动作

### 【体表形态】

大菱形肌体表形态（图2-76、图2-77）。

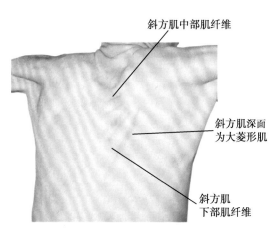

斜方肌中部肌纤维

斜方肌深面为大菱形肌

斜方肌下部肌纤维

图2-76　大菱形肌

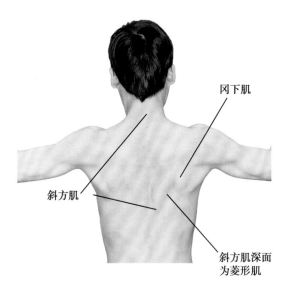

图 2-77　菱形肌

标注: 冈下肌、斜方肌、斜方肌深面为菱形肌

浅支行于斜方肌深面滋养邻位肌肉；深支经肩胛提肌深面，绕过肩胛上角，继行于菱形肌深面，沿肩胛骨内侧缘下降至肩胛下角，滋养菱形肌、背阔肌及斜方肌。

**【相关穴位】**

**1. 定喘（EX-B1）**

①标准定位：在脊柱区，横平第 7 颈椎棘突下，后正中线旁开 0.5 寸（图 2-78、图 2-79）。

②取法：正坐低头或俯卧位，先于后正中线上第 7 颈椎棘突下缘定大椎穴，旁开 0.5 寸即是本穴。

**【神经血管】**

肩胛背神经：为臂丛分支，起自臂丛锁骨上部，穿中斜角肌向外下至肩胛提肌深面，继沿肩胛骨内侧缘下行，与肩胛背动脉伴行，支配肩胛提肌和菱形肌。

肩胛背动脉：起自锁骨下动脉或甲状颈干，向外侧穿过或越过臂丛，经中斜角肌前方至肩胛提肌深面，与同名神经伴行向下，在菱形肌深面下行，分布至项、背肌。

颈横动脉：于肩胛提肌前缘分浅、深支。

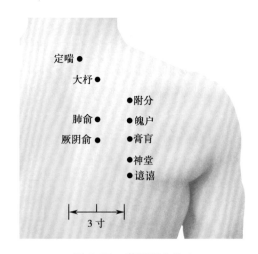

图 2-78　菱形肌穴位 1

标注: 定喘、大杼、附分、肺俞、魄户、厥阴俞、膏肓、神堂、谚语　3 寸

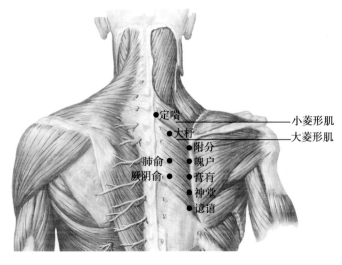

图 2-79　菱形肌穴位 2

标注: 定喘、大杼、附分、肺俞、魄户、厥阴俞、膏肓、神堂、谚语、小菱形肌、大菱形肌

③穴位解剖:皮肤→皮下组织→斜方肌→菱形肌→上后锯肌→头夹肌→横突棘肌。

**2. 大杼(BL11)**

①标准定位:在脊柱区,第1胸椎棘突下,后正中线旁开1.5寸(图2-78、图2-79)。

②取法:正坐低头,于第1胸椎棘突下,先取陶道穴,旁开1.5寸处是穴。

③穴位解剖:皮肤→皮下组织→斜方肌→菱形肌→上后锯肌→骶棘肌。

**3. 附分(BL41)**

①标准定位:在脊柱区,第2胸椎棘突下,后正中线旁开3寸(图2-78、图2-79)。

②穴位解剖:皮肤→皮下组织→斜方肌→菱形肌→上后锯肌→骶棘肌。

**4. 肺俞(BL13)**

①标准定位:在脊柱区,第3胸椎棘突下,后正中线旁开1.5寸(图2-78、图2-79)。

②穴位解剖:皮肤→皮下组织→斜方肌→菱形肌→骶棘肌。

**5. 魄户(BL42)**

①标准定位:在脊柱区,第3胸椎棘突下,后正中线旁开3寸(图2-78、图2-79)。

②穴位解剖:皮肤→皮下组织→斜方肌→菱形肌→上后锯肌→骶棘肌。

**6. 厥阴俞(BL14)**

①标准定位:在脊柱区,第4胸椎棘突下,后正中线旁开1.5寸(图2-78、图2-79)。

②穴位解剖:皮肤→皮下组织→斜方肌→菱形肌→骶棘肌。

**7. 膏肓(BL43)**

①标准定位:在脊柱区,第4胸椎棘突下,后正中线旁开3寸(图2-78、图2-79)。

②穴位解剖:皮肤→皮下组织→斜方肌→菱形肌→第四肋间隙。

**8. 神堂(BL44)**

①标准定位:在脊柱区,第5胸椎棘突下,后正中线旁开3寸(图2-78、图2-79)。

②穴位解剖:皮肤→皮下组织→斜方肌→菱形肌→第五肋间隙。

**9. 譩譆(BL45)**

①标准定位:在脊柱区,第6胸椎棘突下,后正中线旁开3寸(图2-78、图2-79)。

②穴位解剖:皮肤→皮下组织→斜方肌→菱形肌→第六肋间隙。

### 三、竖脊肌

**【内容简介】**

竖脊肌又称骶棘肌,是背部最粗大的肌肉。该肌由三部分组成,以一个共同的总腱起自骶骨背面、腰椎棘突和髂嵴后部及胸腰筋膜。肌束向上,在腰部开始分为三个纵形的肌柱,外侧为髂肋肌,止于肋角;中间为最长肌,止于横突和附近肋骨;内侧为棘肌,止于棘突。

功能:使脊柱后伸和仰头,是强有力的伸肌,对保持人体直立姿势有重要作用。

**【体表触诊】**

动作:嘱被检者上肢后伸,用力使两侧肩胛骨靠近脊柱,此时在脊柱两侧可看到两条纵行隆起的肌肉,即为竖脊肌(图2-80)。

**【体表形态】**

竖脊肌体表形态(图2-81~图2-83)

**【神经血管】**

脊神经后支:支配竖脊肌。

臀上皮神经:臀上皮神经在髂嵴上方浅出比较集中,此部位在竖脊肌外侧缘附近。当腰部急剧扭转时,该神经被拉伤,是导致腰腿痛的常见原因之一。

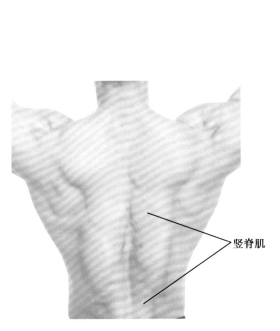

竖脊肌

图 2-80 竖脊肌动作

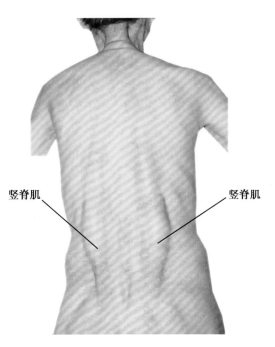

竖脊肌

竖脊肌

图 2-82 竖脊肌 2（病理状态）

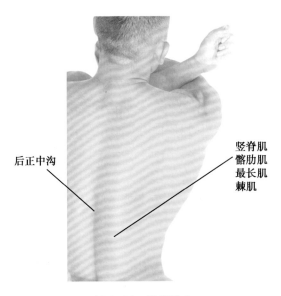

后正中沟

竖脊肌
髂肋肌
最长肌
棘肌

图 2-81 竖脊肌 1

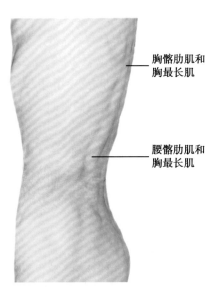

胸髂肋肌和
胸最长肌

腰髂肋肌和
胸最长肌

图 2-83 髂肋肌和最长肌

## 四、背阔肌

### 【内容简介】

背阔肌位于腰背部后外侧最浅层,略呈直角三角形,为全身最大的阔肌。起自下6个胸椎棘突、腰椎棘突、骶正中嵴、髂嵴外侧唇后 1/3,止于肱骨小结节嵴。

功能:使臂做内收、旋内及后伸动作。

### 【体表触诊】

动作:嘱被检查者做引体向上动作,下拉上举的双臂,肌肉发达者可在腋后襞及背后外侧观察到背阔肌轮廓(图 2-84)。

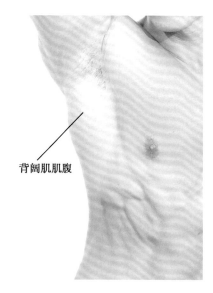

图 2-85 背阔肌 1

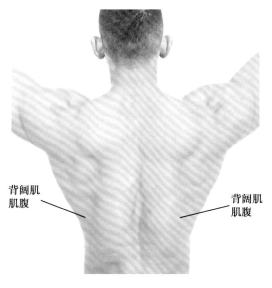

图 2-84 背阔肌动作

### 【体表形态】

背阔肌体表形态(图 2-85~ 图 2-88)。

### 【神经血管】

胸背神经:起自臂丛后束,与同名动脉伴行,沿肩胛骨外侧缘下行,支配背阔肌。

胸背动脉、节段性的肋间后动脉和腰动脉分支:三者共同维持背阔肌的血液供应。以肩胛线为界,线的外侧主要由胸背动脉分支供应,线的内侧则由节段性的肋间后动脉和腰动脉分支供应。

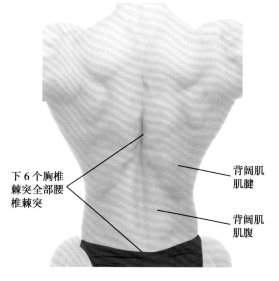

图 2-86 背阔肌 2

### 【相关穴位】

### 1. 肩贞(SI9)

①标准定位:在肩胛区,肩关节后下方,腋后纹头直上 1 寸(图 2-89、图 2-90)。

②取法:在肩关节后下方,臂内收时,腋后纹头上 1 寸处取穴。

③穴位解剖:皮肤→皮下组织→三角肌→肱三头肌长头→大圆肌→背阔肌。

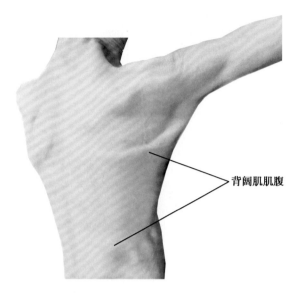

图 2-87  背阔肌 3

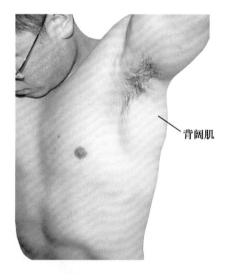

图 2-88  背阔肌 4

### 2. 膈俞（BL17）

①标准定位：在脊柱区，第 7 胸椎棘突下，后正中线旁开 1.5 寸（图 2-89、图 2-90）。

②取法：俯卧位，于第 7 胸椎棘突下至阳穴旁开 1.5 寸取穴，约平肩胛下角。

③穴位解剖：皮肤→皮下组织→斜方肌→背阔肌→骶棘肌。

### 3. 膈关（BL46）

①标准定位：在脊柱区，第 7 胸椎棘突下，后正中线旁开 3 寸（图 2-89、图 2-90）。

②取法：俯卧位，先取约与肩胛骨下角平齐的至阳穴，于至阳穴旁开 3 寸处取穴。

③穴位解剖：皮肤→皮下组织→斜方肌→背阔肌→骶棘肌。

### 4. 肝俞（BL18）

①标准定位：在脊柱区，第 9 胸椎棘突下，后正中线旁开 1.5 寸（图 2-89、图 2-90）。

②穴位解剖：皮肤→皮下组织→斜方肌→背阔肌→骶棘肌。

### 5. 魂门（BL47）

①标准定位：在脊柱区，第 9 胸椎棘突下，后正中线旁开 3 寸处（图 2-89、图 2-90）。

②穴位解剖：皮肤→皮下组织→背阔肌→下后锯肌→骶棘肌。

### 6. 胆俞（BL19）

①标准定位：在脊柱区，第 10 胸椎棘突下，后正中线旁开 1.5 寸（图 2-89、图 2-90）。

②穴位解剖：皮肤→皮下组织→背阔肌→下后锯肌→骶棘肌。

### 7. 阳纲（BL48）

①标准定位：在脊柱区，第 10 胸椎棘突下，后正中线旁开 3 寸（图 2-89、图 2-90）。

②穴位解剖：皮肤→皮下组织→背阔肌→下后锯肌→骶棘肌。

### 8. 脾俞（BL20）

①标准定位：在脊柱区，第 11 胸椎棘突下，后正中线旁开 1.5 寸（图 2-89、图 2-90）。

②穴位解剖：皮肤→皮下组织→背阔肌→下后锯肌→骶棘肌。

### 9. 意舍（BL49）

①标准定位：在脊柱区，第 11 胸椎棘突下，后正中线旁开 3 寸处（图 2-89、图 2-90）。

②穴位解剖：皮肤→皮下组织→背阔肌→下后锯肌→骶棘肌。

### 10. 胃俞（BL21）

①标准定位：在脊柱区，第12胸椎棘突下，后正中线旁开1.5寸（图2-89、图2-90）。

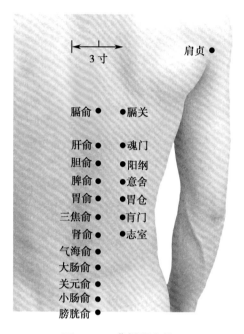

图 2-89 背阔肌穴位 1

②穴位解剖：皮肤→皮下组织→背阔肌→下后锯肌→骶棘肌。

### 11. 胃仓（BL50）

①标准定位：在脊柱区，第12胸椎棘突下，后正中线旁开3寸处（图2-89、图2-90）。

②穴位解剖：皮肤→皮下组织→背阔肌→下后锯肌→骶棘肌。

### 12. 三焦俞（BL22）

①标准定位：在脊柱区，第1腰椎棘突下，后正中线旁开1.5寸（图2-89~图2-91）。

②穴位解剖：皮肤→皮下组织→背阔肌→下后锯肌→骶棘肌。

### 13. 肾俞（BL23）

①标准定位：在脊柱区，第2腰椎棘突下，后正中线旁开1.5寸（图2-89、图2-91）。

②取法：俯卧位，先取与脐相对的命门穴，再于命门旁1.5寸处取穴。

③穴位解剖：皮肤→皮下组织→背阔肌→骶棘肌→腰方肌→腰大肌。

### 14. 气海俞（BL24）

①标准定位：在脊柱区，第3腰椎棘突下，后正中线旁开1.5寸（图2-89、图2-91）。

②穴位解剖：皮肤→皮下组织→背阔肌→骶棘肌→腰方肌→腰大肌。

### 15. 大肠俞（BL25）

①标准定位：在脊柱区，第4腰椎棘突下，后正中线旁开1.5寸（图2-89、图2-91）。

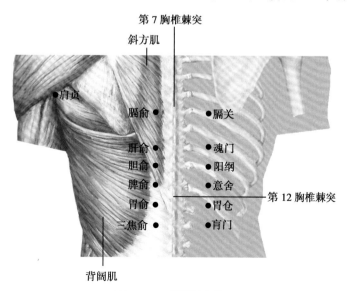

图 2-90 背阔肌穴位 2

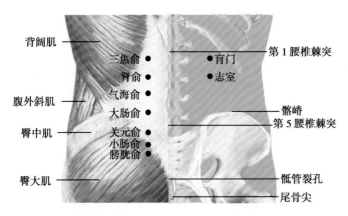

背阔肌　　三焦俞 ●　　● 肓门　　　第 1 腰椎棘突
　　　　　肾俞 ●　　● 志室
　　　　　气海俞 ●
腹外斜肌　　大肠俞 ●　　　　　　　　　髂嵴
　　　　　　　　　　　　　　　　第 5 腰椎棘突
臀中肌　　关元俞 ●
　　　　　小肠俞 ●
　　　　　膀胱俞 ●
臀大肌　　　　　　　　　　　　　　　骶管裂孔
　　　　　　　　　　　　　　　　　　尾骨尖

图 2-91　背阔肌穴位 3

②穴位解剖：皮肤→皮下组织→背阔肌→骶棘肌→腰方肌→腰大肌。

**16. 关元俞（BL26）**

①标准定位：在脊柱区，第 5 腰椎棘突下，后正中线旁开 1.5 寸（图 2-89、图 2-91）。

②穴位解剖：皮肤→皮下组织→背阔肌→骶棘肌→腰方肌→腰大肌。

**17. 肓门（BL51）**

①标准定位：在腰区，第 1 腰椎棘突下，后正中线旁开 3 寸（图 2-89~ 图 2-91）。

②穴位解剖：皮肤→皮下组织→背阔肌→下后锯肌→骶棘肌。

**18. 志室（BL52）**

①标准定位：在腰区，第 2 腰椎棘突下，后正中线旁开 3 寸（图 2-89、图 2-91）。

②穴位解剖：皮肤→皮下组织→背阔肌→骶棘肌→腰方肌。

**19. 小肠俞（BL27）**

①标准定位：在骶区，横平第 1 骶后孔，骶正中嵴旁开 1.5 寸（图 2-89、图 2-91）。

②取法：俯卧位，于第一骶椎下后正中线旁开 1.5 寸处取穴。

③穴位解剖：皮肤→皮下组织→背阔肌→骶棘肌。

**20. 膀胱俞（BL28）**

①标准定位：在骶区，横平第 2 骶后孔，骶正中嵴旁开 1.5 寸（图 2-89、图 2-91）。

②取法：俯卧位，于第二骶椎下后正中线旁开 1.5 寸处取穴。

③穴位解剖：皮肤→皮下组织→背阔肌→骶棘肌。

**21. 夹脊（EX-B2）**

①标准定位：在脊柱区第 1 胸椎至第 5 腰椎棘突下，后正中线旁开 0.5 寸，一侧 17 个穴位（图 2-92、图 2-93）。

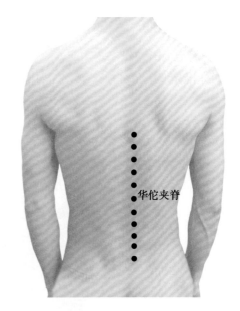

华佗夹脊

图 2-92　背阔肌穴位 4

②穴位解剖：因各穴位置不同，所涉及的肌肉、血管、神经也不尽相同。一般的结构

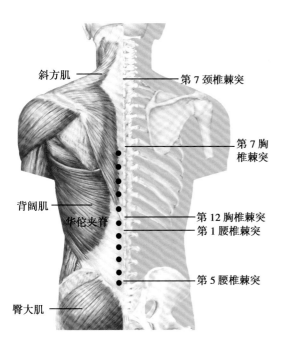

图 2-93　背阔肌穴位 5

为：皮肤→皮下组织→浅层肌（斜方肌、背阔肌、菱形肌、上后锯肌、下后锯肌）→深层肌（骶棘肌、横突间肌）。

## 五、脊柱沟

### 【内容简介】

脊柱沟是在背部正中线上的略微凹陷的纵沟。

### 【体表触诊】

动作：被检者坐位，嘱其上肢做后伸动作，使肩胛骨向脊柱靠近，此时在脊柱两侧可看到两条纵行隆起的肌肉即竖脊肌，左右竖脊肌之间即为脊柱沟（图 2-94）。

### 【体表形态】

脊柱沟体表形态（图 2-95）。

## 六、听诊三角

### 【内容简介】

听诊三角位于肩胛骨下角的内侧，是由肩胛骨的脊柱缘、斜方肌的下缘及背阔肌的

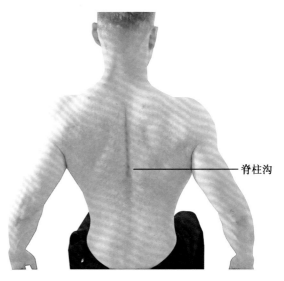

图 2-94　脊柱沟动作

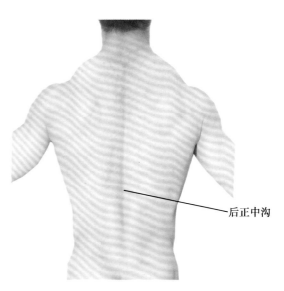

图 2-95　脊柱沟

上缘组成。三角深层为脂肪组织、深筋膜和第 6 肋间隙，表面覆以皮肤和浅筋膜，是背部听诊呼吸音最清楚的部位。

### 【体表触诊】

动作：被检查者俯卧位，外展并稍上抬上肢，在肩胛骨内侧缘下份露出的凹陷即为听诊三角（图 2-96）。

### 【体表形态】

听诊三角体表形态（图 2-97）。

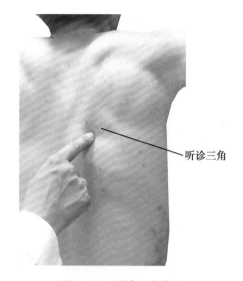

图 2-96  听诊三角动作

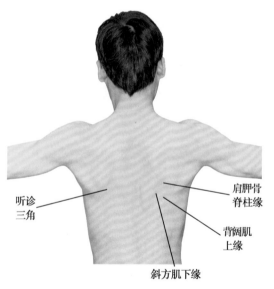

图 2-97  听诊三角

## 七、腰上三角

### 【内容简介】

腰上三角位于背阔肌深面,由竖脊肌、腹内斜肌、第 12 肋围成。该三角的底面为胸腰筋膜两层相融合的腹横肌腱膜,浅面由背阔肌覆盖。

### 【体表触诊】

腰上三角的体表投影相当于脊肋角的深面。

### 【体表形态】

腰上三角体表形态(图 2-98)。

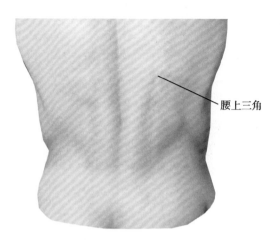

图 2-98  腰上三角

### 【神经血管】

肋下神经、髂腹下神经、髂腹股沟神经:腹横肌起始部的腱膜深面有 3 条神经通过,与第 12 肋平行排列。自上而下依次为肋下神经、髂腹下神经、髂腹股沟神经。

## 八、腰下三角

### 【内容简介】

腰下三角由腹外斜肌、背阔肌及髂嵴围成,三角的底为腹内斜肌,表面仅覆以皮肤和浅筋膜,此处为腹后壁的薄弱区。

### 【体表触诊】

腰下三角的体表投影位置相当于髂嵴最高点的上方处。

### 【体表形态】

腰下三角体表形态(图 2-99)。

## 九、腹外斜肌

### 【内容简介】

腹外斜肌位于腹外侧壁浅层,以肌齿起自下 8 肋外面,肌束由后上斜向前下方。后

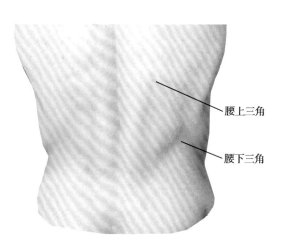

图 2-99　腰下三角

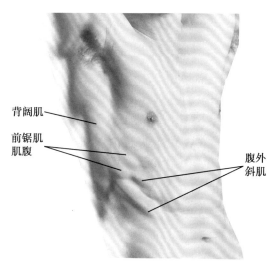

图 2-101　腹外斜肌 1

部肌束止于髂嵴前部,其余肌束移行为腱膜,参与构成腹直肌鞘前层。

功能:前屈、侧屈,并回旋脊柱。

【体表触诊】

动作:肌肉发达者可于胸廓下方的 7~8 肋骨处直接触及腹外斜肌,并观察到腹外斜肌与前锯肌的交错(图 2-100 )。

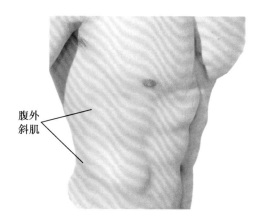

图 2-102　腹外斜肌 2

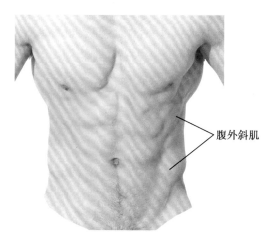

图 2-100　腹外斜肌动作

【体表形态】

腹外斜肌体表形态(图 2-101~ 图 2-103 )。

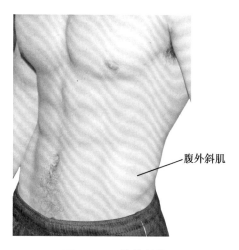

图 2-103　腹外斜肌 3

【神经血管】

第 5~11 肋间神经、肋下神经、髂腹股沟神经、髂腹下神经共同支配腹外斜肌、腹内斜肌及腹横肌。其中髂腹下神经起自第 12 胸神经和第 1 腰神经前支,自腰大肌上部外侧缘穿出,越过腰方肌前面,由腹膜后间隙进入腹横肌与腹内斜肌之间,继续前行。本干于髂前上棘内侧 2~3cm 处穿腹内斜肌后,在腹外斜肌腱膜深面斜向内下方。

肋间后动脉、肋下动脉和腰动脉的分支分布于腹侧壁。

腹壁浅动脉:起自股动脉,越过腹股沟韧带中、内 1/3 交界处向脐部上行。

旋髂浅动脉:发自股动脉,在浅筋膜浅、深两层之间行向髂前上棘。于髂前上棘与耻骨结节连线中点下方 1.5cm 处附近,可寻髂浅动脉和腹壁浅动脉。

【相关穴位】

1. 乳根(ST18)

①标准定位:在胸部,第 5 肋间隙,前正中线旁开 4 寸(图 2-104、图 2-105)。

②取法:仰卧位,在锁骨中点下缘与乳头连线上第 5 肋间隙处取穴。

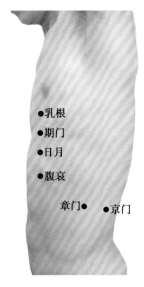

图 2-104　腹外斜肌穴位 1

③穴位解剖:皮肤→皮下组织→胸大肌→腹外斜肌→第 5 肋间结构。

2. 期门(LR14)

①标准定位:在胸部,第 6 肋间隙,前正中线旁开 4 寸(图 2-104、图 2-105)。

②取法:仰卧位,先定第 4 肋间隙的乳中穴,并于其直下 2 肋(第 6 肋间)处取穴。如妇女则应以锁骨中线的第 6 肋间隙处定取。

③穴位解剖:皮肤→皮下组织→腹外斜

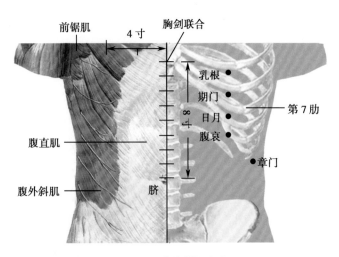

图 2-105　腹外斜肌穴位 2

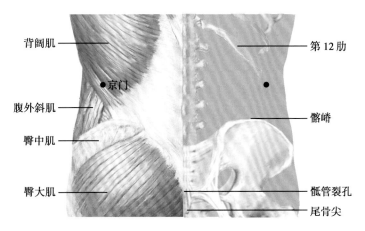

图 2-106 腹外斜肌穴位 3

肌→肋间外肌→肋间内肌→胸横肌→胸内筋膜。

### 3. 日月（GB24）

①标准定位：在胸部，第 7 肋间隙中，前正中线旁开 4 寸（图 2-104、图 2-105）。

②取法：正坐或仰卧，于锁骨中线之第 7 肋间取穴。

③穴位解剖：皮肤→皮下组织→胸部深筋膜→腹外斜肌（腱膜）→腹直肌→肋间外韧带→肋间内肌→胸横肌→胸内筋膜。

### 4. 腹哀（SP16）

①标准定位：在上腹部，脐中上 3 寸，前正中线旁开 4 寸（图 2-104、图 2-105）。

②取法：仰卧，先取脐中旁开 4 寸的大横，于其直上 3 寸处取穴。

③穴位解剖：皮肤→皮下组织→腹外斜肌→腹内斜肌→腹横肌→腹横筋膜→腹膜下筋膜。

### 5. 章门（LR13）

①标准定位：在侧腹部，第 11 肋游离端的下际（图 2-104、图 2-105）。

②取法：仰卧或侧卧位，在腋中线上，合腋屈肘时，当肘尖止处是穴。

③穴位解剖：皮肤→皮下组织→腹外斜肌→腹内斜肌→腹横肌→腹横筋膜→腹膜下筋膜。

### 6. 京门（GB25）

①标准定位：在上腹部，第 12 肋游离端的下际（图 2-104、图 2-106）。

②穴位解剖：皮肤→皮下组织→腹部筋膜→腹外斜肌→腹内斜肌→腹横筋膜→腹膜下筋膜。

### 7. 大横（SP15）

①标准定位：在腹部，脐中旁开 4 寸（图 2-107、图 2-108）。

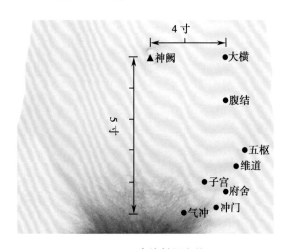

图 2-107 腹外斜肌穴位 4

②穴位解剖：皮肤→皮下组织→腹外斜肌→腹内斜肌→腹横肌→腹横筋膜→腹膜下筋膜。

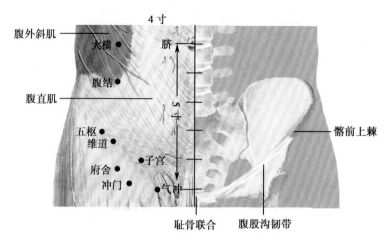

图 2-108　腹外斜肌穴位 5

### 8. 腹结（SP14）

①标准定位：在下腹部，脐中下 1.3 寸，前正中线旁开 4 寸（图 2-107、图 2-108）。

②取法：仰卧，先取气海，于其旁 4 寸，再略向上 0.2 寸处取穴。

③穴位解剖：皮肤→皮下组织→腹外斜肌→腹内斜肌→腹横肌→腹横筋膜→腹膜下筋膜。

### 9. 五枢（GB27）

①标准定位：在下腹部，横平脐下 3 寸，髂前上棘内侧（图 2-107、图 2-108）。

②取法：侧卧，于髂前上棘内侧凹陷处，约与脐下 3 寸关元穴相平处取穴。

③穴位解剖：皮肤→皮下组织→腹部深筋膜→腹外斜肌→腹内斜肌→腹横筋膜→腹膜下筋膜。

### 10. 维道（GB28）

①标准定位：在下腹部，髂前上棘内下 0.5 寸（图 2-107、图 2-108）。

②穴位解剖：皮肤→皮下组织→腹部深筋膜→腹外斜肌→腹内斜肌→腹横筋膜→腹膜下筋膜。

### 11. 子宫（EX-CA1）

①标准定位：在下腹部，脐中下 4 寸，前正中线旁开 3 寸（图 2-107、图 2-108）。

②穴位解剖：皮肤→皮下组织→腹外斜肌→腹横肌→腹横筋膜→腹膜下筋膜。

### 12. 府舍（SP13）

①标准定位：在下腹部，脐中下 4.3 寸，前正中线旁开 4 寸（图 2-107、图 2-108）。

②取法：仰卧，先于曲骨穴上 0.7 寸处作点，此点旁开 4 寸处是穴。

③穴位解剖：皮肤→皮下组织→腹外斜肌筋膜→腹内斜肌和腹横肌→腹横筋膜→腹膜下筋膜。

### 13. 气冲（ST30）

①标准定位：在腹股沟区，耻骨联合上缘，前正中线旁开 2 寸，动脉搏动处（图 2-107、图 2-108）。

②穴位解剖：皮肤→皮下组织→腹外斜肌腱膜→腹内斜肌→腹横肌→腹横筋膜→腹膜下筋膜→腹膜壁层。

### 14. 冲门（SP12）

①标准定位：在腹股沟区，腹股沟斜纹中，髂外动脉搏动处的外侧（图 2-107、图 2-108）。

②取法：仰卧，先取曲骨穴，曲骨穴旁开 3.5 寸处取之。

③穴位解剖：皮肤→皮下组织→腹外斜肌腱膜→腹内斜肌和腹横肌起始部。

## 十、前锯肌

### 【内容简介】

前锯肌为一宽大的扁平肌，以锯齿状肌束起自第1~9肋，其肌腱膜覆盖在肋间肌上。前锯肌大体分为上下两部分，上部肌纤维起点较集中，多位于第1~3肋腋前中线处，止点较分散地止于肩胛骨脊柱缘的腹侧面，中间紧贴胸廓侧壁，沿其曲度向后行，呈扇形分布，下部纤维分别起于4~9肋，而较为集中地止于肩胛下角的腹侧面，形成与上部纤维方向相反的扇形。腹外斜肌常与前锯肌和背阔肌相互交错。

功能：前锯肌可拉肩胛骨向前，并使肩胛骨紧贴胸廓；如肩胛骨固定，则可提肋，协助呼吸。

### 【体表触诊】

动作1：被检查者坐位，嘱其用手攀于头后或向前推某物（图2-109）。

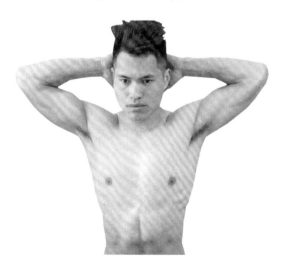

图2-109　前锯肌动作1

动作2：医者将手放在被检查者肘部并向后发力，嘱被检查者肘部向前发力，与医者形成力的对抗，在胸部的侧面，胸大肌轮廓的下方，前锯肌的肌齿随之隆起（图2-110）。

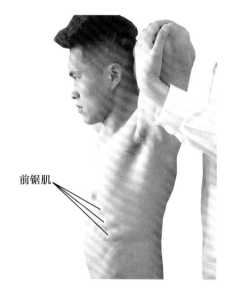

图2-110　前锯肌动作2

### 【体表形态】

前锯肌体表形态（图2-111~图2-114）。

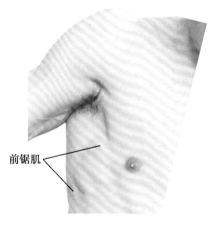

图2-111　前锯肌1

### 【神经血管】

胸长神经：在臂丛主要结构的后方斜向外下进入腋窝，继沿胸侧壁前锯肌表面伴随胸外侧动脉下行，分布于前锯肌和乳房外侧份。

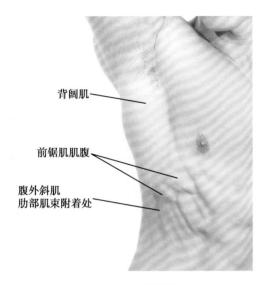

图 2-112　前锯肌 2

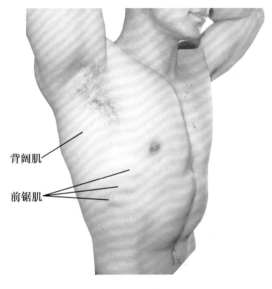

图 2-113　前锯肌 3

胸外侧动脉:为腋动脉第二段的分支,于腋中线前方沿前锯肌表面下行,分布于前锯肌、胸大肌、胸小肌和女性乳房。

【相关穴位】

**1. 胸乡(SP19)**

①标准定位:在胸部,第 3 肋间隙,前正中线旁开 6 寸(图 2-115、图 2-116)。

②取法:仰卧,先取乳中,于其旁开 2 寸,再向上一肋,当第 3 肋间隙处取穴。

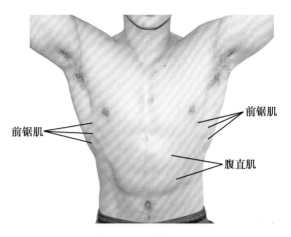

图 2-114　前锯肌 4

③穴位解剖:皮肤→皮下组织→胸大肌→前锯肌→第 3 肋间结构→胸内筋膜。

**2. 天池(PC1)**

①标准定位:在胸部,第 4 肋间隙,前正中线旁开 5 寸(图 2-115、图 2-116)。

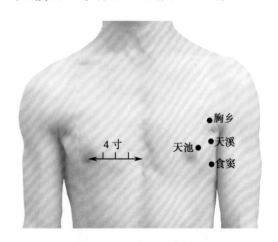

图 2-115　前锯肌穴位 1

②取法:仰卧位,先定第 4 肋间隙,然后于乳头中点外开 1 寸处取穴。妇女应于第 4 肋间隙,锁骨中线向外 1 寸处取穴。

③穴位解剖:皮肤→皮下组织→胸大肌→前锯肌→肋间外肌→肋间内肌→胸内筋膜。

**3. 天溪(SP18)**

①标准定位:在胸部,第 4 肋间隙,前正

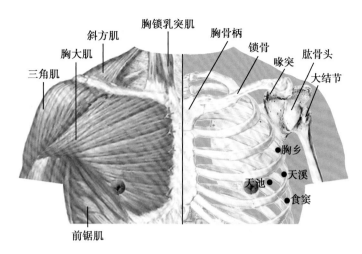

三角肌　胸大肌　斜方肌　胸锁乳突肌　胸骨柄　锁骨　喙突　肱骨头　大结节

胸乡　天溪　天池　食窦

前锯肌

图 2-116　前锯肌穴位 2

中线旁开 6 寸（图 2-115、图 2-116）。

②取法：仰卧，先取乳中，于其旁开 2 寸处，适在第 4 肋间隙处。

③穴位解剖：皮肤→皮下组织→胸大肌→前锯肌→第 4 肋间结构→胸内筋膜。

**4. 辄筋（GB23）**

①标准定位：在胸外侧，第 4 肋间隙中，腋中线前 1 寸（图 2-117、图 2-118）。

②取法：正坐或侧卧，伸开手臂，暴露腋窝，于渊腋前 1 寸，男子约与乳头平齐，当渊腋与天溪（脾经）之间的凹陷处。

③穴位解剖：皮肤→皮下组织→胸部深筋膜→前锯肌→第 4 肋间结构→胸内筋膜。

**5. 渊腋（GB22）**

①标准定位：在胸外侧，第 4 肋间隙中，腋中线上（图 2-117、图 2-118）。

②取法：侧卧，于腋窝中点与第 11 肋端连线的上 1/4 与下 3/4 交点处取穴。

③穴位解剖：皮肤→皮下组织→胸深筋膜→前锯肌→第 4 肋间结构→胸内筋膜。

**6. 食窦（SP17）**

①标准定位：在胸部，第 5 肋间隙，前正中线旁开 6 寸（图 2-115、图 2-116）。

②取法：仰卧，于乳中穴旁开 2 寸，再向

下一肋，适当第 5 肋间隙处取穴。

③穴位解剖：皮肤→皮下组织→胸大肌→前锯肌→第 5 肋间结构→胸内筋膜。

**7. 大包（SP21）**

①标准定位：在胸外侧区，第 6 肋间隙，腋中线上（图 2-117、图 2-118）。

②取法：侧卧举臂，于第 6 肋间隙之腋中线上取穴。

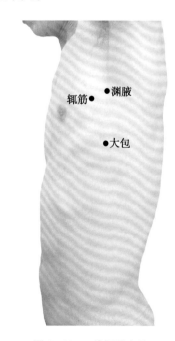

辄筋　渊腋

大包

图 2-117　前锯肌穴位 3

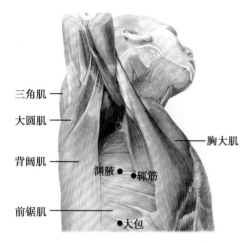

图 2-118  前锯肌穴位 4

三角肌
大圆肌
背阔肌
前锯肌
渊腋●  ●辄筋
胸大肌
●大包

③穴位解剖：皮肤→皮下组织→前锯肌→第 6 肋间结构→胸内筋膜。

## 十一、腹直肌

### 【内容简介】

腹直肌是位于腹前壁正中线两侧的肌性隆起，为上宽下窄的带形多腹肌。起于耻骨结节与耻骨联合之间及耻骨联合的前面，止于第 5~7 肋软骨的前面和剑突。

功能：弯曲脊柱，降胸廓，维持腹压和协助呼吸。

### 【体表触诊】

动作：被检查者仰卧位，嘱被检查者卷腹、吸气。腹直肌收缩时，可在体表看到 3 条横行凹陷。最上方的一条在胸骨剑突的稍下方，最下方的一条居于脐的水平线上，中间的一条介于上述两者之间（图 2-119）。

### 【体表形态】

腹直肌体表形态（图 2-120）。

### 【神经血管】

肋间神经：由胸神经前支形成，均分布于相应的肋间隙内。上 6 对肋间神经分布于肋间肌、胸壁皮肤和壁胸膜，第 7~11 对肋间神经除分布于相应的肋间肌和胸壁皮肤及壁

胸膜外，并斜向前下与肋下神经一起行于腹内斜肌与腹横肌之间，分布于腹前外侧群肌和腹壁皮肤及壁腹膜。

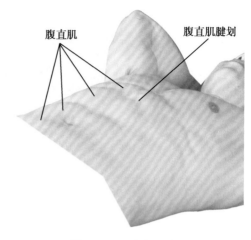

腹直肌    腹直肌腱划

图 2-119  腹直肌动作

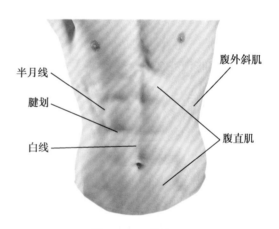

半月线
腱划
白线
腹外斜肌
腹直肌

图 2-120  腹直肌

腹壁上动脉：是起于锁骨下动脉的胸廓内动脉的终支，行于腹直肌和腹直肌鞘后层之间，其分支分布于腹壁中线附近，并供给腹直肌。

腹壁下动脉：在近腹股沟韧带中点内侧上方 1cm 左右处发自髂外动脉，在腹膜外组织内斜向上内，经半环线潜入腹直肌深面。

### 【相关穴位】

#### 1. 幽门（KI 21）

①标准定位：在上腹部，脐中上 6 寸，前正中线旁开 0.5 寸（图 2-121、图 2-122）。

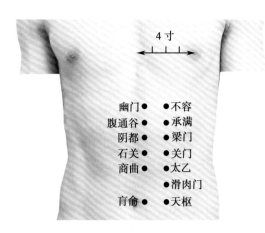

图 2-121　腹直肌穴位 1

②穴位解剖:皮肤→皮下组织→腹直肌鞘及鞘内腹直肌→腹横筋膜→腹膜下筋膜。

### 2. 不容 ( ST19 )

①标准定位:在上腹部,脐中上 6 寸,前正中线旁开 2 寸 ( 图 2-121、图 2-122 )。

②穴位解剖:皮肤→皮下组织→腹直肌鞘及腹直肌→第 7 肋间结构→胸横肌。

### 3. 腹通谷 ( KI 20 )

①标准定位:在上腹部,脐中上 5 寸,前正中线旁开 0.5 寸 ( 图 2-121、图 2-122 )。

②穴位解剖:皮肤→皮下组织→腹直肌鞘及鞘内腹直肌→腹横筋膜→腹膜下筋膜。

### 4. 承满 ( ST20 )

①标准定位:在上腹部,脐中上 5 寸,前正中线旁开 2 寸 ( 图 2-121、图 2-122 )。

②穴位解剖:皮肤→皮下组织→腹直肌鞘前层→腹直肌→腹直肌鞘后层→腹横筋膜→腹膜下筋膜。

### 5. 阴都 ( KI19 )

①标准定位:在上腹部,脐中上 4 寸,前正中线旁开 0.5 寸 ( 图 2-121、图 2-122 )。

②穴位解剖:皮肤→皮下组织→腹直肌鞘及鞘内腹直肌→腹横筋膜→腹膜下筋膜。

### 6. 梁门 ( ST21 )

①标准定位:在上腹部,脐中上 4 寸,前正中线旁开 2 寸 ( 图 2-121、图 2-122 )。

②穴位解剖:皮肤→皮下组织→腹直肌鞘及鞘内腹直肌→腹横筋膜→腹膜下筋膜。

### 7. 石关 ( KI18 )

①标准定位:在上腹部,脐中上 3 寸,前正中线旁开 0.5 寸 ( 图 2-121、图 2-122 )。

②穴位解剖:皮肤→皮下组织→腹直肌鞘及鞘内腹直肌→腹横筋膜→腹膜下筋膜。

### 8. 关门 ( ST22 )

①标准定位:在上腹部,脐中上 3 寸,前

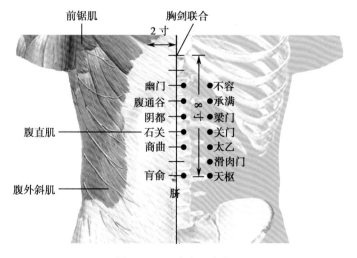

图 2-122　腹直肌穴位 2

正中线旁开 2 寸（图 2-121、图 2-122）。

②穴位解剖：皮肤→皮下组织→腹直肌鞘前层→腹直肌→腹直肌鞘后层→腹横筋膜→腹膜下筋膜。

### 9. 商曲（KI17）

①标准定位：在上腹部，脐中上 2 寸，前正中线旁开 0.5 寸（图 2-121、图 2-122）。

②穴位解剖：皮肤→皮下组织→腹直肌鞘及鞘内腹直肌→腹横筋膜→腹膜下筋膜。

### 10. 太乙（ST23）

①标准定位：在上腹部，脐中上 2 寸，前正中线旁开 2 寸（图 2-121、图 2-122）。

②穴位解剖：皮肤→皮下组织→腹直肌鞘前层→腹直肌→腹直肌鞘后层→腹横筋膜→腹膜下筋膜。

### 11. 滑肉门（ST24）

①标准定位：在上腹部，脐中上 1 寸，前正中线旁开 2 寸（图 2-121、图 2-122）。

②穴位解剖：皮肤→皮下组织→腹直肌鞘前层→腹直肌→腹直肌鞘后层→腹横筋膜→腹膜下筋膜。

### 12. 肓俞（KI16）

①标准定位：在腹中部，脐中旁开 0.5 寸（图 2-121、图 2-122）。

②穴位解剖：皮肤→皮下组织→腹白线→腹横筋膜→腹膜下筋膜。

### 13. 天枢（ST25）

①标准定位：在腹部，横平脐中，前正中线旁开 2 寸（图 2-121~ 图 2-124）。

②穴位解剖：皮肤→皮下组织→腹直肌鞘前层→腹直肌→腹直肌鞘后层→腹横筋膜→腹膜下筋膜。

### 14. 中注（KI15）

①标准定位：在下腹部，脐中下 1 寸，前正中线旁开 0.5 寸（图 2-123、图 2-124）。

②穴位解剖：皮肤→皮下组织→腹直肌鞘前层→腹直肌→腹直肌鞘后层→腹横筋膜→腹膜下筋膜。

### 15. 外陵（ST26）

①标准定位：在下腹部，脐中下 1 寸，前正中线旁开 2 寸（图 2-123、图 2-124）。

②穴位解剖：皮肤→皮下组织→腹直肌鞘前层→腹直肌→腹直肌鞘后层→腹横筋膜→腹膜下筋膜→腹膜壁层。

### 16. 四满（KI14）

①标准定位：在下腹部，脐中下 2 寸，前正中线旁开 0.5 寸（图 2-123、图 2-124）。

②穴位解剖：皮肤→皮下组织→腹直肌鞘前层→腹直肌→腹直肌鞘后层→腹横筋膜→腹膜下筋膜。

### 17. 大巨（ST27）

①标准定位：在下腹部，脐中下 2 寸，前正中线旁开 2 寸（图 2-123、图 2-124）。

②穴位解剖：皮肤→皮下组织→腹直肌鞘前层→腹肌→腹直肌鞘后层→腹横筋膜→腹膜下筋膜→腹膜壁层。

### 18. 气穴（KI13）

①标准定位：在下腹部，脐中下 3 寸，前正中线旁开 0.5 寸（图 2-123、图 2-124）。

②穴位解剖：皮肤→皮下组织→腹直肌鞘前层→腹直肌→腹横筋膜→腹膜下筋膜。

### 19. 水道（ST28）

①标准定位：在下腹部，脐中下 3 寸，前正中线旁开 2 寸（图 2-123、图 2-124）。

②穴位解剖：皮肤→皮下组织→腹直肌鞘前层→腹直肌→腹直肌鞘后层→腹横筋膜→腹膜下筋膜→腹膜壁层。

### 20. 大赫（KI12）

①标准定位：在下腹部，脐中下 4 寸，前正中线旁开 0.5 寸（图 2-123、图 2-124）。

②取法：仰卧位，先取腹白线上中极穴，再于其旁 0.5 寸处取穴。

③穴位解剖:皮肤→皮下组织→腹直肌鞘前层→腹直肌→腹横筋膜→腹膜下筋膜。

### 21. 归来(ST29)

①标准定位:在下腹部,脐中下 4 寸,前正中线旁开 2 寸(图 2-123、图 2-124)。

②穴位解剖:皮肤→皮下组织→腹直肌鞘前层→腹直肌→腹直肌鞘后层→腹横筋膜→腹膜下筋膜→腹膜壁层。

### 22. 横骨(KI11)

①标准定位:在下腹部,脐中下 5 寸,前正中线旁开 0.5 寸(图 2-123、图 2-124)。

②取法:仰卧位,先取腹白线上耻骨联合上缘的曲骨穴,再于旁 0.5 寸取穴。

③穴位解剖:皮肤→皮下组织→腹直肌鞘前层→锥状肌→腹直肌→腹股沟镰(联合腱)→腹横筋膜→腹膜下筋膜。

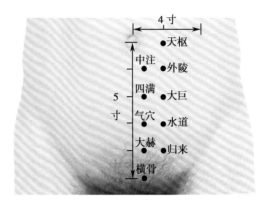

图 2-123　腹直肌穴位 3

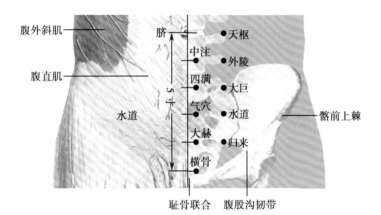

图 2-124　腹直肌穴位 4

躯干和骶骨部肌性标志触诊视频

# 第三章 肩 部

## 整 体 观

肩部是上肢与胸壁的移行区,通过关节和肌肉与躯干相连,与肩关节相关的肌肉、韧带、滑膜囊等结构均为肩关节灵活运动的基础。解剖学将肩部分为三角肌区、肩胛区和腋区。肩肌分布于肩关节周围,均能运动肩关节并增强肩关节稳定性。本章将介绍肩肌中的三角肌、冈上肌、冈下肌、小圆肌、大圆肌、肩胛下肌,胸肌中的胸大肌、胸小肌和肩关节周围重要骨性标志的体表触诊方法,以及手太阳、手阳明、手少阳、手太阴、足阳明、足少阴等经在肩部的穴位分布(图 3-1~图 3-8)。

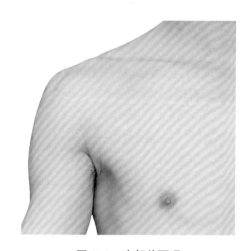

图 3-2 肩部前面观

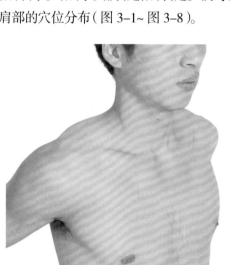

图 3-1 肩部整体观

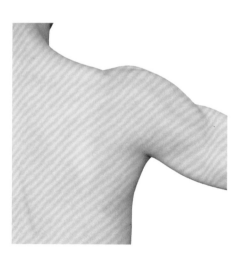

图 3-3 肩部后面观

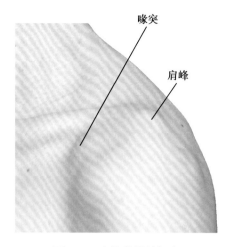

图 3-4　肩关节骨性标志

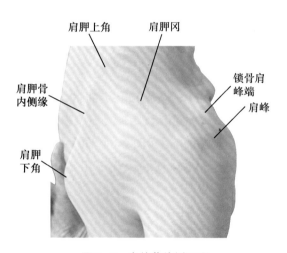

图 3-5　肩关节外侧面观

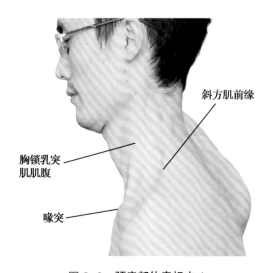

图 3-6　颈肩部体表标志 1

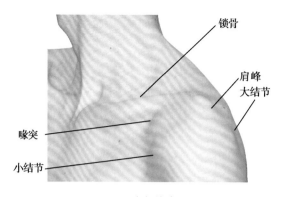

图 3-7　颈肩部体表标志 2

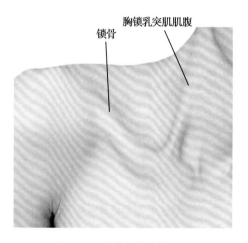

图 3-8　颈肩部体表标志 3

# 第一节　骨性标志

## 一、锁骨

**【内容简介】**

锁骨属上肢带骨,弯曲呈 S 形,全长位于皮下,在体表均可触及,是重要的骨性标志。锁骨上面光滑,下面粗糙,可分为一体两端。中间部分是锁骨体,内侧 2/3 凸向前,外侧 1/3 凸向后。内侧端粗大,与胸骨柄相关节,称为胸骨端;外侧端扁平,与肩胛骨的肩峰相关节,称肩峰端。

功能:锁骨支撑着肩胛骨,使上肢骨与

胸廓保持一定距离,以利于上肢灵活运动。

**【体表触诊】**

被检者取坐位,由于位置表浅,锁骨横跨肩部前方,体型较瘦者可清楚地看到整条锁骨轮廓,检查者可先触到与胸骨柄相连接的锁骨内侧端,向肩峰方向触摸,所触到的一个略成"~"形的骨性结构即为锁骨。

**【体表形态】**

锁骨体表形态(图3-9、图3-10)。

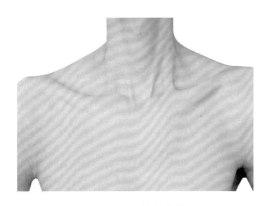

图3-9　双侧锁骨整体观

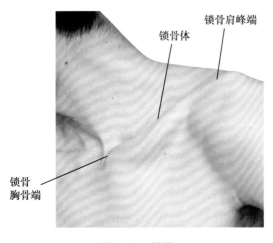

图3-10　锁骨

**【神经血管】**

锁骨上神经:自胸锁乳突肌后缘中点浅出后,分为前、中、后三支,向下越过锁骨,分布于颈下部、胸上部和肩部皮肤。

臂丛:臂丛出斜角肌间隙后向下外行,约在锁骨中点深处越过第一肋。在锁骨中点上方,臂丛浅在且集中,宜在此处穿刺进行臂丛阻滞。由臂丛发出上行的枕小神经和耳大神经,前行的颈横神经和下行的锁骨上神经。

副神经:于胸锁乳突肌后缘中点稍上,在筋膜深面和肩胛提肌表面向下后行,于锁骨上2~3cm处潜入斜方肌深面,绕过肩胛上角,沿肩胛骨内侧缘下行,并与三四颈神经前支的分支伴行。

颈外静脉:越过胸锁乳突肌浅面并沿颈外侧区下降,在锁骨上2cm处穿入颈浅筋膜,注入深静脉。其体表投影为下颌角至锁骨中点的连线。

**【相关穴位】**

**1. 气舍(ST11)**

①标准定位:在胸锁乳突肌区,锁骨上小窝,锁骨胸骨端上缘,胸锁乳突肌胸骨头与锁骨头中间的凹陷中(图3-11、图3-12)。

②穴位解剖:皮肤→皮下组织→颈阔肌→胸骨舌骨肌→颈动脉鞘。

**2. 缺盆(ST12)**

①标准定位:在颈外侧区,锁骨上大窝,锁骨上缘凹陷中,前正中线旁开4寸(图3-11、图3-12)。

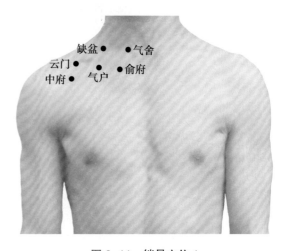

图3-11　锁骨穴位1

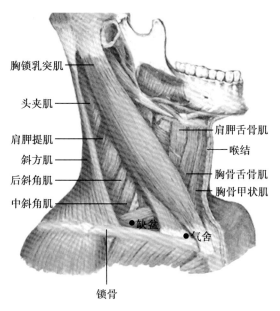

图 3-12 锁骨穴位 2

（图中标注：胸锁乳突肌、头夹肌、肩胛提肌、斜方肌、后斜角肌、中斜角肌、肩胛舌骨肌、喉结、胸骨舌骨肌、胸骨甲状肌、缺盆、气舍、锁骨）

②取法：正坐仰靠,在乳中线上,锁骨上窝中点取穴。

③穴位解剖：皮肤→皮下组织→颈阔肌→气管前筋膜→臂丛。

### 3. 俞府（KI27）

①标准定位：在胸部,锁骨下缘,前正中线旁开 2 寸（图 3-11、图 3-13）。

②穴位解剖：皮肤→皮下组织→胸大肌→锁骨下肌。

### 4. 气户（ST13）

①标准定位：在胸部,锁骨下缘,前正中线旁开 4 寸（图 3-11、图 3-13）。

②取法：仰卧位,锁骨中线与第 1 肋骨之间的凹陷处取穴。

③穴位解剖：皮肤→皮下组织→胸大肌→锁骨下肌。

### 5. 云门（LU2）

①标准定位：在胸部,锁骨下窝凹陷中,肩胛骨喙突内缘,前正中线旁开 6 寸（图 3-11、图 3-13）。

②取法：正坐位,用手叉腰,当锁骨外端下缘出现的三角凹窝的中点处。

③穴位解剖：皮肤→皮下组织→三角肌→胸喙锁筋膜→喙突。

### 6. 中府（LU1）

①标准定位：在胸部,横平第 1 肋间隙,锁骨下窝外侧,前正中线旁开 6 寸（图 3-11、图 3-13）。

②取法：正坐位,以手叉腰,先取锁骨外端下方凹陷处的云门穴,当云门穴直下约 1 寸,与第 1 肋间隙平齐处是穴。或仰卧位,自乳头（指男子）向外 2 寸处,再直线向上摸取肋骨,第 1 肋间隙处取穴。

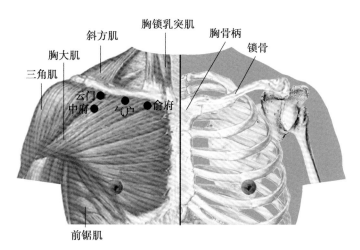

（图中标注：胸大肌、斜方肌、胸锁乳突肌、胸骨柄、锁骨、三角肌、云门、中府、气户、俞府、前锯肌）

图 3-13 锁骨穴位 3

③穴位解剖：皮肤→皮下组织→胸大肌→胸小肌。

## 二、锁骨肩峰端

### 【内容简介】

锁骨外侧端与肩胛骨的肩峰以斜面相接形成肩锁关节,因此锁骨外侧端又称为锁骨肩峰端。

### 【体表触诊】

被检查者坐位或仰卧位,自锁骨中部明显的骨干部分向外侧触摸,可触及扁平且明显突出的锁骨肩峰端。

### 【体表形态】

锁骨肩峰端体表形态(图3-14~图3-16)。

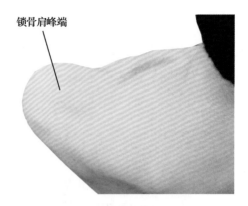

图3-16    锁骨肩峰端后上面观

### 【相关穴位】

### 巨骨(LI16)

①标准定位:在肩胛区,锁骨肩峰端与肩胛冈之间凹陷中(图3-17、图3-18)。

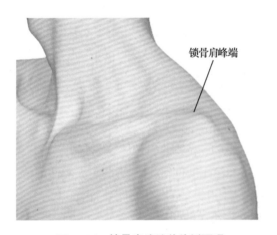

图3-14    锁骨肩峰端前外侧面观

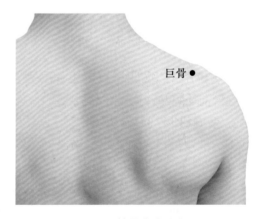

图3-17    锁骨肩峰端穴位1

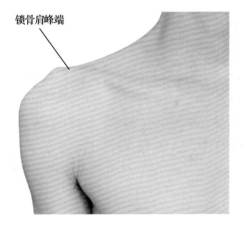

图3-15    锁骨肩峰端前面观

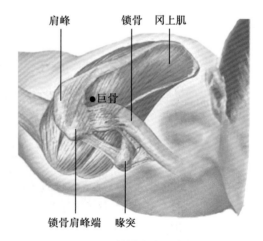

图3-18    锁骨肩峰端穴位2

②取法：正坐垂肩，在肩锁关节后缘，当锁骨与肩胛冈形成的叉骨间取穴。

③穴位解剖：皮肤→皮下组织→肩锁韧带→冈上肌。

### 三、锁骨胸骨端

【内容简介】

锁骨内侧端与胸骨柄的锁骨切迹相接形成胸锁关节，因此锁骨内侧端又称为锁骨胸骨端。

【体表触诊】

被检查者坐位或仰卧位，自锁骨中部的骨干部分向内侧触摸，可触及明显突出的锁骨胸骨端。

【体表形态】

锁骨胸骨端体表形态（图3-19、图3-20）。

【相关穴位】

**气舍（ST11）**

①标准定位：在胸锁乳突肌区，锁骨上小窝，锁骨胸骨端上缘，胸锁乳突肌胸骨头与锁骨头中间的凹陷中（图3-21、图3-22）。

②取法：头转向对侧，显露出胸锁乳突肌胸骨头与锁骨头，当两头之间的凹陷中取穴。

③穴位解剖：皮肤→皮下组织→颈阔肌→胸骨舌骨肌→颈动脉鞘。

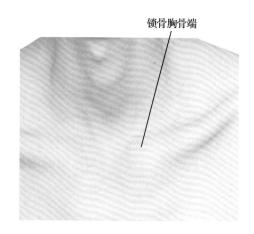

图3-20 锁骨胸骨端上面观

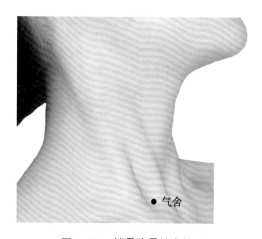

图3-21 锁骨胸骨端穴位1

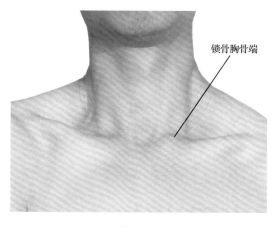

图3-19 锁骨胸骨端前面观

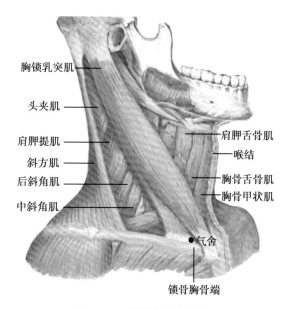

图3-22 锁骨胸骨端穴位2

## 四、锁骨上大窝

### 【内容简介】

锁骨上大窝又称为锁骨大窝,是位于锁骨中段后方的一个三角形凹陷。锁骨上大窝窝底可触及锁骨下动脉搏动。窝的上外侧有臂丛通过,是锁骨上臂丛阻滞的注射部位。

### 【体表触诊】

被检者取坐位或仰卧位,嘱被检者吸气屏住呼吸,在颈根部两侧锁骨后可触到一个凹陷,即为锁骨上大窝。

### 【体表形态】

锁骨上大窝体表形态(图3-23)。

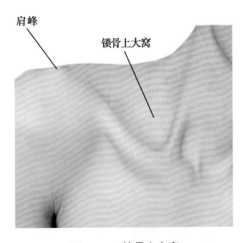

图3-23　锁骨上大窝

### 【血管神经】

臂丛:锁骨上大窝的上外侧有臂丛通过,是锁骨上臂丛阻滞的注射部位。

锁骨下动脉:锁骨上大窝窝底可触及锁骨下动脉搏动。

肩胛上神经、动脉、静脉:经锁骨上大窝,分别过肩胛上横韧带下、上方,达冈上、下窝。

### 【相关穴位】

#### 缺盆(ST12)

①标准定位:在颈外侧区,锁骨上大窝,锁骨上缘凹陷中,前正中线旁开4寸(图3-24、图3-25)。

②取法:正坐仰靠,在乳中线上,锁骨上窝中点取穴。

③穴位解剖:皮肤→皮下组织→颈阔肌→气管前筋膜→臂丛。

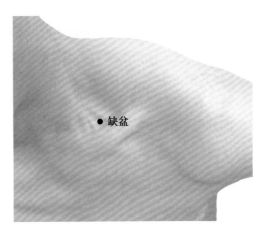

图3-24　锁骨上大窝穴位1

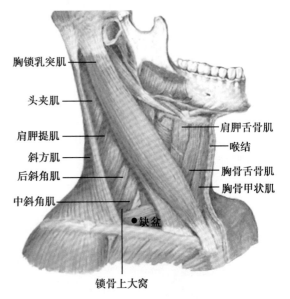

图3-25　锁骨上大窝穴位2

## 五、锁骨上小窝

### 【内容简介】

锁骨上小窝是锁骨内侧端上缘,为胸锁

乳突肌胸骨头和锁骨头之间的一个三角形小窝,又称胸锁乳突肌三角。

**【体表触诊】**

被检者取坐位或仰卧位,嘱被检者头向一侧侧屈,做深吸气动作屏住呼吸,此时在对侧胸锁乳突肌的胸骨头和锁骨头之间可清楚地触摸到锁骨上小窝。

**【体表形态】**

锁骨上小窝体表形态(图3-26、图3-27)。

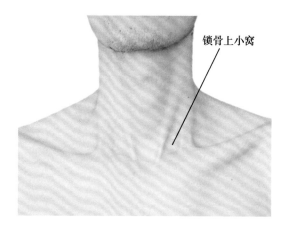

图3-26　锁骨上小窝前面观

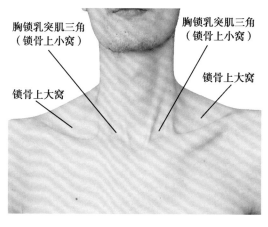

图3-27　锁骨上小窝及邻近组织

**【相关穴位】**

**气舍(ST11)**

①标准定位:在胸锁乳突肌区,锁骨上小窝,锁骨胸骨端上缘,胸锁乳突肌胸骨头与锁骨头中间的凹陷中(图3-28、图3-29)。

②取法:头转向对侧,显露出胸锁乳突肌胸骨头与锁骨头,当两头之间的凹陷中取穴。

③穴位解剖:皮肤→皮下组织→颈阔肌→胸骨舌骨肌→颈动脉鞘。

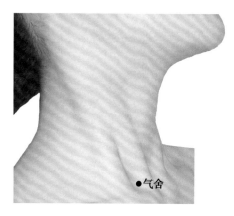

图3-28　锁骨上小窝穴位1

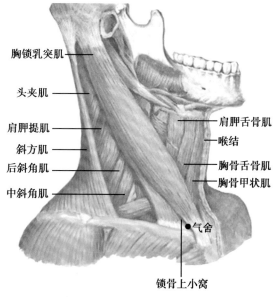

图3-29　锁骨上小窝穴位2

**六、锁骨下窝**

**【内容简介】**

锁骨下窝位于锁骨中段偏外侧的下方,

形状近似三角形,所以又称锁骨下三角。

**【体表触诊】**

被检者取坐位,嘱被检者深吸气屏住呼吸,同时双臂握拳用力,此时沿锁骨中段外侧向三角肌与胸大肌之间可触到一个凹陷,即为锁骨下窝。

**【体表形态】**

锁骨下窝体表形态(图3-30)。

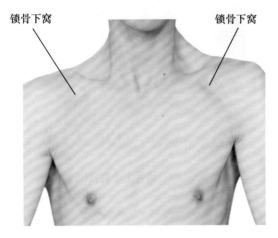

图3-30　锁骨下窝前面观

**【神经血管】**

头静脉:头静脉在臂部行于肱二头肌外侧沟内,向上经三角肌胸大肌间沟进入锁骨下窝,穿锁胸筋膜进入腋静脉。

锁骨下窝深面有腋血管和臂丛通过。

**【相关穴位】**

**1. 云门(LU2)**

①标准定位:在胸部,锁骨下窝凹陷中,肩胛骨喙突内缘,前正中线旁开6寸(图3-31、图3-32)。

②取法:正坐位,用手叉腰,当锁骨外端下缘出现的三角凹窝的中点处。

③穴位解剖:皮肤→皮下组织→三角肌→胸喙锁筋膜→喙突。

**2. 中府(LU1)**

①标准定位:在胸部,横平第1肋间隙,锁骨下窝外侧,前正中线旁开6寸(图3-31、图3-32)。

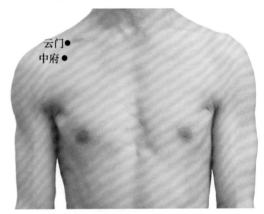

图3-31　锁骨下窝穴位1

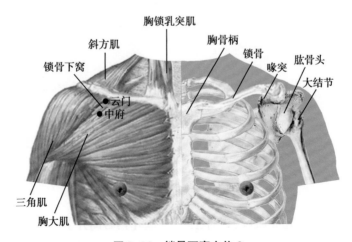

图3-32　锁骨下窝穴位2

②取法：正坐位，以手叉腰，先取锁骨外端下方凹陷处的云门穴，当云门穴直下约1寸，与第1肋间隙平齐处是穴。或仰卧位，自乳头（指男子）向外2寸处，再直线向上摸取肋骨，第1肋间隙处取穴。

③穴位解剖：皮肤→皮下组织→胸大肌→胸小肌。

### 七、肩胛骨

【内容简介】

肩胛骨是三角形扁骨，位于胸廓后面的外上方，高度介于第2~7肋之间。有两个面、三个角和三个缘。

【体表触诊】

被检者取坐位，嘱被检者双手向后做扩胸运动，此时检查者可于体表观察和扪及整个肩胛骨的轮廓。

【体表形态】

肩胛骨体表形态（图3-33~图3-35）。

【神经血管】

肩胛上神经：起自臂丛上干，向后外行，过肩胛骨上缘入冈上窝，再经肩峰前方至冈下窝，支配冈上肌、冈下肌。

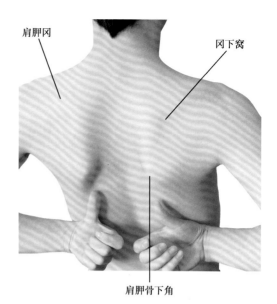

图3-34　肩胛骨2

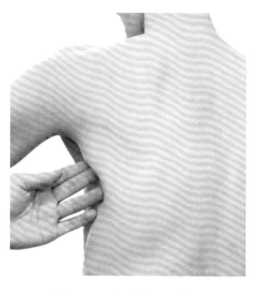

图3-35　肩胛骨外侧或腋缘

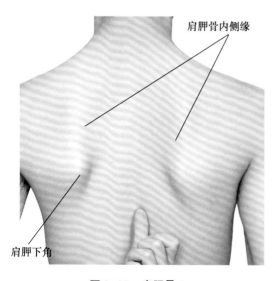

图3-33　肩胛骨1

胸背神经：起自臂丛后束，与同名动脉伴行，沿肩胛骨外侧缘下行，支配背阔肌。

胸背动脉：肩胛下动脉发出胸背动脉和旋肩胛动脉。胸背动脉伴同胸背神经，达肩胛骨下角，滋养邻近肌肉。

旋肩胛动、静脉：肩胛下动脉发出胸背动脉和旋肩胛动脉。旋肩胛动脉绕肩胛骨外侧缘，穿三边间隙至冈下窝。

**【相关穴位】**

**1. 云门（LU2）**

①标准定位：在胸部，锁骨下窝凹陷中，肩胛骨喙突内缘，前正中线旁开6寸（图3-36、图3-37）。

②取法：正坐位，用手叉腰，当锁骨外端下缘出现的三角凹窝的中点处。

③穴位解剖：皮肤→皮下组织→三角肌→胸喙锁筋膜→喙突。

**2. 肩井（GB21）**

①标准定位：在肩胛区，第7颈椎棘突与肩峰最外侧点连线的中点（图3-38、图3-39）。

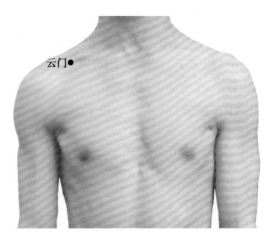

图3-36 肩胛骨穴位1

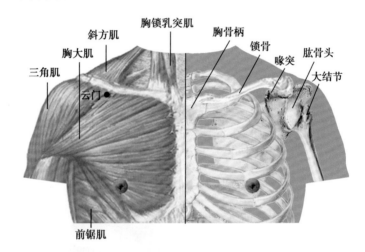

图3-37 肩胛骨穴位2

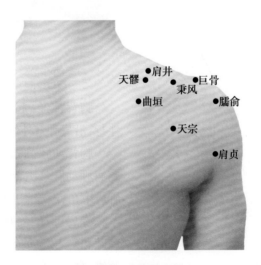

图3-38 肩胛骨穴位3

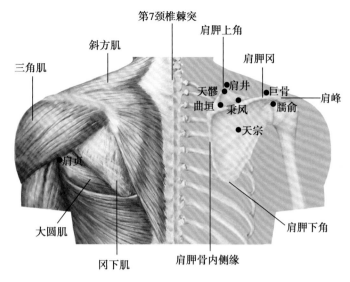

图 3-39 肩胛骨穴位 4

②取法：正坐，于第7颈椎棘突高点至锁骨肩峰端连线的中点处取穴，向下直对乳头；医生以手掌后第一横纹按在病人肩胛冈下缘，拇指按在第7颈椎下，其余四指并拢按在肩上，示指靠于颈部，中指屈曲，中指尖处是穴。

③穴位解剖：皮肤→皮下组织→斜方肌筋膜→斜方肌→肩胛提肌→冈上肌。

### 3. 天髎（SJ15）

①标准定位：在肩胛区，肩胛骨上角骨际凹陷中（图3-38、图3-39）。

②取法：正坐或俯卧位，于肩胛骨的内上角端取穴。

③穴位解剖：皮肤→皮下组织→斜方肌→冈上肌。

### 4. 秉风（SI12）

①标准定位：在肩胛区，肩胛冈中点上方冈上窝中（图3-38、图3-39）。

②取法：前倾坐位或俯卧位，于肩胛冈上窝中央，约肩胛冈中点上缘上1寸处取穴，与臑俞、天宗成一三角形处是穴。

③穴位解剖：皮肤→皮下组织→斜方肌→冈上肌。

### 5. 巨骨（LI16）

①标准定位：在肩胛区，锁骨肩峰端与肩胛冈之间凹陷中（图3-38、图3-39）。

②取法：正坐垂肩，在肩锁关节后缘，当锁骨与肩胛冈形成的叉骨间取穴。

③穴位解剖：皮肤→皮下组织→肩锁韧带→冈上肌。

### 6. 曲垣（SI13）

①标准定位：在肩胛区，肩胛冈内侧端上缘凹陷中（图3-38、图3-39）。

②取法：前倾坐位或俯卧位，于肩胛冈上窝内侧端取穴。

③穴位解剖：皮肤→皮下组织→斜方肌→冈上肌。

### 7. 臑俞（SI10）

①标准定位：在肩胛区，腋后纹头直上，肩胛冈下缘凹陷中（图3-38、图3-39）。

②取法：正坐垂肩，上臂内收，用手指从腋后纹头肩贞穴直上推，肩胛冈下缘处是穴。

③穴位解剖：皮肤→皮下组织→三角肌→冈下肌。

### 8. 天宗（SI11）

①标准定位：在肩胛区，肩胛冈中点与

肩胛骨下角连线上 1/3 与下 2/3 交点凹陷中（图 3-38、图 3-39 )。

②取法：前倾坐位或俯卧位，在冈下缘与肩胛骨下角的等分线上，当上、中 1/3 交点处；或冈下缘与肩胛骨下角连一直线，与第 4 胸椎棘突下平齐处，与臑俞、肩贞成三角形处是穴。

③穴位解剖：皮肤→皮下组织→斜方肌→冈下肌。

### 9. 肩贞（SI9）

①标准定位：在肩胛区，肩关节后下方，腋后纹头直上 1 寸（图 3-38、图 3-39 )。

②穴位解剖：皮肤→皮下组织→三角肌→肱三头肌长头→大圆肌→背阔肌。

## 八、肩峰

【内容简介】

肩胛冈的外侧端，向前外伸展的扁平突起称为肩峰。肩峰与锁骨的肩峰端相连形成肩锁关节。

【体表触诊】

被检查者坐位或侧卧位，顺着肩胛冈向外上方触摸，可触到扁平的骨性突起为肩峰，它位于三角肌中部的直上方。

【体表形态】

肩峰体表形态（图 3-40~ 图 3-44 )。

【神经血管】

肩胛上神经：起自臂丛上干，向后外行，过肩胛骨上缘入冈上窝，再经肩峰前方至冈下窝，支配冈上肌、冈下肌。

胸肩峰动脉：腋动脉在胸小肌深面发出胸肩峰动脉和胸外侧动脉。其中胸肩峰动脉于胸小肌上缘穿锁胸筋膜，发出肩峰支并向外侧走行，越过喙突至肩峰，并与肩峰上韧带分支吻合。

旋肱后动脉：发自腋动脉，与腋神经同行穿四边间隙，在三角肌深面与旋肱前动脉

吻合，发支滋养肱骨大结节、肩关节后面、肩峰、肱三头肌及三角肌。

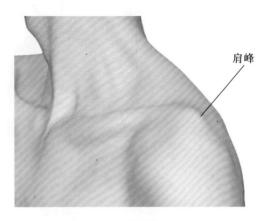

图 3-40　肩峰前外侧观

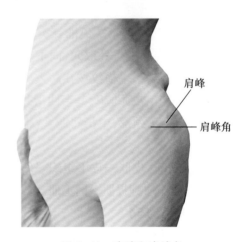

图 3-41　肩峰和肩峰角

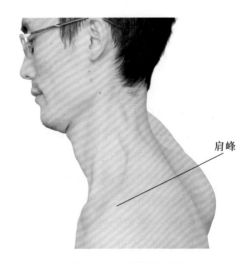

图 3-42　肩峰侧面观

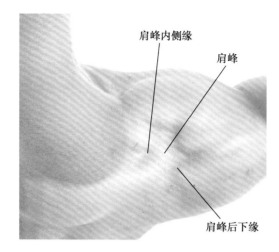

图 3-43　肩峰内侧缘和后下缘

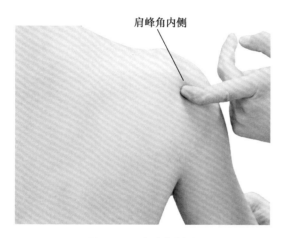

图 3-44　肩峰角触诊

【相关穴位】

1. 肩髃（LI15）

①标准定位：在三角肌区,肩峰外侧缘前端与肱骨大结节两骨间凹陷中（图 3-47、图 3-48）。

②穴位解剖：皮肤→皮下组织→三角肌→三角肌下囊→冈上肌肌腱。

2. 肩井（GB21）

①标准定位：在肩胛区,第 7 颈椎棘突与肩峰最外侧点连线的中点（图 3-45、图 3-46）。

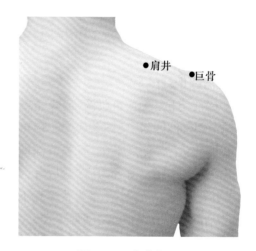

图 3-45　肩峰穴位 1

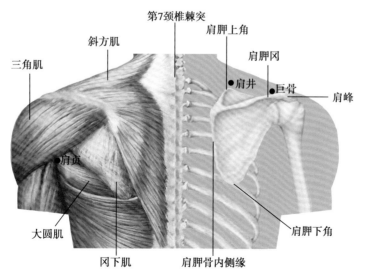

图 3-46　肩峰穴位 2

②取法:正坐,于第7颈椎棘突高点至锁骨肩峰端连线的中点处取穴,向下直对乳头;医生以手掌后第一横纹按在病人肩胛冈下缘,拇指按在第7颈椎下,其余四指并拢按在肩上,示指靠于颈部,中指屈曲,中指尖处是穴。

③穴位解剖:皮肤→皮下组织→斜方肌筋膜→斜方肌→肩胛提肌→冈上肌。

### 3. 巨骨(LI16)

①标准定位:在肩胛区,锁骨肩峰端与肩胛冈之间凹陷中(图3-45、图3-46)。

②取法:正坐垂肩,在肩锁关节后缘,当锁骨与肩胛冈形成的叉骨间取穴。

③穴位解剖:皮肤→皮下组织→肩锁韧带→冈上肌。

### 4. 肩髎(SJ14)

①标准定位:在三角肌区,肩峰角与肱骨大结节两骨间凹陷中(图3-47、图3-48)。

②取法:上臂外展平举,肩关节部即可呈现出两个凹陷窝,前者为肩髃,后者为肩髎;或上臂垂直,于锁骨肩峰端后缘直下约2寸,当肩峰与肱骨大结节之间处定穴。

③穴位解剖:皮肤→皮下组织→三角肌(后部)→小圆肌→大圆肌→背阔肌。

### 5. 臑会(SJ13)

①标准定位:在臂后区,肩峰角下3寸,三角肌的后下缘(图3-49、图3-50)。

②取法:前臂旋前,于肩后侧肩髎穴直下3寸,与天井相直处取穴。

③穴位解剖:皮肤→皮下组织→肱三头肌。

### 6. 消泺(SJ12)

①标准定位:在臂后区,肘尖与肩峰角连线上,肘尖上5寸(图3-49、图3-50)。

②取法:正坐垂肩,前臂旋前,先取三角肌后下缘与肱骨交点处的臑会穴,当臑会与清冷渊之间的中点处取穴。

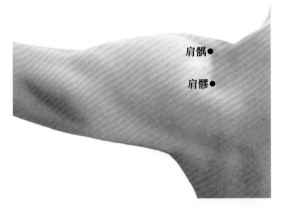

图3-47　肩峰穴位3

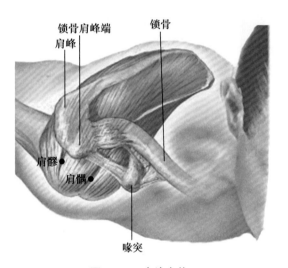

图3-48　肩峰穴位4

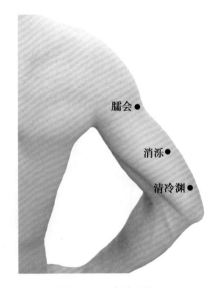

图3-49　肩峰穴位5

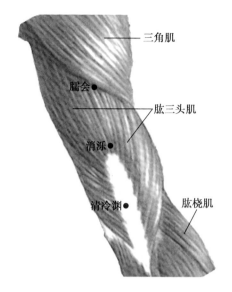

图 3-50　肩峰穴位 6

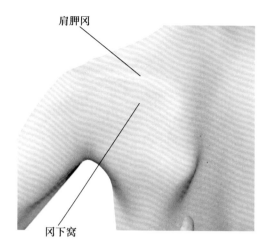

图 3-51　肩胛冈后面观

③穴位解剖：皮肤→皮下组织→肱三头肌内侧头。

### 7. 清冷渊（SJ11）

①标准定位：在臂后区，肘尖与肩峰角连线上，肘尖上 2 寸（图 3-49、图 3-50）。

②取法：在臂外侧，屈肘，天井上 1 寸。

③穴位解剖：皮肤→皮下组织→肱三头肌。

## 九、肩胛冈

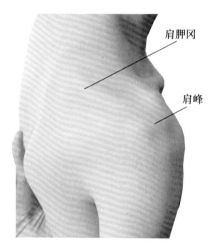

图 3-52　肩胛冈侧面观

### 【内容简介】

肩胛冈位于肩背侧，是肩胛骨背面的一条横形骨嵴，是一条横断面为三角形的骨性隆起带。肩胛冈的嵴状游离缘为冈上、下窝的分界线。肩胛冈外侧端移行为肩峰。

### 【体表触诊】

被检者取坐位或仰卧位，嘱被检者双手合十置于背部，此时在肩胛骨背面的上部可触到一个横形骨嵴，即为肩胛冈。

### 【体表形态】

肩胛冈体表形态（图 3-51、图 3-52）。

### 【神经血管】

肩胛上神经：与同名动脉伴行，经肩胛上横韧带下方的肩胛切迹入冈上窝，发支支配冈上肌、肩关节囊和肩锁关节，继入冈下窝，发支支配冈下肌。

肩胛上动、静脉：沿肩胛舌骨肌下深面达肩胛骨上缘，经肩胛上横韧带上方入冈上窝，继弓形绕过冈盂切迹入冈下窝，参与肩胛动脉网。

旋肩胛动脉：为肩胛下动脉分支，经三边孔至冈下窝。

肩胛背动脉：即颈横动脉降支，沿肩胛骨内侧缘下行，分支至冈下窝。

**【相关穴位】**

**1. 秉风（SI12）**

①标准定位：在肩胛区，肩胛冈中点上方冈上窝中（图3-53、图3-54）。

②取法：前倾坐位或俯卧位，于肩胛冈上窝中央，约肩胛冈中点上缘上1寸处取穴，与臑俞、天宗成一三角形处是穴。

③穴位解剖：皮肤→皮下组织→斜方肌→冈上肌。

**2. 巨骨（LI16）**

①标准定位：在肩胛区，锁骨肩峰端与肩胛冈之间凹陷中（图3-53、图3-54）。

②取法：正坐垂肩，在肩锁关节后缘，当锁骨与肩胛冈形成的叉骨间取穴。

③穴位解剖：皮肤→皮下组织→肩锁韧带→冈上肌。

**3. 曲垣（SI13）**

①标准定位：在肩胛区，肩胛冈内侧端上缘凹陷中（图3-53、图3-54）。

②取法：前倾坐位或俯卧位，于肩胛冈上窝内侧端取穴。

③穴位解剖：皮肤→皮下组织→斜方肌→冈上肌。

**4. 臑俞（SI10）**

①标准定位：在肩胛区，腋后纹头直上，肩胛冈下缘凹陷中（图3-53、图3-54）。

②取法：正坐垂肩，上臂内收，用手指从腋后纹头肩贞穴直上推，肩胛冈下缘处是穴。

③穴位解剖：皮肤→皮下组织→三角肌→冈下肌。

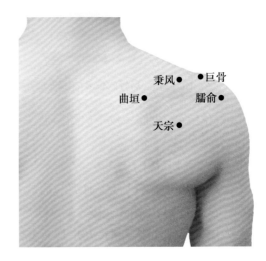

图3-53　肩胛冈穴位1

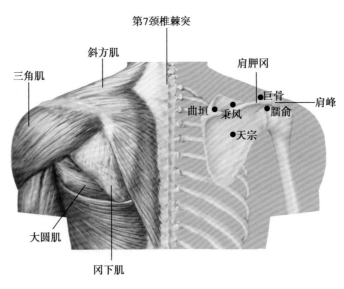

图3-54　肩胛冈穴位2

**5. 天宗（SI11）**

①标准定位：在肩胛区，肩胛冈中点与肩胛骨下角连线上 1/3 与下 2/3 交点凹陷中（图 3-53、图 3-54）。

②取法：前倾坐位或俯卧位，在冈下缘与肩胛骨下角的等分线上，当上、中 1/3 交点处；或冈下缘与肩胛骨下角连一直线，与第 4 胸椎棘突下平齐处，与臑俞、肩贞成三角形处是穴。

③穴位解剖：皮肤→皮下组织→斜方肌→冈下肌。

## 十、肩胛骨内侧缘、上角和下角

【内容简介】

肩胛骨内侧缘位于肩胛骨的最内侧，与脊柱平行。内侧缘上端是肩胛骨上角，下端是肩胛骨下角。

【体表触诊】

当肩胛骨的轮廓稍微高起，可观察到肩胛骨上角、内侧缘和下角。正常体态时，双臂自然下垂，上角和下角分别平对第 2 肋和第 7 肋，可作为体表标志。

【体表形态】

肩胛骨内侧缘、上角和下角体表形态（图 3-55、图 3-56）。

【神经血管】

肩胛上神经：从臂丛上干发出，由 $C_5$、$C_6$ 组成，在斜方肌前上缘深面，与肩胛舌骨肌下腹和肩胛上动脉伴行，至肩胛骨上缘，穿过肩胛上横韧带与肩胛切迹围成的孔，至冈上窝。

肩胛背神经：起自臂丛锁骨上部，穿中斜角肌向外下至肩胛提肌深面，继沿肩胛骨内侧缘下行，与肩胛背动脉伴行，支配肩胛提肌和菱形肌。

肩胛背动脉：即颈横动脉降支，沿肩胛骨内侧缘下行，分支至冈下窝。

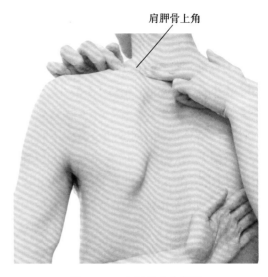

图 3-55　肩胛骨上角触诊

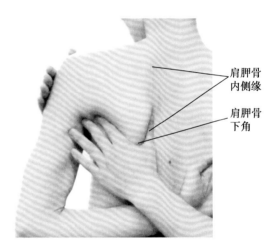

图 3-56　肩胛骨下角触诊

胸背动脉、旋肩胛动脉：肩胛下动脉发出胸背动脉和旋肩胛动脉。胸背动脉伴同胸背神经，达肩胛骨下角滋养邻近肌肉。旋肩胛动脉自三边间隙穿出后分为两支，一支进入冈下窝，与肩胛上动脉分支吻合，另一支走向肩胛下角，与颈横动脉深支吻合。

颈横动脉：于肩胛提肌前缘分为浅、深支。浅支行于斜方肌深面滋养邻位肌肉；深支经肩胛提肌深面，绕过肩胛上角，继行于菱形肌深面，沿肩胛骨内侧缘下降至肩胛下角，滋养菱形肌、背阔肌及斜方肌。

## 【相关穴位】

### 1. 肩井 ( GB21 )

①标准定位:在肩胛区,第 7 颈椎棘突与肩峰最外侧点连线的中点(图 3-57、图 3-58 )。

②取法:正坐,于第 7 颈椎棘突高点至锁骨肩峰端连线的中点处取穴,向下直对乳头;医生以手掌后第一横纹按在病人肩胛冈下缘,拇指按在第 7 颈椎下,其余四指并拢按在肩上,示指靠于颈部,中指屈曲,中指尖处是穴。

③穴位解剖:皮肤→皮下组织→斜方肌筋膜→斜方肌→肩胛提肌→冈上肌。

### 2. 天髎 ( SJ15 )

①标准定位:在肩胛区,肩胛骨上角骨际凹陷中(图 3-57、图 3-58 )。

②取法:正坐或俯卧位,于肩胛骨的内上角端取穴。

③穴位解剖:皮肤→皮下组织→斜方肌→冈上肌。

### 3. 附分 ( BL41 )

①标准定位:在脊柱区,第 2 胸椎棘突下,后正中线旁开 3 寸(图 3-57、图 3-58 )。

②穴位解剖:皮肤→皮下组织→斜方肌→菱形肌→上后锯肌→骶棘肌。

### 4. 曲垣 ( SI13 )

①标准定位:在肩胛区,肩胛冈内侧端上缘凹陷中(图 3-57、图 3-58 )。

②取法:前倾坐位或俯卧位,于肩胛冈上窝内侧端取穴。

③穴位解剖:皮肤→皮下组织→斜方肌→冈上肌。

### 5. 魄户 ( BL42 )

①标准定位:在脊柱区,第 3 胸椎棘突下,后正中线旁开 3 寸(图 3-57、图 3-58 )。

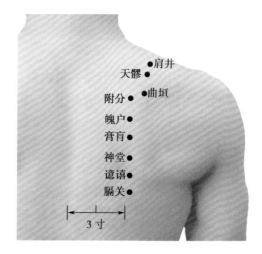

图 3-57　肩胛骨内侧缘、上角和下角穴位 1

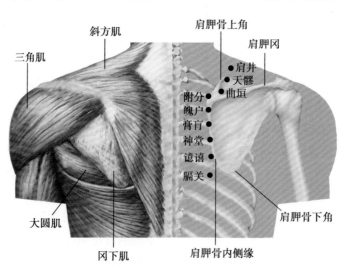

图 3-58　肩胛骨内侧缘、上角和下角穴位 2

②穴位解剖：皮肤→皮下组织→斜方肌→菱形肌→上后锯肌→骶棘肌。

### 6. 膏肓（BL43）

①标准定位：在脊柱区，第4胸椎棘突下，后正中线旁开3寸（图3-57、图3-58）。

②穴位解剖：皮肤→皮下组织→斜方肌→菱形肌→第四肋间隙。

### 7. 神堂（BL44）

①标准定位：在脊柱区，第5胸椎棘突下，后正中线旁开3寸（图3-57、图3-58）。

②穴位解剖：皮肤→皮下组织→斜方肌→菱形肌→第五肋间隙。

### 8. 谚语（BL45）

①标准定位：在脊柱区，第6胸椎棘突下，后正中线旁开3寸（图3-57、图3-58）。

②穴位解剖：皮肤→皮下组织→斜方肌→菱形肌→第六肋间隙。

### 9. 膈关（BL46）

①标准定位：在脊柱区，第7胸椎棘突下，后正中线旁开3寸（图3-57、图3-58）。

②取法：俯卧位，先取约与肩胛骨下角平齐的至阳穴，于至阳穴旁开3寸处取穴。

③穴位解剖：皮肤→皮下组织→斜方肌→背阔肌→骶棘肌。

## 十一、喙突

### 【内容简介】

喙突是肩胛骨上缘外侧向外的延伸，是一个弯曲向前外方的指状突起。肱二头肌短头起自喙突外1/3，喙肱肌起自喙突中1/3，胸小肌起自喙突内1/3，喙突外上缘为喙肩韧带，喙突内上缘为喙锁韧带。

### 【体表触诊】

被检者坐位，在锁骨中外1/3交界处下方约2.5cm，当锁骨下窝内稍加用力即可触

到喙突，当肩关节后伸时更易触及。

### 【体表形态】

喙突体表形态（图3-59~图3-61）

### 【神经血管】

腋血管神经束：经锁骨中1/3及锁骨下肌后方，向下外行，通过喙突内下方一横指处。腋静脉居内侧，腋动脉在外侧，臂丛的外侧束、后束和内侧束及其分支分别围在腋动脉的外、后、内方。

肩胛上神经：行于冈上窝中，分支延伸于喙突和喙肩韧带区，其他分支分布于肩关节囊后面，经冈上、下肌支达关节囊。

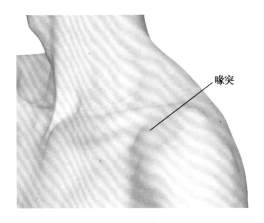

图3-59　喙突1

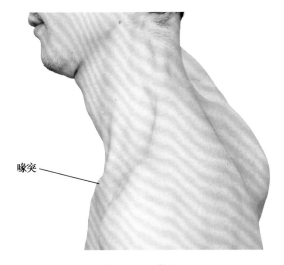

图3-60　喙突2

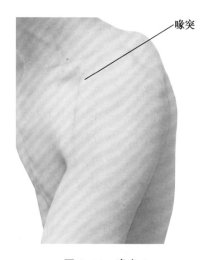

图 3-61　喙突 3

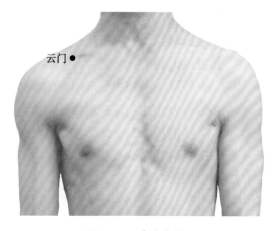

图 3-62　喙突穴位 1

胸肩峰动脉：腋动脉在胸小肌深面发出胸肩峰动脉和胸外侧动脉。其中胸肩峰动脉于胸小肌上缘穿锁胸筋膜，发出肩峰支并向外侧走行，越过喙突至肩峰，并与肩峰上韧带分支吻合。

**【相关穴位】**

云门（LU2）

①标准定位：在胸部，锁骨下窝凹陷中，肩胛骨喙突内缘，前正中线旁开 6 寸（图 3-62、图 3-63）。

②取法：正坐位，用手叉腰，当锁骨外端下缘出现的三角凹窝的中点处。

③穴位解剖：皮肤→皮下组织→三角肌→胸喙锁筋膜→喙突。

## 十二、肱骨头

**【内容简介】**

肱骨头位于肩峰之下，向前外侧突出。肱骨头上端膨大呈半球形，朝向后内方，与关节盂构成盂肱关节。

**【体表触诊】**

检查者手呈"马蹄形"，控制被检查者的肱骨头，要求被检查者肘关节屈曲 90°，肩关节交替旋内和旋外，检查者手下可触及肱骨头在内旋转。

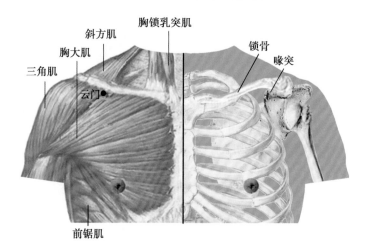

图 3-63　喙突穴位 2

【体表形态】

肱骨头体表形态(图3-64)。

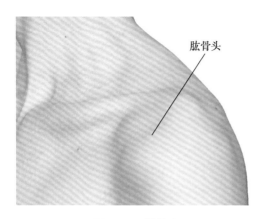

图3-64　肱骨头

【神经血管】

旋肱前动脉:由腋动脉发出分支。向外行于喙肱肌和肱二头肌短头深面,抵达结节间沟,在肱二头肌长头深面发出升降支,并与旋肱后动脉吻合。升支在肱二头肌肌腱沟中上行,供应关节囊和肱骨头。

### 十三、肱骨大结节

【内容简介】

肱骨大结节位于肱骨上端的外侧,突出于肩峰外下方,为肩部外侧明显的骨性标志,是冈上肌、冈下肌和小圆肌的附着点。其中冈上肌止于肱骨大结节上部,冈下肌止于肱骨大结节中部,小圆肌止于肱骨大结节下部。

【体表触诊】

被检查者坐位,臂部紧贴躯干,肘关节屈曲90°,前臂旋后。检查者手指指腹压向胸大肌和三角肌前部肌束之间,用另一只手带动被检查者上肢外旋。此时可在指下触及喙突,其外侧是肱骨小结节。再带动被检查者上肢内旋,手指下可触及小结节外侧的结节间沟和大结节。

【体表形态】

肱骨大结节体表形态(图3-65)。

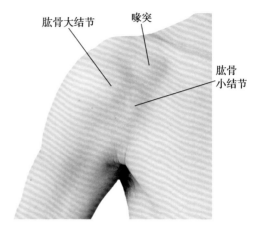

图3-65　肱骨大结节

【神经血管】

旋肱后动脉:发自腋动脉,与腋神经同行穿四边间隙,在三角肌深面与旋肱前动脉吻合,发支滋养肱骨大结节、肩关节后面、肩峰、肱三头肌及三角肌。

【相关穴位】

**1. 肩髃(LI15)**

①标准定位:在三角肌区,肩峰外侧缘前端与肱骨大结节两骨间凹陷中(图3-66、图3-67)。

②穴位解剖:皮肤→皮下组织→三角肌→三角肌下囊→冈上肌肌腱。

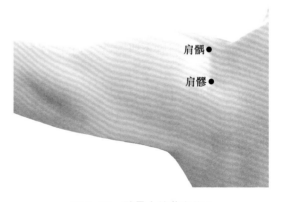

图3-66　肱骨大结节穴位1

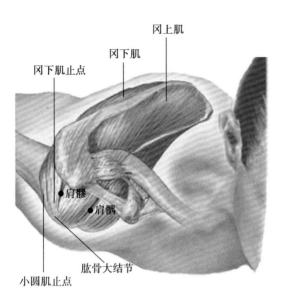

冈上肌
冈下肌
冈下肌止点
肩髎
肩髃
肱骨大结节
小圆肌止点

图 3-67　肱骨大结节穴位 2

### 2. 肩髎（SJ14）

①标准定位：在三角肌区，肩峰角与肱骨大结节两骨间凹陷中（图 3-66、图 3-67）。

②取法：上臂外展平举，肩关节部即可呈现出两个凹陷窝，前者为肩髃，后者为肩髎；或上臂垂直，于锁骨肩峰端后缘直下约 2 寸，当肩峰与肱骨大结节之间处定穴。

③穴位解剖：皮肤→皮下组织→三角肌（后部）→小圆肌→大圆肌→背间肌。

### 十四、肱骨小结节

【内容简介】

小结节是肱骨头前方的骨突，相当于肱骨头的中心，有肩胛下肌附着，向下移行为小结节嵴。

【体表触诊】

被检查者坐位，臂部紧贴躯干，肘关节屈曲 90°，前臂旋后。检查者手指指腹压向胸大肌和三角肌前部肌束之间，用另一只手带动被检查者上肢外旋。此时可在指下触及喙突，其外侧是肱骨小结节。

【体表形态】

肱骨小结节体表形态（图 3-68）。

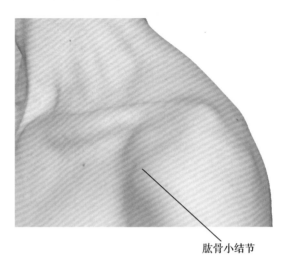

肱骨小结节

图 3-68　肱骨小结节

### 十五、结节间沟

【内容简介】

结节间沟是肱骨大小结节间的一条纵沟，沟的上部较深，下部较浅，沟内有肱二头肌长头肌腱通过。沟的外侧界及内侧界分别为大、小结节嵴，大结节嵴有胸大肌附着，小结节嵴有背阔肌及大圆肌附着。

【体表触诊】

被检查者坐位，臂部紧贴躯干，肘关节屈曲 90°，前臂旋后。检查者手指指腹压向胸大肌和三角肌前部肌束之间，用另一只手带动被检查者上肢外旋。此时可在指下触及喙突，其外侧是肱骨小结节。再带动被检查者上肢内旋，手指下可触及小结节外侧的结节间沟和大结节。

【体表形态】

结节间沟体表形态（图 3-69、图 3-70）。

【神经血管】

旋肱前动脉：平肩胛下肌下缘，起自腋动脉，水平向外走在喙肱肌和肱二头肌短头深面, 抵达结节间沟, 在肱二头肌长头深面发出升降支, 与旋肱后动脉吻合。

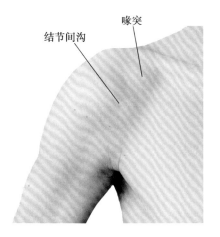

图 3-69 结节间沟 1

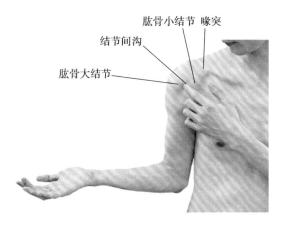

图 3-70 结节间沟 2

## 十六、三角肌粗隆

### 【内容简介】

三角肌粗隆位于肱骨体中部的外侧, 大结节嵴的远端, 呈 V 形, 是三角肌的止点。

### 【体表触诊】

被检查者坐位或者侧卧位, 在上臂外面中部肌肉凹陷处可触及三角肌粗隆。

### 【体表形态】

三角肌粗隆体表形态 ( 图 3-71 )。

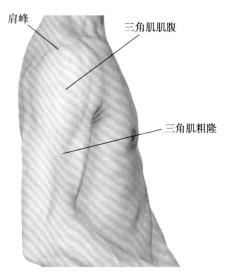

图 3-71 三角肌粗隆

肩部骨性标志触诊视频

## 第二节 肌 性 标 志

### 一、胸大肌

### 【内容简介】

胸大肌位于胸前区域前壁的浅层, 呈扇形分布。起自锁骨的内侧半、胸骨和第 1~6 肋软骨等处, 肌纤维向外侧集中, 以扁腱止于肱骨大结节嵴。胸壁深筋膜浅层覆盖于胸大肌表面, 向上附着于锁骨, 向下接腹外斜肌表面的筋膜, 内侧附着于胸骨; 胸壁深筋膜深层位于胸大肌深面, 向上附着于锁骨, 包绕锁骨下肌和胸小肌, 在胸小肌下缘与浅层汇合, 并与腋筋膜相续。胸外侧神经及胸内侧神经共同参与支配胸大肌。

功能：胸大肌收缩时，可使肱骨内收、内旋和前屈；当上肢上举固定时，可上提躯干。

【体表触诊】

胸大肌轮廓：

嘱被检查者两手于胸前部互相按压，呈合十状，胸大肌全部纤维收缩，此时胸大肌的整个轮廓清晰可见（图 3-72）。

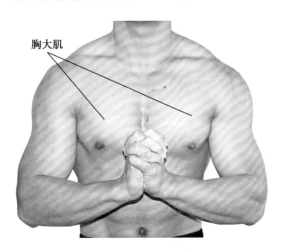

图 3-72　胸大肌动作 1

胸大肌锁骨部：

动作：被检者肩关节外展 90°，肘关节屈曲。检查者一手置于被检者上臂中部并向外施力，嘱其抗阻力内收臂部，可在锁骨下方观察到胸大肌锁骨部肌束收缩（图 3-73）。

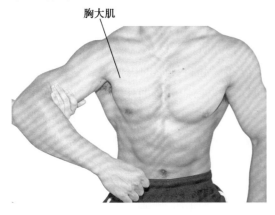

图 3-73　胸大肌动作 2

【体表形态】

胸大肌体表形态（图 3-74~ 图 3-78）。

【神经血管】

胸外侧神经：起自臂丛外侧束，跨过腋动、静脉前方，穿过锁胸筋膜后行于胸大肌深面，并分布至该肌。在此神经走行中，尚发出一支与胸内侧神经的分支汇合，分布于胸小肌。

锁骨上神经：其 2~4 支分布于胸前区上部皮肤。

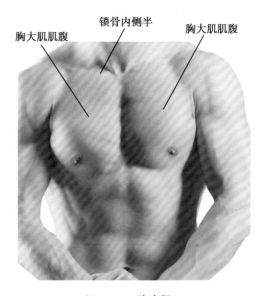

图 3-74　胸大肌 1

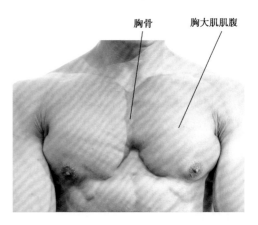

图 3-75　胸大肌 2

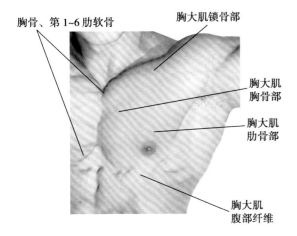

图 3-76　胸大肌 3

（标注：胸骨、第 1~6 肋软骨；胸大肌锁骨部；胸大肌胸骨部；胸大肌肋骨部；胸大肌腹部纤维）

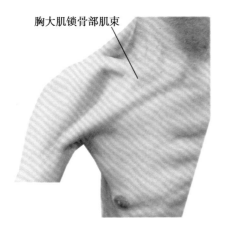

图 3-77　胸大肌锁骨部肌束

（标注：胸大肌锁骨部肌束）

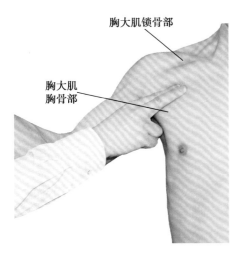

图 3-78　胸大肌胸骨部和锁骨部分离

（标注：胸大肌锁骨部；胸大肌胸骨部）

肋间神经：该神经在腋前线附近发出外侧皮支，分布于胸外侧区和胸前区外侧部的皮肤。近胸骨外侧缘处肋间神经发出前皮支，分布于胸前区内侧部的皮肤。

胸廓内动脉：其穿支在距胸骨外侧缘约 1cm 处穿出，分布于胸前区内侧部。

胸肩峰动脉、胸外侧动脉：其分支分布于胸壁。

【相关穴位】

**1. 俞府（KI27）**

①标准定位：在胸部，锁骨下缘，前正中线旁开 2 寸（图 3-79、图 3-80）。

②穴位解剖：皮肤→皮下组织→胸大肌→锁骨下肌。

**2. 气户（ST13）**

①标准定位：在胸部，锁骨下缘，前正中线旁开 4 寸（图 3-79、图 3-80）。

②取法：仰卧位，锁骨中线与第 1 肋骨之间的凹陷处取穴。

③穴位解剖：皮肤→皮下组织→胸大肌→锁骨下肌。

**3. 中府（LU1）**

①标准定位：在胸部，横平第 1 肋间隙，锁骨下窝外侧，前正中线旁开 6 寸（图 3-79、图 3-80）。

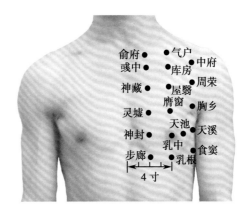

图 3-79　胸大肌穴位 1

（标注：俞府、气户、彧中、库房、中府、神藏、屋翳、周荣、灵墟、膺窗、胸乡、神封、天池、天溪、步廊、乳中、食窦、乳根；4 寸）

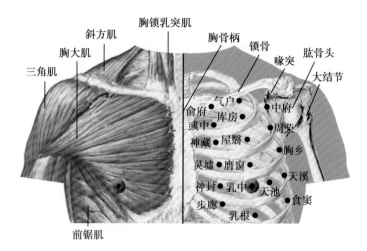

图3-80　胸大肌穴位2

②取法：正坐位，以手叉腰，先取锁骨外端下方凹陷处的云门穴，当云门穴直下约1寸，与第1肋间隙平齐处是穴。或仰卧位，自乳头（指男子）向外2寸处，再直线向上摸取肋骨，第1肋间隙处取穴。

③穴位解剖：皮肤→皮下组织→胸大肌→胸小肌。

#### 4. 彧中（KI26）

①标准定位：在胸部，第1肋间隙，前正中线旁开2寸（图3-79、图3-80）。

②穴位解剖：皮肤→皮下组织→胸大肌→肋间外肌→肋间内肌→胸内筋膜。

#### 5. 库房（ST14）

①标准定位：在胸部，第1肋间隙，前正中线旁开4寸（图3-79、图3-80）。

②取法：仰卧位，从锁骨内侧端，轻按第一肋间，在乳中线上取穴。

③穴位解剖：皮肤→皮下组织→胸大肌→肋间外肌→肋间内肌。

#### 6. 周荣（SP20）

①标准定位：在胸部，第2肋间隙，前正中线旁开6寸（图3-79、图3-80）。

②取法：仰卧，先取乳中，于其旁开2寸，再向上2肋，当第2肋间隙处取穴。

③穴位解剖：皮肤→皮下组织→胸大肌→第2肋间结构→胸内筋膜。

#### 7. 神藏（KI25）

①标准定位：在胸部，第2肋间隙，前正中线旁开2寸（图3-79、图3-80）。

②穴位解剖：皮肤→皮下组织→胸大肌→肋间外肌→肋间内肌→胸内筋膜。

#### 8. 屋翳（ST15）

①标准定位：在胸部，第2肋间隙，前正中线旁开4寸（图3-79、图3-80）。

②取法：仰卧位，在锁骨中点下缘与乳头连线上第2肋间隙处取穴。

③穴位解剖：皮肤→皮下组织→胸大肌→第2肋间结构。

#### 9. 胸乡（SP19）

①标准定位：在胸部，第3肋间隙，前正中线旁开6寸（图3-79、图3-80）。

②取法：仰卧，先取乳中，于其旁开2寸，再向上一肋，当第3肋间隙处取穴。

③穴位解剖：皮肤→皮下组织→胸大肌→前锯肌→第3肋间结构→胸内筋膜。

#### 10. 灵墟（KI24）

①标准定位：在胸部，第3肋间隙，前正中线旁开2寸（图3-79、图3-80）。

②穴位解剖：皮肤→皮下组织→胸大肌→肋间内肌→胸横肌→胸内筋膜。

### 11. 膺窗（ST16）

①标准定位：在胸部，第3肋间隙，前正中线旁开4寸（图3-79、图3-80）。

②取法：仰卧位，在锁骨中点下缘与乳头连线上第3肋间隙处取穴。

③穴位解剖：皮肤→皮下组织→胸大肌→胸小肌。

### 12. 天池（PC1）

①标准定位：在胸部，第4肋间隙，前正中线旁开5寸（图3-79、图3-80）。

②取法：仰卧位，先定第4肋间隙，然后于乳头中点外开1寸处取穴。妇女应于第4肋间隙，锁骨中线向外1寸处取穴。

③穴位解剖：皮肤→皮下组织→胸大肌→前锯肌→肋间外肌→肋间内肌→胸内筋膜。

### 13. 天溪（SP18）

①标准定位：在胸部，第4肋间隙，前正中线旁开6寸（图3-79、图3-80）。

②取法：仰卧，先取乳中，于其旁开2寸处，适在第4肋间隙处。

③穴位解剖：皮肤→皮下组织→胸大肌→前锯肌→第4肋间结构→胸内筋膜。

### 14. 神封（KI23）

①标准定位：在胸部，第4肋间隙，前正中线旁开2寸（图3-79、图3-80）。

②穴位解剖：皮肤→皮下组织→胸大肌→肋间外肌→肋间内肌→胸横肌→胸内筋膜。

### 15. 乳中（ST17）

①标准定位：在胸部，乳头中央。

②取法：仰卧位，在锁骨中点下缘与乳头连线上第4肋间隙处取穴（图3-79、图3-80）。

③穴位解剖：皮肤→输乳孔→输乳窦→输乳管→乳腺组织→胸大肌。

### 16. 食窦（SP17）

①标准定位：在胸部，第5肋间隙，前正中线旁开6寸（图3-79、图3-80）。

②取法：仰卧，先取乳中，于其旁开2寸，再向下一肋，适当第5肋间隙处取穴。

③穴位解剖：皮肤→皮下组织→胸大肌→前锯肌→第5肋间结构→胸内筋膜。

### 17. 步廊（KI22）

①标准定位：在胸部，第5肋间隙，前正中线旁开2寸（图3-79、图3-80）。

②取法：仰卧位，于胸骨中线与锁骨中线之间的中点，当第5肋间隙中取穴。

③穴位解剖：皮肤→皮下组织→胸大肌→肋间外肌→肋间内肌→胸横肌→胸内筋膜。

### 18. 乳根（ST18）

①标准定位：在胸部，第5肋间隙，前正中线旁开4寸（图3-79、图3-80）。

②取法：仰卧位，在锁骨中点下缘与乳头连线上第5肋间隙处取穴。

③穴位解剖：皮肤→皮下组织→胸大肌→腹外斜肌→第5肋间结构。

## 二、胸小肌

【内容简介】

胸小肌呈三角形，位于胸大肌深面，起自第3~5肋，止于喙突根部内侧。胸小肌是腋动脉分段的重要标志，第一段是胸小肌以上部分，位于第一肋外缘与胸小肌上缘之间，分支为胸上动脉；第二段在胸小肌后方，分支有胸肩峰动脉和胸外侧动脉；第三段是胸小肌以下部分，位于胸小肌下缘和大圆肌下缘之间，分支为肩胛下动脉、旋肱后动脉和旋肱前动脉。

功能:胸小肌可协助前锯肌将肩胛骨拉向胸壁,并向后靠拢;还可上提肋骨,以助吸气运动。

【体表触诊】

动作1:被检查者坐位或仰卧位,检查者一手置于被检查者上臂并向外施力,嘱检查者抗阻力内收,可于胸大肌深面触及胸小肌收缩(图3-81)。

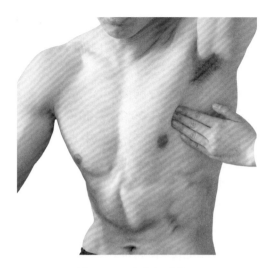

图 3-82　胸小肌动作 2

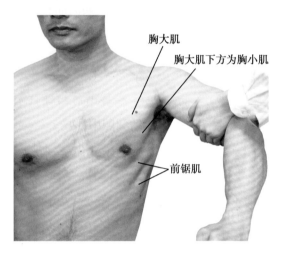

图 3-81　胸小肌动作 1

动作2:检查者以数个手指在胸大肌深面可触及一块明显的条索状肌肉,即为胸小肌;嘱被检查者短促吸气以运动胸小肌附着的第3、4、5肋,可更容易触及胸小肌(图3-82)。

【体表形态】

胸小肌体表形态(图3-83、图3-84)。

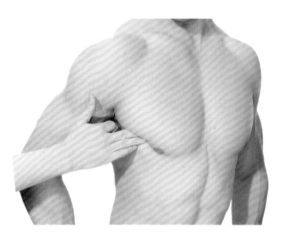

图 3-83　胸小肌 1

【神经血管】

胸内侧神经:发自臂丛内侧束,穿过腋动脉和腋静脉之间弯曲前行,后与胸外神经的一支汇合,从深面进入并支配胸小肌,尚有部分纤维穿出胸小肌或绕其下缘分布于胸大肌。

胸外侧神经:起自臂丛外侧束,跨过腋动、静脉前方,穿过锁胸筋膜后行于胸大肌深面,并分布至该肌。在此神经走行中,尚发出一支与胸内侧神经的分支汇合,分布于胸小肌。

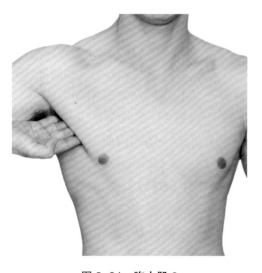

图 3-84　胸小肌 2

腋动脉：为锁骨下动脉的延续，离开腋腔后更名为肱动脉。以胸小肌为标志分为三段。第一段是胸小肌以上部分，位于第一肋外缘与胸小肌上缘之间，分支为胸上动脉，分布于第1、2肋间隙前部。第二段在胸小肌后方，分支有胸肩峰动脉和胸外侧动脉。第三段是胸小肌以下部分，位于胸小肌下缘和大圆肌下缘之间。分支为肩胛下动脉、旋肱后动脉和旋肱前动脉。

**【相关穴位】**

**1. 中府（LU1）**

①标准定位：在胸部，横平第1肋间隙，锁骨下窝外侧，前正中线旁开6寸（图3-85、图3-86）。

②取法：正坐位，以手叉腰，先取锁骨外端下方凹陷处的云门穴，当云门穴直下约1寸，与第1肋间隙平齐处是穴；或仰卧位，自乳头（指男子）向外2寸处，再直向上摸取肋骨，第1肋间隙处取穴。

③穴位解剖：皮肤→皮下组织→胸大肌→胸小肌。

**2. 膺窗（ST16）**

①标准定位：在胸部，第3肋间隙，前正中线旁开4寸（图3-85、图3-86）。

②取法：仰卧位，在锁骨中点下缘与乳头连线上第3肋间隙处取穴。

③穴位解剖：皮肤→皮下组织→胸大肌→胸小肌。

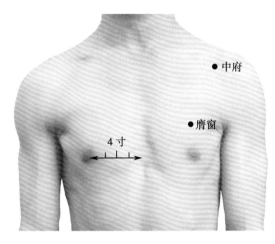

图3-85 胸小肌穴位1

### 三、肩胛下肌

**【内容简介】**

肩胛下肌起自肩下窝，肌束向上外，与关节囊紧贴，且有许多纤维编织入关节囊壁，经肩关节的前方，以一短而宽的扁腱，止于肱骨

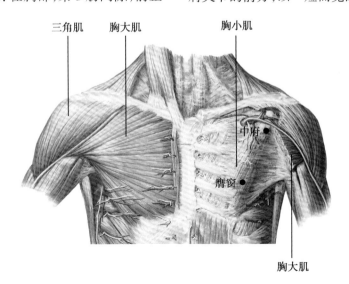

图3-86 胸小肌穴位2

小结节。

功能:肩胛下肌参与组成肩袖,协助维持肩关节稳定。使肩关节内收和旋内,对肩关节的稳定起着重要作用。

【体表触诊】

动作:被检查者站立弯腰且上肢自然下垂,使肩胛骨处于外旋位,检查者以手指置于被检查者肩胛骨的肋骨面处;嘱被检查者做肩关节旋内即手掌向后的动作,指下即可触及该肌收缩(图3-87)。

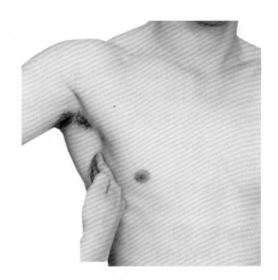

图3-88　肩胛下肌

全长共分为三段。其中第3段发出肩胛下动脉及旋肱前、后动脉。肩胛下动脉在肩胛下肌下缘或稍上发出,内下行分为胸背动脉及旋肩胛动脉。

## 四、冈上肌

【内容简介】

冈上肌位于冈上窝内,被斜方肌所覆盖。起自冈上窝内侧2/3,经肩峰深面和喙肩韧带的下方,止于肱骨大结节上部。

功能:外展肩关节。

【体表触诊】

动作:被检查者坐位,检查者一手置于其上臂并向内侧施力,嘱被检查者肩关节抗阻力外展,可于冈上窝触及冈上肌的收缩或观察到冈上肌隆起(图3-89)。

【体表形态】

冈上肌体表形态(图3-90、图3-91)。

【神经血管】

肩胛上神经:起自臂丛上干,向后走行经肩胛上切迹进入冈上窝,继而伴肩胛上动脉一起绕肩胛外侧缘转入冈下窝,分布于冈上肌、冈下肌和肩关节。

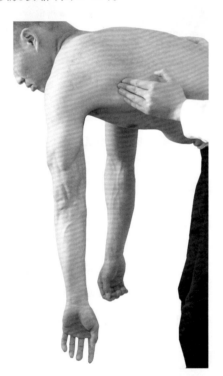

图3-87　肩胛下肌动作

【体表形态】

肩胛下肌体表形态(图3-88)。

【神经血管】

肩胛下神经:发自臂丛后束,常分为上支和下支,分别进入肩胛下肌和大圆肌,支配两肌的运动。

肩胛下动脉:腋动脉从第1肋外缘延续于锁骨下动脉,至大圆肌下缘易名为肱动脉,

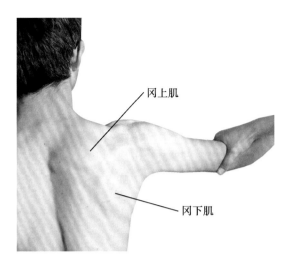

图 3-89　冈上肌动作

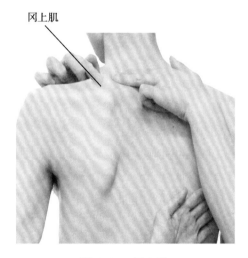

图 3-90　冈上肌

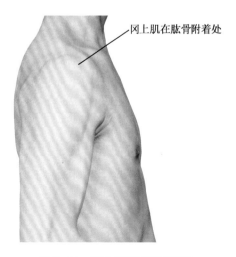

图 3-91　冈上肌在肱骨附着处

【相关穴位】

**1. 肩髃（LI15）**

①标准定位：在三角肌区，肩峰外侧缘前端与肱骨大结节两骨间凹陷中（图 3-94、图 3-95）。

②穴位解剖：皮肤→皮下组织→三角肌→三角肌下囊→冈上肌肌腱。

**2. 天髎（SJ15）**

①标准定位：在肩胛区，肩胛骨上角骨际凹陷中（图 3-92、图 3-93）。

②穴位解剖：皮肤→皮下组织→斜方肌→冈上肌。

**3. 秉风（SI12）**

①标准定位：在肩胛区，肩胛冈中点上方冈上窝中（图 3-92、图 3-93）。

②取法：前倾坐位或俯卧位，于肩胛冈上窝中央，约肩胛冈中点上缘上 1 寸处取穴，与臑俞、天宗成一三角形处是穴。

③穴位解剖：皮肤→皮下组织→斜方肌→冈上肌。

**4. 巨骨（LI16）**

①标准定位：在肩胛区，锁骨肩峰端与肩胛冈之间凹陷中（图 3-92、图 3-93）。

②取法：正坐垂肩，在肩锁关节后缘，当锁骨与肩胛冈形成的叉骨间取穴。

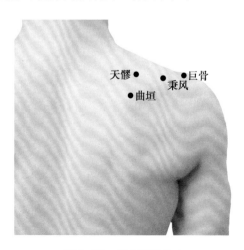

图 3-92　冈上肌穴位 1

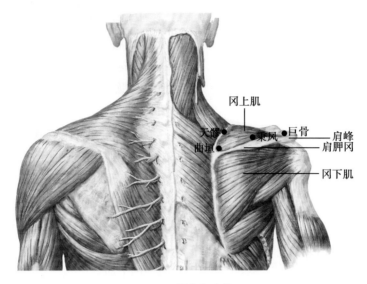

图 3-93　冈上肌穴位 2

③穴位解剖:皮肤→皮下组织→肩锁韧带→冈上肌。

**5. 曲垣(SI13)**

①标准定位:在肩胛区,肩胛冈内侧端上缘凹陷中(图 3-92、图 3-93)。

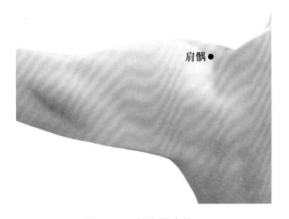

图 3-94　冈上肌穴位 3

②取法:前倾坐位或俯卧位,于肩胛冈上窝内侧端取穴。

③穴位解剖:皮肤→皮下组织→斜方肌→冈上肌。

**五、冈下肌和小圆肌**

**【内容简介】**

冈下肌位于冈下窝内,起自冈下窝内侧 2/3,向外经肩关节后面,止于肱骨大结节后中央关节面;小圆肌位于冈下肌的后下方,起于肩胛骨腋缘上 2/3,经肩关节后部,止于肱骨大结节后下切迹。

功能:冈下肌可使上肢旋外、内收和后伸,并外展、外旋肩关节;小圆肌与大圆肌协同使上臂外旋并内收。

**【体表触诊】**

冈下肌:

动作:被检者取坐位,检查者支持其臂

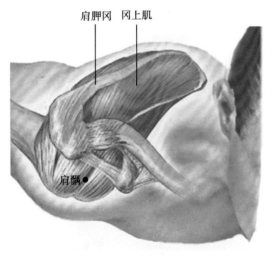

图 3-95　冈上肌穴位 4

部使其肩关节外展 90°,肘关节屈曲 90°,前臂向上。嘱被检者抗阻力外旋肩关节,即带动前臂背面向上和向后,可于冈下窝内观察到冈下肌隆起(图 3-96)。

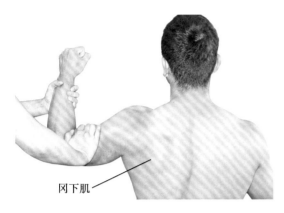

图 3-96　冈下肌动作

**小圆肌:**

动作:被检者取坐位,检查者支持其臂部使其肩关节外展 90°,肘关节屈曲 90°,嘱被检者抗阻力外旋、内收肩关节,可在肩关节后部观察到小圆肌收缩(图 3-97)。

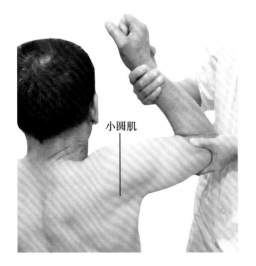

图 3-97　小圆肌动作

**【体表形态】**

冈下肌和小圆肌体表形态(图 3-98~图 3-104)。

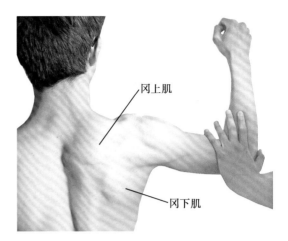

图 3-98　冈下肌 1

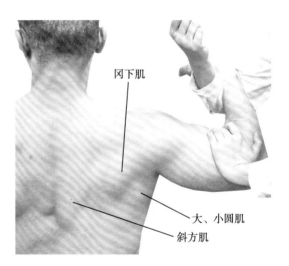

图 3-99　冈下肌 2

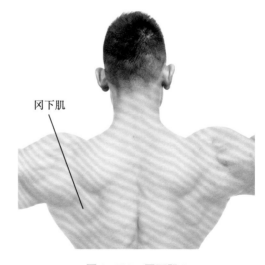

图 3-100　冈下肌 3

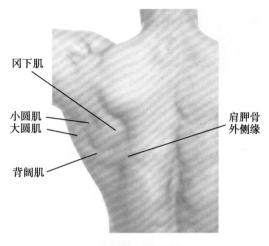

图 3-101　小圆肌

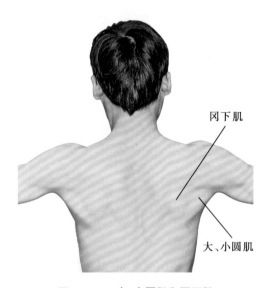

图 3-102　大、小圆肌和冈下肌

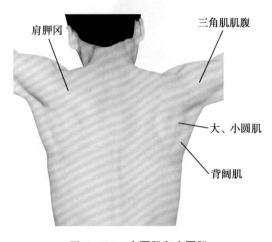

图 3-103　大圆肌和小圆肌

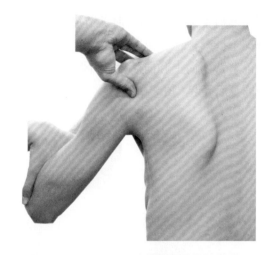

图 3-104　冈下肌和小圆肌在肱骨的附着处

【神经血管】

肩胛上神经：起自臂丛上干，向后走行经肩胛上切迹进入冈上窝，继而伴肩胛上动脉一起绕肩胛外侧缘转入冈下窝，分布于冈上肌、冈下肌和肩关节。

腋神经：从臂丛后束发出，与旋肱后血管伴行向后外方向，穿经腋窝后壁的四边孔后，绕肱骨外科颈至三角肌深面，发支支配三角肌和小圆肌。

【相关穴位】

**1. 肩髎（SJ14）**

①标准定位：在三角肌区，肩峰角与肱骨大结节两骨间凹陷中（图 3-107、图 3-108）。

②取法：上臂外展平举，肩关节部即可呈现出两个凹陷窝，前者为肩髃，后者为肩髎；或上臂垂直，于锁骨肩峰端后缘直下约2寸，当肩峰与肱骨大结节之间处定穴。

③穴位解剖：皮肤→皮下组织→三角肌（后部）→小圆肌→大圆肌→背间肌。

**2. 臑俞（SI10）**

①标准定位：在肩胛区，腋后纹头直上，肩胛冈下缘凹陷中（图 3-105、图 3-106）。

②取法：正坐垂肩，上臂内收，用手指从腋后纹头肩贞穴直上推，肩胛冈下缘处是穴。

③穴位解剖：皮肤→皮下组织→三角肌→冈下肌。

### 3. 天宗（SI11）

①标准定位：在肩胛区，肩胛冈中点与肩胛骨下角连线上 1/3 与下 2/3 交点凹陷中（图 3-105、图 3-106）。

②取法：前倾坐位或俯卧位，在冈下缘与肩胛骨下角的等分线上，当上、中 1/3 交点处；或冈下缘与肩胛骨下角连一直线，与第 4 胸椎棘突下平齐处，与臑俞、肩贞成三角形处是穴。

③穴位解剖：皮肤→皮下组织→斜方肌→冈下肌。

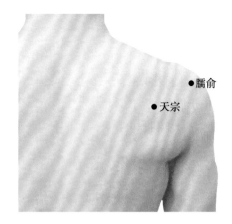

图 3-105　冈下肌和小圆肌穴位 1

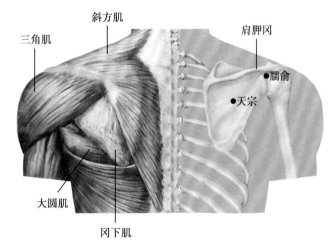

图 3-106　冈下肌和小圆肌穴位 2

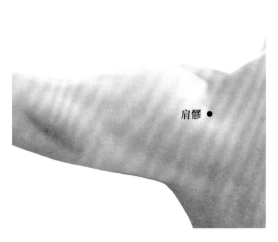

图 3-107　冈下肌和小圆肌穴位 3

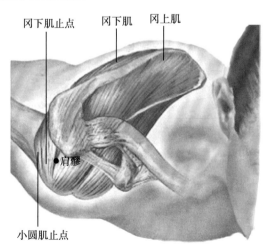

图 3-108　冈下肌和小圆肌穴位 4

## 六、大圆肌

### 【内容简介】

大圆肌位于冈下肌及小圆肌的下方,起于肩胛骨腋缘下 1/3,向上经肱三头肌长头的前面,止于肱骨小结节嵴。

功能:大圆肌与小圆肌协同使上臂外旋并内收。

### 【体表触诊】

动作:被检者取坐位,手背置于髂后部,即肩关节处于外展、内旋、后伸位。检查者以手按压其肘后方,嘱被检者后伸肩关节对抗,此时在肩胛骨外缘可触及大圆肌的收缩,并可见其肌性隆起(图 3-109)。

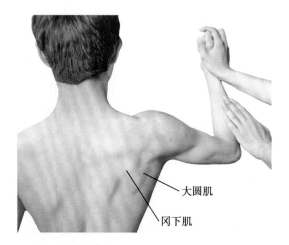

图 3-110　大圆肌 1

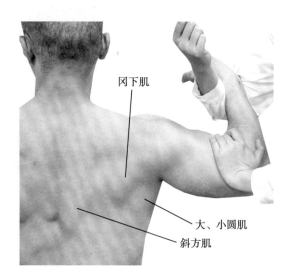

图 3-111　大圆肌 2

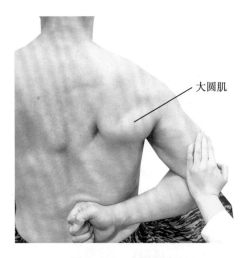

图 3-109　大圆肌动作

### 【体表形态】

大圆肌体表形态(图 3-110~ 图 3-114)。

### 【神经血管】

肩胛下神经:发自臂丛后束,常分为上支和下支,分别进入肩胛下肌和大圆肌,支配两肌的运动。

肱动脉:在大圆肌肌腱下缘续于腋动脉,沿肱二头肌内侧沟下行至肘窝,位置表浅,全程可触其搏动。肱动脉在臂上份居肱骨内侧,中份居前内方,下份居前方。

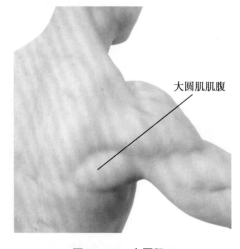

图 3-112　大圆肌 3

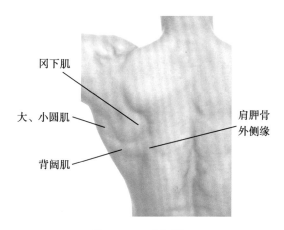

图 3-113　大圆肌 4

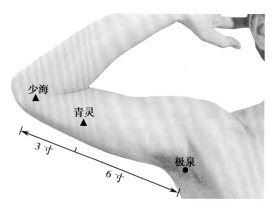

图 3-115　大圆肌穴位 1

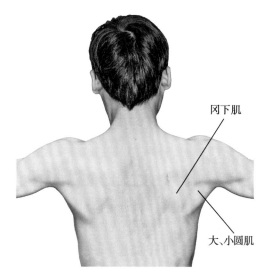

图 3-114　大圆肌 5

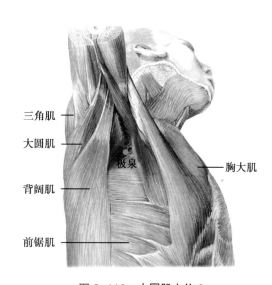

图 3-116　大圆肌穴位 2

腋动脉、肱动脉体表投影：上肢外展90°，掌心向上，从锁骨中点至肘前横纹中点远侧 2cm 处的连线。两者以大圆肌下缘为界，大圆肌上缘以上为腋动脉，以下为肱动脉。

【相关穴位】

**1. 极泉（HT1）**

①标准定位：在腋区，腋窝中央，腋动脉搏动处（图 3-115、图 3-116）。

②取法：屈肘，手掌按于后枕，于腋窝中部动脉搏动处取穴；或上臂外展位取穴。

③穴位解剖：皮肤→皮下组织→腋腔及其内容→大圆肌。

**2. 肩髎（SJ14）**

①标准定位：在三角肌区，肩峰角与肱骨大结节两骨间凹陷中（图 3-117、图 3-118）。

②取法：上臂外展平举，肩关节即呈现出两个凹陷窝，前者为肩髃，后者为肩髎；或上臂垂直，于锁骨肩峰端后缘直下约 2 寸，当肩峰与肱骨大结节之间处定穴。

③穴位解剖：皮肤→皮下组织→三角肌（后部）→小圆肌→大圆肌→背间肌。

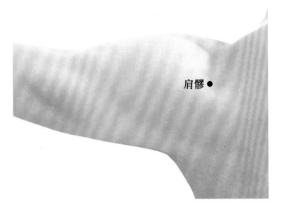

图 3-117　大圆肌穴位 3

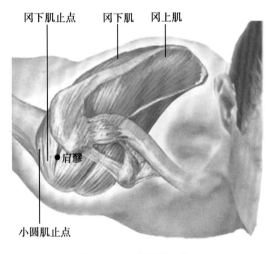

图 3-118　大圆肌穴位 4

### 3. 肩贞（SI9）

①标准定位：在肩胛区，肩关节后下方，腋后纹头直上 1 寸（图 3-119、图 3-120）。

②穴位解剖：皮肤→皮下组织→三角肌→肱三头肌长头→大圆肌→背阔肌。

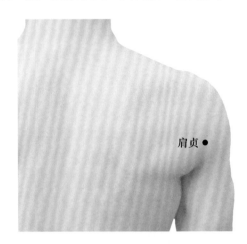

图 3-119　大圆肌穴位 5

## 七、三角肌

### 【内容简介】

三角肌起自锁骨的外侧段、肩峰和肩胛冈，止于肱骨外侧三角肌粗隆。三角肌从前、上、后方包绕肩关节，形成圆隆的肩部外形。腋神经在三角肌深面分为前后两支，前支的肌支支配三角肌前、中两束，后支的肌支支配三角肌后束及小圆肌。肱骨外科颈骨折时，可损伤腋神经，肩关节不能外展，肌萎缩形成

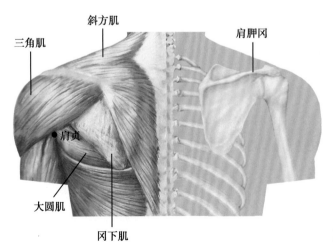

图 3-120　大圆肌穴位 6

"方肩"体征。

功能：外展肩关节前部，前屈并旋内肩关节，后部后伸并略旋外。

【体表触诊】

三角肌后部肌束：

动作：被检者坐位，肩关节外展90°，肘关节屈曲。检查者用力托在被检者的上臂后下部、肘关节的稍上方，嘱被检者抗阻力水平向后推肩部，在肩关节的后部观察并触及三角肌后部肌束（图3-121）。

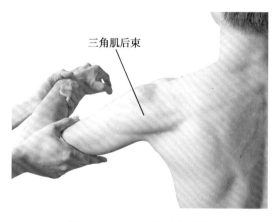

图3-121 三角肌后束动作

三角肌中部肌束：

动作：被检者坐位，肩关节外展90°，肘关节屈曲，嘱被检者用力上抬臂部。沿三角肌后部肌束向肩峰方向触摸，可触及三角肌中部肌束（图3-122）。

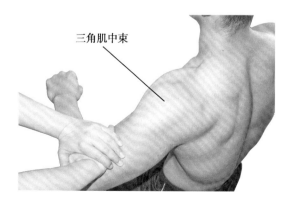

图3-122 三角肌中束动作

三角肌前部肌束：

动作：被检者坐位，肩关节外展90°，肘关节屈曲。检查者双手置于被检者上臂中下部并水平向后施力，嘱被检者抗阻力水平向前推肩部，此时沿着三角肌中部肌束继续向锁骨方向触摸，即可触及三角肌前部肌束（图3-123）。

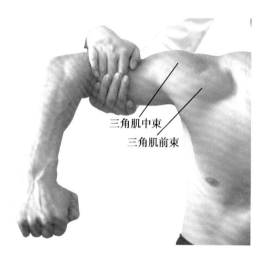

图3-123 三角肌前束动作

【体表形态】

三角肌体表形态（图3-124~图3-129）。

【神经血管】

腋神经：肩胛下肌下缘和背阔肌止点的上方可找到腋神经及与其伴行的旋肱后动脉，一起穿过四边孔（由肱骨上端、肩胛下肌、大圆肌、小圆肌及肱三头肌长头所围成）至背侧。在三角肌后部深面分为上、下两支，再分出肌支与皮支。三角肌由腋神经支配。

臂外侧上皮神经：腋神经分支，从三角肌后缘浅出，分布于该区表面的皮肤。

旋肱后动脉：旋肱后动脉与腋神经伴行穿四边孔，绕肱骨外科颈与旋前动脉吻合，伴随腋神经分布至三角肌、肱骨和肩关节。

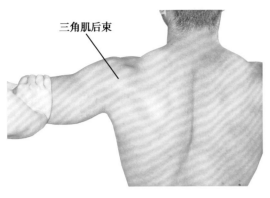

图 3-124 三角肌后束 1

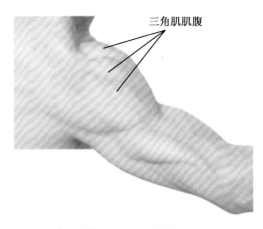

图 3-127 三角肌 1

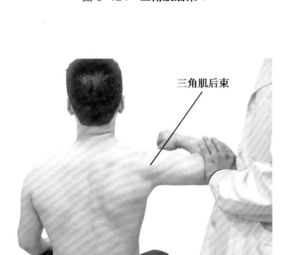

图 3-125 三角肌后束 2

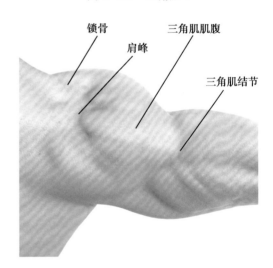

图 3-128 三角肌 2

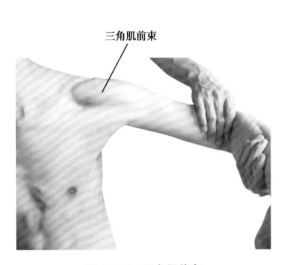

图 3-126 三角肌前束

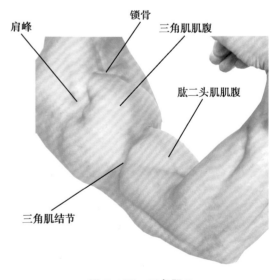

图 3-129 三角肌 3

【相关穴位】

1. 云门（LU2）

①标准定位：在胸部，锁骨下窝凹陷中，肩胛骨喙突内缘，前正中线旁开6寸（图3-130、图3-131）。

②取法：正坐位，用手叉腰，当锁骨外端下缘出现的三角凹窝的中点处。

③穴位解剖：皮肤→皮下组织→三角肌→喙锁胸筋膜→喙突。

2. 肩髃（LI15）

①标准定位：在三角肌区，肩峰外侧缘前端与肱骨大结节两骨间凹陷中（图3-132、图3-133）。

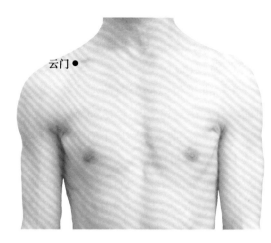

图 3-130　三角肌穴位 1

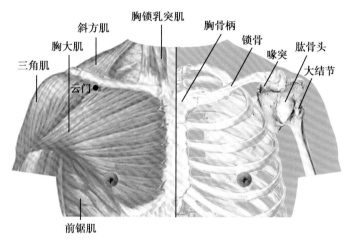

图 3-131　三角肌穴位 2

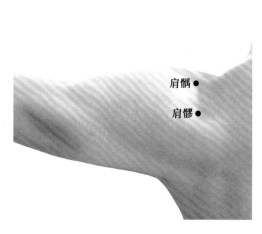

图 3-132　三角肌穴位 3

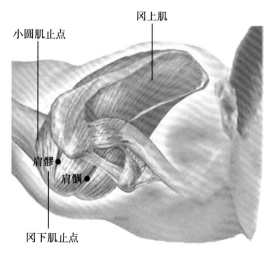

图 3-133　三角肌穴位 4

②穴位解剖:皮肤→皮下组织→三角肌→三角肌下囊→冈上肌肌腱。

### 3. 臂臑(LI14)

①标准定位:在臂部,曲池上7寸,三角肌前缘处(图3-136、图3-137)。

②穴位解剖:皮肤→皮下组织→三角肌。

### 4. 肩髎(SJ14)

①标准定位:在三角肌区,肩峰角与肱骨大结节两骨间凹陷中(图3-132、图3-133)。

②取法:上臂外展平举,肩关节部即可呈现出两个凹陷窝,前者为肩髃,后者为肩髎;或上臂垂直,于锁骨肩峰端后缘直下约2寸,当肩峰与肱骨大结节之间处定穴。

③穴位解剖:皮肤→皮下组织→三角肌(后部)→小圆肌→大圆肌→背间肌。

### 5. 臑俞(SI10)

①标准定位:在肩胛区,腋后纹头直上,肩胛冈下缘凹陷中(图3-134、图3-135)。

②取法:正坐垂肩,上臂内收,用手指从腋后纹头肩贞穴直上推,肩胛冈下缘处是穴。

③穴位解剖:皮肤→皮下组织→三角肌→冈下肌。

### 6. 肩贞(SI9)

①标准定位:在肩胛区,肩关节后下方,腋后纹头直上1寸(图3-134、图3-135)。

②穴位解剖:皮肤→皮下组织→三角肌→肱三头肌长头→大圆肌→背阔肌。

### 7. 臑会(SJ13)

①标准定位:在臂后区,肩峰角下3寸,三角肌的后下缘(图3-136、图3-137)。

②取法:前臂旋前,于肩后侧肩髎穴直下3寸,与天井相直处取穴。

③穴位解剖:皮肤→皮下组织→肱三头肌。

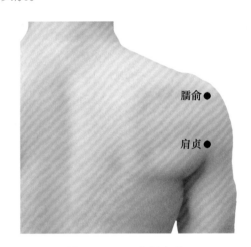

图3-134　三角肌穴位5

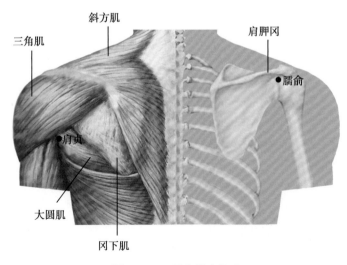

图3-135　三角肌穴位6

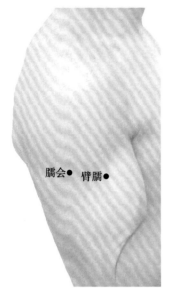

图 3-136 三角肌穴位 7

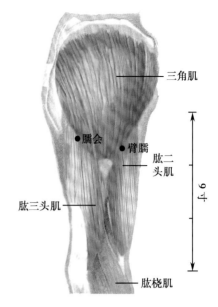

图 3-137 三角肌穴位 8

肩部肌性标志触诊视频

# 第四章 臂 部

## 整 体 观

臂部上连肩部,下连肘部,被肱骨和臂内、外侧肌间隔分为臂前区和臂后区,臂肌按位置分为前群和后群。本章将介绍臂肌前群中浅层的肱二头肌,深层的喙肱肌、肱肌,后群的肱三头肌的体表触诊方法,以及手太阴、手厥阴、手少阴、手少阳等经在臂部的穴位分布(图 4-1~图 4-6)。

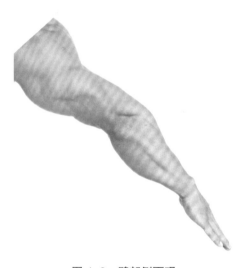

图 4-2 臂部侧面观

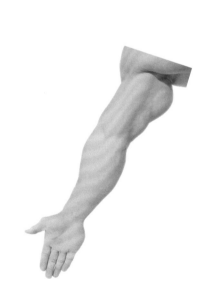

图 4-1 臂部正面观

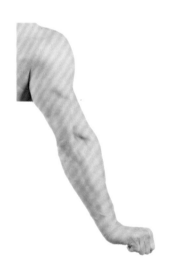

图 4-3 臂部后面观

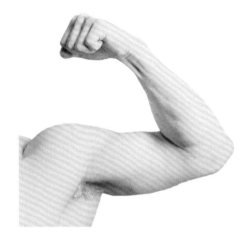

图 4-4　臂前区

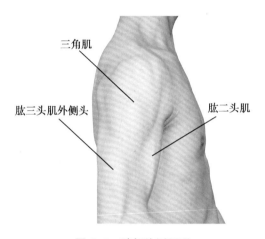

三角肌

肱三头肌外侧头

肱二头肌

图 4-5　臂部外侧面观

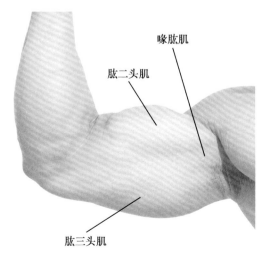

喙肱肌

肱二头肌

肱三头肌

图 4-6　上臂内侧面观

# 肌 性 标 志

## 一、肱二头肌

### 【内容简介】

肱二头肌呈梭形,起端有两个头。其长头以长腱起自肩胛骨盂上结节,通过肩关节囊,经结节间沟下降;其短头起自喙突尖部。在肱骨下 1/3 处,肱二头肌长、短头肌腹融合,并以一腱止于桡骨粗隆。

功能:屈肘,当前臂处于旋前位时能使其旋后,并协助屈上臂。

### 【体表触诊】

动作1:被检查者坐位,肘关节屈曲,检查者双手置于被检查者前臂向远离被检查者方向施力,嘱被检查者抗阻力屈肘关节,可观察到整个肱二头肌肌腹隆起(图4-7)。

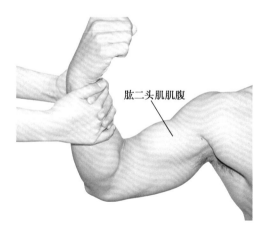

肱二头肌肌腹

图 4-7　肱二头肌动作 1

动作2:屈伸肘部使肱二头肌连续"收缩－放松",可在臂前内侧触及肱二头肌短头肌腹(图4-8)。

动作3:屈伸肘部使肱二头肌连续"收缩－放松",可在臂前外侧触及肱二头肌长头肌腹（图4-9）。

动作4：嘱被检查者抗阻力屈肘，可于肘窝触及隆起的肱二头肌肌腱（图4-10）。

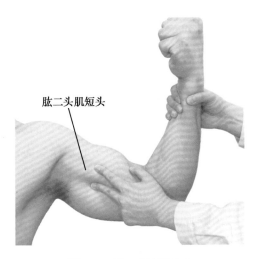

图4-8　肱二头肌动作2

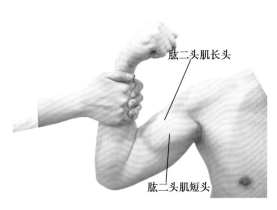

图4-9　肱二头肌动作3

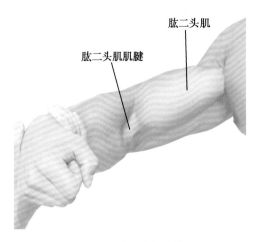

图4-10　肱二头肌动作4

【体表形态】

肱二头肌体表形态（图4-11~图4-13）。

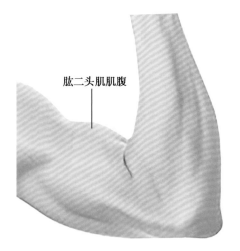

图4-11　肱二头肌1

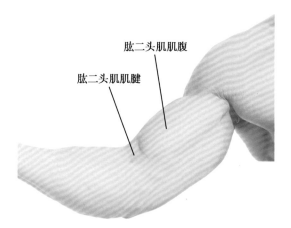

图4-12　肱二头肌2

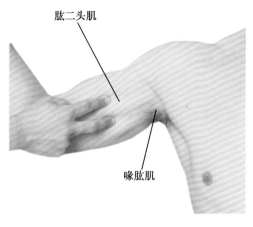

图4-13　肱二头肌3

**【神经血管】**

肌皮神经：起自臂丛外侧束，斜向外下方穿过喙肱肌，下行于肱二头肌和肱肌之间，达肘窝，在肱二头肌肌腱外侧穿出深筋膜至皮下，成为前臂外侧皮神经。支配肱二头肌。

正中神经：伴肱动脉走行于肱二头肌内侧沟，先行于动脉外侧，约在喙肱肌止点处斜过肱动脉前方至其内侧，下行至肘窝。

尺神经：自臂丛内侧束发出后，从腋动、静脉之间穿出腋窝，在肱二头肌内侧沟伴行于肱动脉内侧至臂中份。继而穿内侧肌间隔至臂后区内侧，下行进入肱骨内上髁后方的尺神经沟。

肋间臂神经：为第2肋间神经的外侧皮支，分布于臂上部内侧份皮肤。

臂内侧皮神经：发自臂丛内侧束，分布于臂内侧和臂前面皮肤。

贵要静脉：行于肱二头肌内侧沟的下半，约在臂中点稍下方穿深筋膜注入肱静脉，或伴肱静脉上行注入腋静脉。

头静脉：头静脉在臂部行于肱二头肌外侧沟内，向上经三角肌胸大肌间沟进入锁骨下窝，穿锁胸筋膜进入腋静脉。

肱动脉：在大圆肌肌腱下缘续于腋动脉，沿肱二头肌内侧沟下行至肘窝，位置表浅，全程可触其搏动。肱动脉在臂上份居肱骨内侧，中份居前内方，下份居前方。

旋肱前动脉：平肩胛下肌下缘起自腋动脉，水平向外走在喙肱肌和肱二头肌短头深面，抵达结节间沟，在肱二头肌长头深面发出升降支，与旋肱后动脉吻合。

**【相关穴位】**

**1. 天泉（PC2）**

①标准定位：在臂前区，腋前纹头下2寸，肱二头肌的长、短头之间（图4-14、图4-16）。

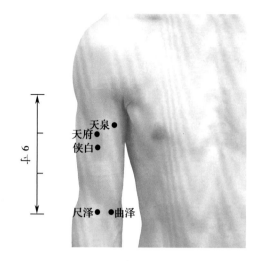

图4-14　肱二头肌穴位1

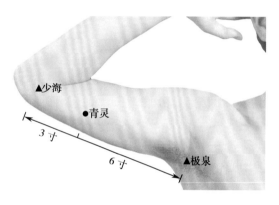

图4-15　肱二头肌穴位2

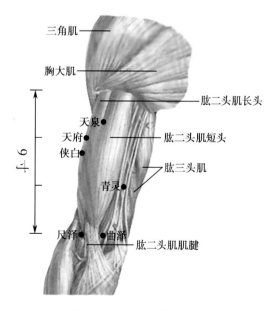

图4-16　肱二头肌穴位3

②取法：伸臂仰掌，于腋前皱襞上端与肘横纹上的曲泽连成直线，在肘横纹上7寸处取穴。

③穴位解剖：皮肤→皮下组织→肱二头肌→喙肱肌（腱）。

### 2. 天府（LU3）

①标准定位：在臂前区，腋前纹头下3寸，肱二头肌桡侧缘处（图4-14、图4-16）。

②取法：坐位，臂向前平举，俯头，鼻尖接触上臂侧处是穴；坐位，微屈肘，肱二头肌外侧缘，肘横纹上6寸处是穴。

③穴位解剖：皮肤→皮下组织→肱骨。皮肤有臂外侧皮神经分布。

### 3. 侠白（LU4）

①标准定位：在臂前区，腋前纹头下4寸，肱二头肌桡侧缘处（图4-14、图4-16）。

②穴位解剖：皮肤→皮下组织→肱肌。

### 4. 青灵（HT2）

①标准定位：在臂前区，肘横纹上3寸，肱二头肌的内侧沟中（图4-15、图4-16）。

②取法：伸肘，先取肘横纹尺侧端的少海，于少海穴直上3寸，与极泉成直线位上取之。

③穴位解剖：皮肤→皮下组织→臂内侧肌间隔→肱骨。

### 5. 曲泽（PC3）

①标准定位：在肘前区，肘横纹上，肱二头肌肌腱的尺侧缘凹陷中（图4-14、图4-16）。

②穴位解剖：皮肤→皮下组织→正中神经→肱肌。

### 6. 尺泽（LU5）

①标准定位：在肘区，肘横纹上，肱二头肌肌腱桡侧缘凹陷处（图4-14、图4-16）。

②穴位解剖：皮肤→皮下组织→肱桡肌→肱肌。

## 二、喙肱肌

### 【内容简介】

喙肱肌位于肱二头肌短头内后侧，它与肱二头肌短头以腱性共同起于喙突，斜向下后，止于肱骨中份内侧。喙肱肌大部分为肌皮神经所贯穿，受肌皮神经支配。

功能：屈曲和内收肩关节。

### 【体表触诊】

动作：嘱被检查者前屈、外展臂部，并抗阻力屈曲肘关节，可在肱二头肌短头内后方触及一"条索状"肌肉，即喙肱肌肌腹（图4-17）。

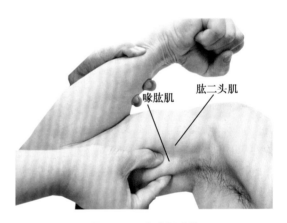

喙肱肌　　肱二头肌

图4-17　喙肱肌动作

### 【体表形态】

喙肱肌体表形态（图4-18）。

### 【神经血管】

正中神经：伴肱动脉走行于肱二头肌内侧沟，先行于动脉外侧，约在喙肱肌止点处斜过肱动脉前方至其内侧，下行至肘窝。

肌皮神经：自臂丛外侧束发出后，向外侧斜穿喙肱肌，在肱二头肌与肱肌之间下行，沿途发支分布于以上三肌。支配喙肱肌。

旋肱前动脉：平肩胛下肌下缘起自腋动脉，水平向外走在喙肱肌和肱二头肌短头深面，抵达结节间沟，在肱二头肌长头深面发出升降支，与旋肱后动脉吻合。

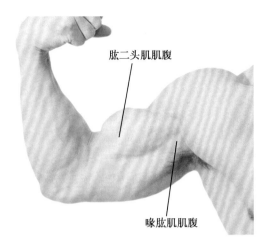

图 4-18　喙肱肌

【相关穴位】

1. 极泉（HT1）

①标准定位：在腋区，腋窝中央，腋动脉搏动处（图 4-19、图 4-21）。

②取法：屈肘，手掌按于后枕，于腋窝中部有动脉搏动处取穴；或上臂外展位取穴。

③穴位解剖：皮肤→皮下组织→腋腔及其内容→大圆肌。

2. 天泉（PC2）

①标准定位：在臂前区，腋前纹头下 2 寸，肱二头肌的长、短头之间（图 4-19、图 4-20）。

②取法：伸臂仰掌，于腋前皱襞上端与肘横纹上的曲泽连成直线，在肘横纹上 7 寸处取穴。

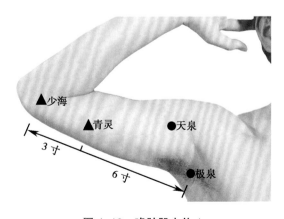

图 4-19　喙肱肌穴位 1

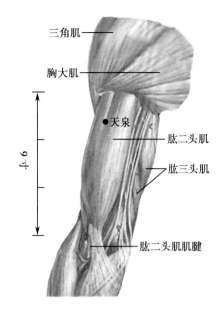

图 4-20　喙肱肌穴位 2

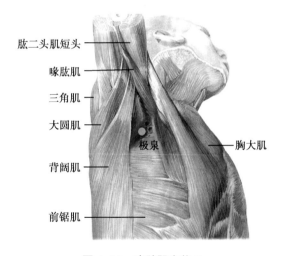

图 4-21　喙肱肌穴位 3

③穴位解剖：皮肤→皮下组织→肱二头肌→喙肱肌（腱）。

三、肱肌

【内容简介】

肱肌位于肱二头肌深面，起于肱骨体前面下 1/2 和臂内侧肌间隔，并与三角肌止点处下方相连，其纤维向下延续为扁腱，止于尺骨粗隆及冠突的粗糙面。

功能：屈曲肘关节。

【体表触诊】

动作：被检查者肘关节屈曲,检查者一手置于其前臂并向远离被检者方向施力,检查者另一手拇、示指置于被检者肱二头肌肌腱远端,嘱其抗阻力屈肘,检查者手下可触及肱肌肌腹收缩(图4-22)。

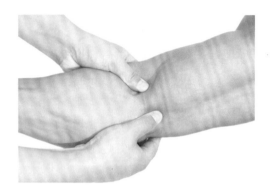

图4-22　肱肌动作

【体表形态】

肱肌体表形态(图4-23、图4-24)。

【相关穴位】

**1. 侠白(LU4)**

①标准定位：在臂前区,腋前纹头下4寸,肱二头肌桡侧缘处(图4-25、图4-27)。

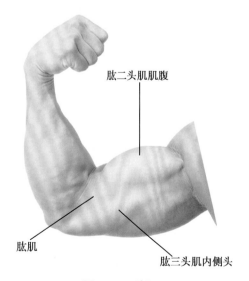

图4-23　肱肌1

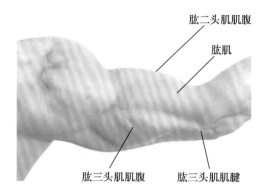

图4-24　肱肌2

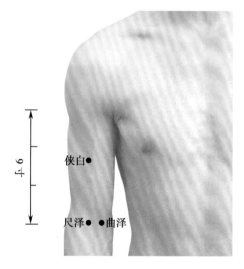

图4-25　肱肌穴位1

②取法：坐位或仰卧位取穴,肱二头肌外侧缘,腋前纹头下4寸。

③穴位解剖：皮肤→皮下组织→肱肌。

**2. 少海(HT3)**

①标准定位：在肘前区,横平肘横纹,肱骨内上髁前缘(图4-26、图4-27)。

②取法：屈肘举臂,以手抱头,在肘内侧横纹尽头处取穴。

③穴位解剖：皮肤→皮下组织→旋前圆肌→肱肌。

**3. 曲泽(PC3)**

①标准定位：在肘前区,肘横纹上,肱二头肌肌腱的尺侧缘凹陷中(图4-25、

图 4-27 )。

②穴位解剖：皮肤→皮下组织→正中神经→肱肌。

### 4. 尺泽（LU5）

①标准定位：在肘区，肘横纹上，肱二头肌肌腱桡侧缘凹陷处（图 4-25、图 4-27 )。

②穴位解剖：皮肤→皮下组织→肱桡肌→肱肌。

### 5. 曲池（LI11）

①标准定位：在肘区，尺泽与肱骨外上髁连线的中点处（图 4-28、图 4-29 )。

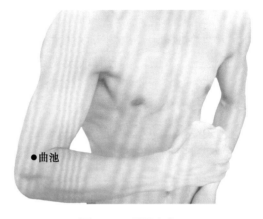

图 4-28　肱肌穴位 4

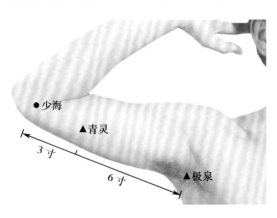

图 4-26　肱肌穴位 2

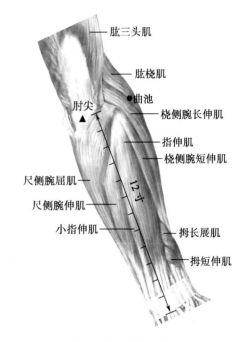

图 4-29　肱肌穴位 5

②取法：屈肘成直角，当肘横纹尽头处。

③穴位解剖：皮肤→皮下组织→前臂筋膜→桡侧腕长、短伸肌→肱桡肌→肱肌。

## 四、肱三头肌

### 【内容简介】

肱三头肌位于臂后面的皮下。起端有三个头，长头以腱性起自肩胛骨的盂下结节，向下经大、小圆肌之间；外侧头起自肱骨后

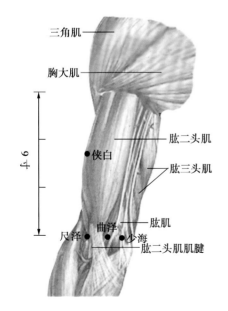

图 4-27　肱肌穴位 3

面桡神经沟上缘以上与小圆肌止端之间的骨面，及外侧肌间隔；内侧头以肌性起自肱骨后面桡神经沟的内下方骨面及两个肌间隔。三头合为一个肌腹，向下移行于扁腱，止于尺骨鹰嘴的上缘和两侧缘。肱三头肌受桡神经支配，当高位桡神经损伤时肱三头肌麻痹，不能拮抗肱二头肌收缩而出现屈肘畸形。

功能：可伸肘关节，其中肱三头肌长头可使肩关节内收和后伸。

【体表触诊】

肱三头肌长头：

动作：被检查者坐位，手臂向后伸直。检查者双手置于被检查者前臂后方施力，嘱被检查者抗阻力后伸肘关节。可在上臂后部内侧触及肱三头肌长头（图4-30）。

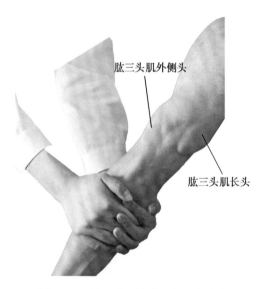

图4-30　肱三头肌长头及外侧头动作

肱三头肌外侧头：

动作：被检查者坐位，手臂向后伸直。检查者双手置于被检查者前臂后方施力，嘱被检查者抗阻力后伸肘关节，可在上臂后部外侧触及肱三头肌外侧头肌腹（图4-30）。

肱三头肌内侧头：

动作：被检查者坐位，肩关节外展90°，肘关节屈曲90°。检查者双手置于被检查者前臂外侧并施力，嘱被检查者抗阻力伸肘关节，可在肱二头肌内后方触及肱三头肌内侧头（图4-31）。

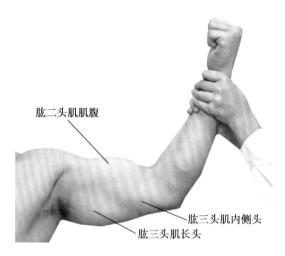

图4-31　肱三头肌内侧头动作

【体表形态】

肱三头肌体表形态（图4-32~图4-35）。

【神经血管】

臂外侧上皮神经：为腋神经后支的终末皮支，于三角肌后缘上3/5与下2/5交界处穿出深筋膜，分布三角肌下部和肱三头肌上部区域的皮肤。

桡神经：为臂丛后束发出的神经分支。该神经发出后始位于腋动脉的后方，与肱深动脉伴行，先经肱三头肌长头与内侧头之间，

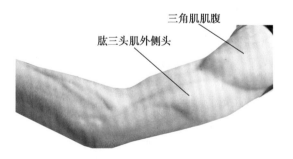

图4-32　肱三头肌1

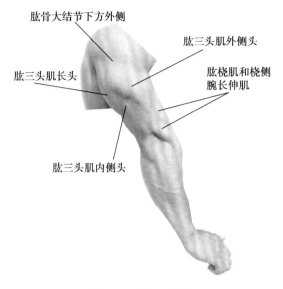

图 4-33　肱三头肌 2

肱骨大结节下方外侧
肱三头肌外侧头
肱桡肌和桡侧腕长伸肌
肱三头肌长头
肱三头肌内侧头

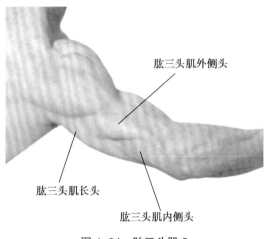

图 4-34　肱三头肌 3

肱三头肌外侧头
肱三头肌长头
肱三头肌内侧头

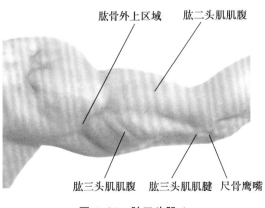

图 4-35　肱三头肌 4

肱骨外上区域　肱二头肌肌腹
肱三头肌肌腹　肱三头肌肌腱　尺骨鹰嘴

继而沿桡神经沟绕肱骨中段后面行向外下，在肱骨外上髁上方穿过外侧肌间隔至肱桡肌与肱肌之间，后继续下行于肱肌与桡侧腕长伸肌之间。桡神经皮支共 3 支，臂外侧下皮神经在三角肌止点远侧浅出，分布于臂下外侧部的皮肤。支配肱三头肌。

尺神经：先居肱动脉内侧，于臂中部穿臂内侧肌间隔后行，沿肱三头肌表面伴尺侧上副动脉下降。

肱深动脉：于大圆肌下缘稍下从肱动脉后内壁发出，伴桡神经，经肱三头肌长头和内侧头之间入桡神经沟。

【相关穴位】

1. 肘髎（LI12）

①标准定位：在肘区，肱骨外上髁上缘，髁上嵴的前缘（图 4-37、图 4-38）。

②取法：在臂外侧，屈肘取穴，从曲池向外斜上方 1 寸，当肱三头肌的外缘，肱骨边缘处。

③穴位解剖：皮肤→皮下组织→肘筋膜→肱三头肌。

2. 肩贞（SI9）

①标准定位：在肩胛区，肩关节后下方，腋后纹头直上 1 寸（图 4-39、图 4-40）。

②穴位解剖：皮肤→皮下组织→三角肌→肱三头肌长头→大圆肌→背阔肌。

3. 臑会（SJ13）

①标准定位：在臂后区，肩峰角下 3 寸，三角肌的后下缘（图 4-36、图 4-38）。

②取法：前臂旋前，于肩后侧肩髎穴直下 3 寸，与天井相直处取穴。

③穴位解剖：皮肤→皮下组织→肱三头肌。

4. 消泺（SJ12）

①标准定位：在臂后区，肘尖与肩峰角连线上，肘尖上 5 寸（图 4-36、图 4-38）。

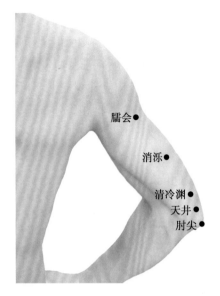

图 4-36　肱三头肌穴位 1

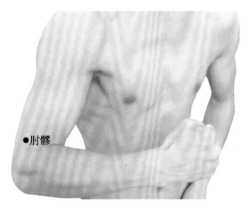

图 4-37　肱三头肌穴位 2

②取法：正坐垂肩，前臂旋前，先取三角肌后下缘与肱骨交点处的臑会穴，当臑会与清冷渊之间的中点处取穴。

③穴位解剖：皮肤→皮下组织→肱三头肌内侧头。

### 5. 清冷渊（SJ11）

①标准定位：在臂后区，肘尖与肩峰角连线上，肘尖上 2 寸（图 4-36、图 4-38）。

②取法：在臂外侧，屈肘，天井上 1 寸。

③穴位解剖：皮肤→皮下组织→肱三头肌。

### 6. 天井（SJ10）

①标准定位：在肘后区，肘尖上 1 寸凹陷中（图 4-36、图 4-38）。

②取法：以手叉腰，于肘尖（尺骨鹰嘴）后上方 1 寸之凹陷处取穴。

③穴位解剖：皮肤→皮下组织→肱三头肌。

### 7. 肘尖（EX-UE1）

①标准定位：在肘后区，尺骨鹰嘴的尖端（图 4-36、图 4-38）。

②取法：两手叉腰，屈肘约 90°，于尺骨鹰嘴突起之尖端取穴（图 4-36、图 4-38）。

③穴位解剖：皮肤→皮下组织→鹰嘴皮下囊→肱三头肌肌腱。

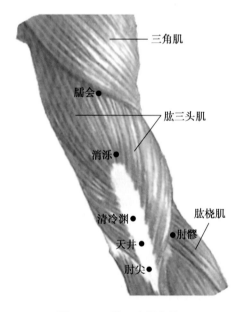

图 4-38　肱三头肌穴位 3

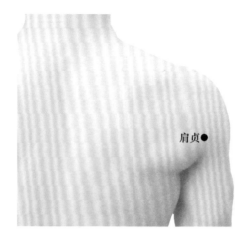

图 4-39 肱三头肌穴位 4

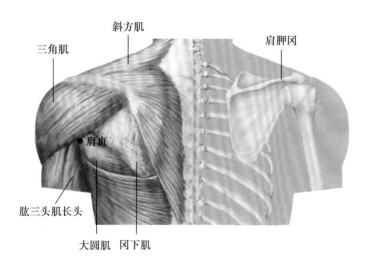

图 4-40 肱三头肌穴位 5

臂部肌性标志触诊视频

# 第五章 肘 部

## 整 体 观

肘部介于臂和前臂之间，以经过肱骨内、外上髁之间的虚拟冠状面分为肘前区和肘后区。本章将介绍肘部重要骨性标志的体表触诊方法，以及手三阳等经在肘部的穴位分布（图5-1~图5-6）。

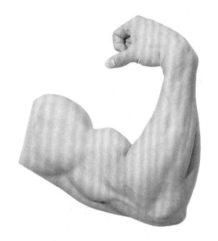

图5-2 肘部屈曲位外侧面观

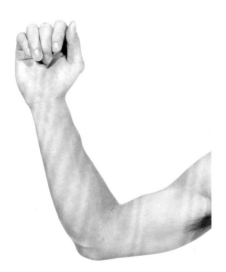

图5-1 肘部屈曲位整体观

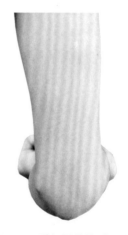

图5-3 肘部屈曲位后面观

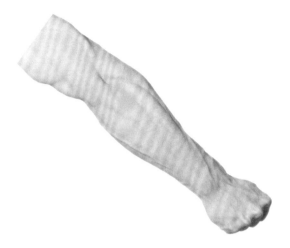

图 5-4　肘部伸直位整体观 1

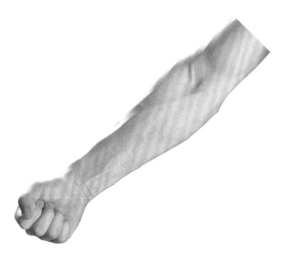

图 5-5　肘部伸直位整体观 2

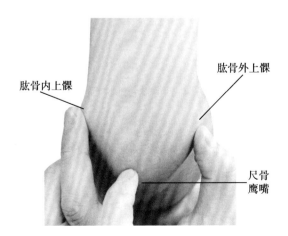

图 5-6　肘三角

肱骨内上髁

肱骨外上髁

尺骨鹰嘴

# 骨 性 标 志

## 一、肱骨外上髁

### 【内容简介】

肱骨外上髁位于肱骨下端的外侧,肱骨小头的外上方。外上髁未包于关节囊内,其前外侧有一浅压迹,为前臂伸肌总腱的起始部。其前方上部为桡侧腕长伸肌腱的起始部;在其后面,由上向下依次为桡侧腕短伸肌、指伸肌、小指伸肌、尺侧腕伸肌及旋后肌腱的起始部,其最内侧为肘肌的起点。肱骨外上髁的下部还有桡侧副韧带的起始部,并与桡侧腕短伸肌起始腱的纤维交织在一起。

### 【体表触诊】

当肘关节处于半屈状态,于肘关节的外侧可摸到肱骨小头上外侧较粗糙的骨性突起,即肱骨外上髁。

### 【体表形态】

肱骨外上髁体表形态(图 5-7~ 图 5-9)。

### 【神经血管】

桡神经:为臂丛后束发出的神经分支。该神经发出后始位于腋动脉的后方,与肱深动脉伴行,先经肱三头肌长头与内侧头之间,

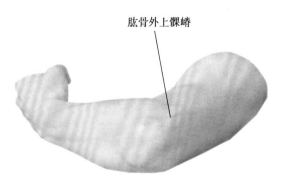

肱骨外上髁嵴

图 5-7　肱骨外上髁嵴

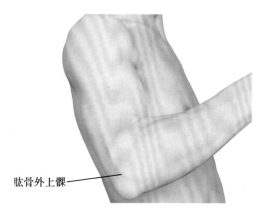

图 5-8    肱骨外上髁

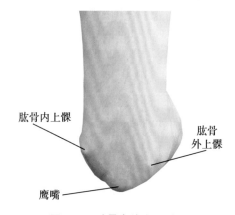

图 5-9    肱骨内外上髁后面观

继而沿桡神经沟绕肱骨中段后面行向外下，在肱骨外上髁上方穿过外侧肌间隔至肱桡肌与肱肌之间，后继续下行于肱肌与桡侧腕长伸肌之间。桡神经在肱骨外上髁前方分为浅支和深支两终末支。

桡神经体表投影：自腋后襞下缘外侧端与臂相交处，斜向外下连于肱骨外上髁，此连线即为桡神经在臂背侧面的投影。

正中神经体表投影：在肱二头肌内侧沟上端肱动脉搏动处确定一点，在肘部肱骨内、外上髁间连线中点稍内侧确定另一点，此两点之间的连线即为正中神经在臂部的投影。将此投影线延至腕部桡侧腕屈肌腱与掌长肌腱连线的中点，即为正中神经在前臂的投影。

## 【相关穴位】

### 1. 肘髎（LI12）

①标准定位：在肘区，肱骨外上髁上缘，髁上嵴的前缘（图 5-10、图 5-11）。

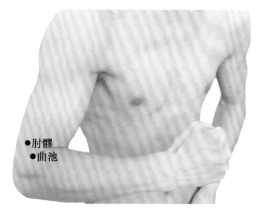

图 5-10    肱骨外上髁穴位 1

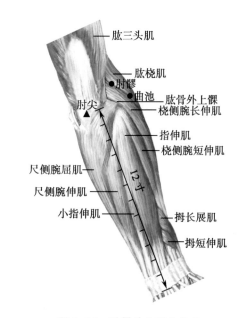

图 5-11    肱骨外上髁穴位 2

②取法：在臂外侧，屈肘取穴，从曲池向外斜上方 1 寸，当肱三头肌的外缘，肱骨边缘处。

③穴位解剖：皮肤→皮下组织→肘筋膜→肱三头肌。

### 2. 曲池（LI11）

①标准定位：在肘区，尺泽与肱骨外上

髁连线的中点处(图5-10、图5-11)。

②取法:屈肘成直角,当肘横纹尽头处。

③穴位解剖:皮肤→皮下组织→前臂筋膜→桡侧腕长、短伸肌→肱桡肌→肱肌。

## 二、肱骨内上髁

### 【内容简介】

肱骨内上髁为肱骨下端滑车内侧的骨性突起,大而显著,于肘关节的内侧极易触到,是重要的骨性标志。肱骨内上髁前下的结构较粗糙,由上向下依次为旋前圆肌、桡侧腕屈肌、掌长肌及指浅屈肌的附着点。其后面最内侧的上方有尺侧腕屈肌附着,下方有尺侧副韧带附着。

### 【体表触诊】

在肘关节的内侧可很容易摸到位于肱骨滑车内上方的肱骨内上髁(图5-12)。

### 【体表形态】

肱骨内上髁体表形态(图5-12、图5-13)。

### 【神经血管】

尺神经:自臂丛内侧束发出后,从腋动、静脉之间穿出腋窝,在肱二头肌内侧沟伴行于肱动脉内侧至臂中份。继而穿内侧肌间隔至臂后区内侧,下行进入肱骨内上髁后方的尺神经沟。

尺神经体表投影:自胸大肌下缘肱动脉起始段搏动点开始,向下内侧到肱骨内上髁与鹰嘴之间的连线为尺神经在臂部的投影线。继续沿前臂内侧至豌豆骨桡侧的连线为尺神经在前臂的投影线。

### 【相关穴位】

#### 1. 少海(HT3)

①标准定位:在肘前区,横平肘横纹,肱骨内上髁前缘(图5-14、图5-16)。

②穴位解剖:皮肤→皮下组织→旋前圆肌→肱肌。

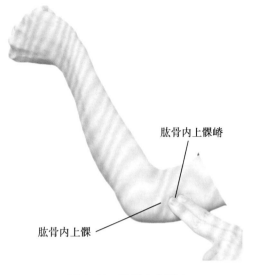

图5-12　肱骨内上髁1

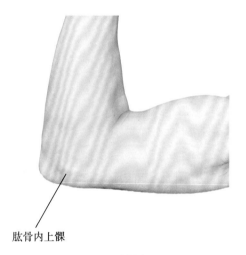

图5-13　肱骨内上髁2

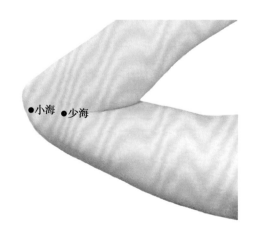

图5-14　肱骨内上髁穴位1

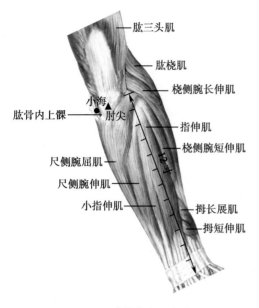

图 5-15    肱骨内上髁穴位 2

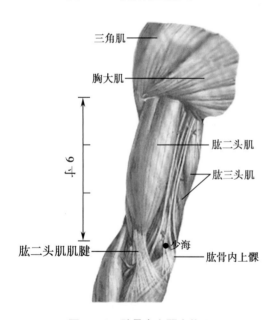

图 5-16    肱骨内上髁穴位 3

### 2. 小海（SI8）

①标准定位：在肘后区，尺骨鹰嘴与肱骨内上髁之间凹陷中（图 5-14、图 5-15）。

②穴位解剖：皮肤→皮下组织→尺神经沟。

### 三、尺骨鹰嘴

【内容简介】

尺骨鹰嘴位于尺骨上端后面的骨性隆起，是肘关节背面正中的最高骨性突起。于肘关节的后方可清楚地触及，并随关节的前屈、后伸而上、下滑动。

【体表触诊】

肘关节背面正中的最高骨性突起即为尺骨鹰嘴。

【体表形态】

尺骨鹰嘴体表形态（图 5-17~ 图 5-19）。

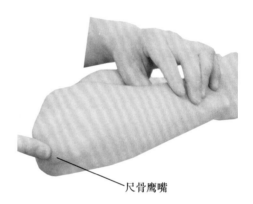

图 5-17    尺骨鹰嘴 1

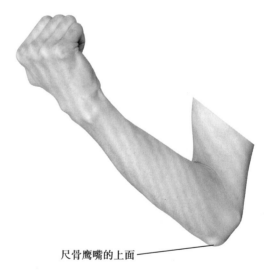

图 5-18    尺骨鹰嘴 2

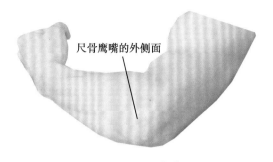

图 5-19 尺骨鹰嘴 3

**【神经血管】**

尺神经体表投影:自胸大肌下缘肱动脉起始段搏动点开始,向下内侧到肱骨内上髁与鹰嘴之间的连线为尺神经在臂部的投影线。继续沿前臂内侧至豌豆骨桡侧的连线为尺神经在前臂的投影线。

**【相关穴位】**

1. 小海(SI8)

①标准定位:在肘后区,尺骨鹰嘴与肱骨内上髁之间凹陷中(图5-20、图5-21)。

②穴位解剖:皮肤→皮下组织→尺神经沟。

2. 天井(SJ10)

①标准定位:在肘后区,肘尖上1寸凹陷中(图5-22、图5-23)。

②取法:以手叉腰,于肘尖(尺骨鹰嘴)后上方1寸之凹陷处取穴。

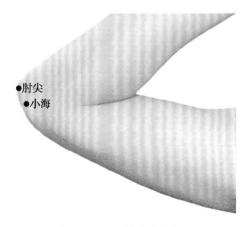

图 5-20 尺骨鹰嘴穴位 1

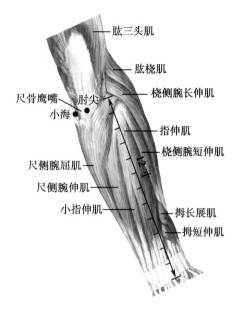

图 5-21 尺骨鹰嘴穴位 2

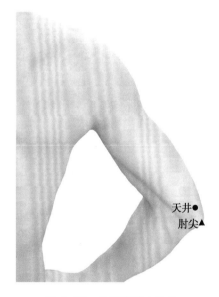

图 5-22 尺骨鹰嘴穴位 3

③穴位解剖:皮肤→皮下组织→肱三头肌。

3. 肘尖(EX-UE1)

①标准定位:肘后区,尺骨鹰嘴尖端(图5-22、图5-23)。

②穴位解剖:皮肤→皮下组织→鹰嘴皮下囊→肱三头肌肌腱。

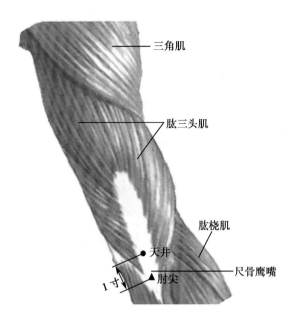

图 5-23　尺骨鹰嘴穴位 4

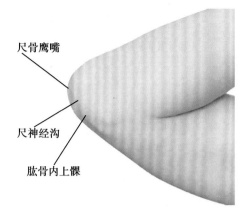

图 5-24　尺神经沟 1

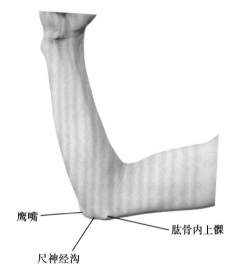

图 5-25　尺神经沟 2

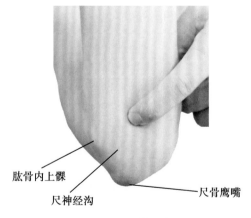

图 5-26　尺神经沟 3

## 四、尺神经沟

### 【内容简介】

尺神经沟是肱骨内侧髁和肱骨滑车最高点之间连线构成的一个三角形半骨性管,尺神经主干穿行其间。尺神经紧贴尺神经沟骨面,向前下穿前臂肌间隔入前臂前区。尺神经在此处位置表浅,易受损伤。

### 【体表触诊】

被检查者肘关节屈曲,检查者拇指置于其肱骨内上髁处,示指置于尺骨鹰嘴上,拇、示指之间即可触及尺神经沟。

### 【体表形态】

尺神经沟体表形态(图 5-24~ 图 5-26)。

### 【神经血管】

尺神经:自臂丛内侧束发出后,从腋动、静脉之间穿出腋窝,在肱二头肌内侧沟伴行于肱动脉内侧至臂中份。继而穿内侧肌间隔至臂后区内侧,下行进入肱骨内上髁后方的尺神经沟。

## 五、桡骨头

### 【内容简介】

桡骨上端形成扁圆形的桡骨头,又称桡骨小头,头的上面有凹陷的桡骨头凹,与肱骨小头相关节。周围的环状关节面与尺骨相关节。桡骨头位于肘后窝内,前臂做交替性地旋前、旋后动作时,可清晰地感觉到桡骨头在旋转。

### 【体表触诊】

被检者肘关节屈曲 90°,嘱其做前臂旋前、旋后动作,检查者可触及位于肱骨远端外侧的桡骨头。

### 【体表形态】

桡骨头体表形态(图 5-27)。

### 【神经血管】

桡神经深支(骨间后神经):该神经主要为肌支。在桡骨颈(桡骨头下方)外侧穿过旋后肌至前臂后面,沿前臂骨间膜后面,在前臂浅、深肌群之间下行达腕关节背面,沿途发支分布于前臂伸肌群、桡尺远侧、腕关节和掌

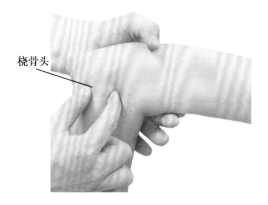

桡骨头

图 5-27　桡骨头

骨间关节。桡骨颈骨折时,可损伤桡神经深支,出现伸腕无力、不能伸指等症状。

肱动脉:位于肱二头肌肌腱的内侧,至肘窝远端约桡骨颈(桡骨头下方)水平,分为桡动脉和尺动脉两个终支。

肘部骨性标志触诊视频

# 第六章 前　臂

## 整 体 观

前臂是肘部的延续,介于肘部和手部之间,分为前臂前区和前臂后区。前臂肌位于尺、桡骨周围,分为前群和后群,前群为屈肌,后群为伸肌,主要作用于肘、腕、手关节。本章将介绍前臂肌前群中的肱桡肌、旋前圆肌、桡侧腕屈肌、掌长肌、尺侧腕屈肌、指浅屈肌,后群中的桡侧腕长伸肌、桡侧腕短伸肌、指伸肌、小指伸肌、尺侧腕伸肌等肌性标志的体表触诊方法,以及手三阳、手三阴等经在前臂的穴位分布(图6-1~图6-5)。

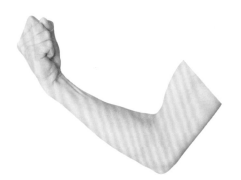

图 6-2　前臂内侧面观

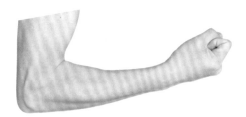

图 6-3　前臂外侧面观

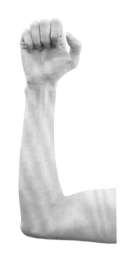

图 6-1　前臂掌侧面观

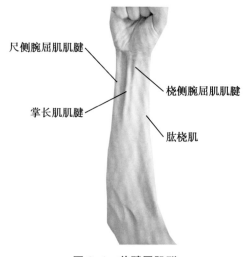

尺侧腕屈肌肌腱

桡侧腕屈肌肌腱

掌长肌肌腱

肱桡肌

图 6-4　前臂屈肌群

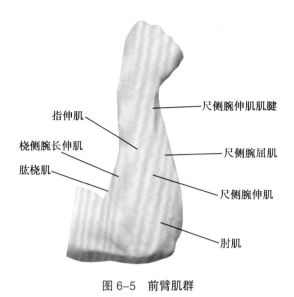

图 6-5　前臂肌群

尺侧腕伸肌肌腱

指伸肌

尺侧腕屈肌

桡侧腕长伸肌

尺侧腕伸肌

肱桡肌

肘肌

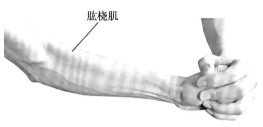

肱桡肌

图 6-6　肱桡肌动作

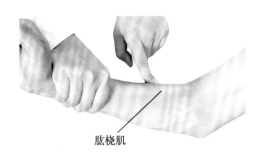

肱桡肌

图 6-7　肱桡肌 1

# 肌 性 标 志

## 一、肱桡肌

### 【内容简介】

肱桡肌位于前臂外侧缘,为长而扁的梭状肌,起自肱骨外上髁和外侧肌间隔,肌腹向下约于前臂中部移行为肌腱,肌腱远端外侧面被拇长展肌和拇短伸肌覆盖,止于桡骨茎突基部。

功能:屈肘,并协助已旋前或旋后的前臂回至中立位。

### 【体表触诊】

动作:嘱被检查者屈曲肘关节并握拳,前臂置于旋前、旋后的中间位,检查者一手置于其腕关节并向下施力,嘱被检查者抗阻力屈肘,可于肱骨外侧缘观察到肱桡肌向远端延伸,可于前臂桡侧触及肱桡肌收缩(图6-6)。

### 【体表形态】

肱桡肌体表形态(图 6-7~ 图 6-10)。

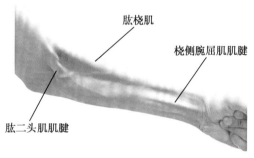

肱桡肌

桡侧腕屈肌肌腱

肱二头肌肌腱

图 6-8　肱桡肌 2

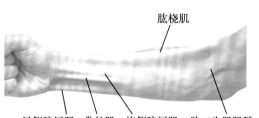

肱桡肌

尺侧腕屈肌　掌长肌　桡侧腕屈肌　肱二头肌肌腱

图 6-9　肱桡肌 3

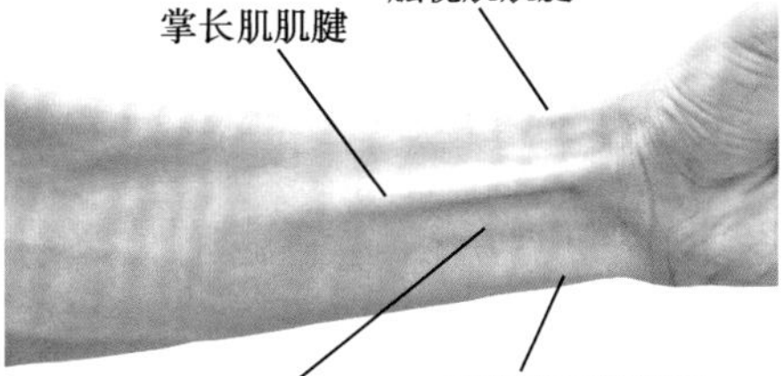

掌长肌肌腱

肱桡肌肌腱

指浅屈肌肌腱

尺侧腕屈肌肌腱

图 6-10　肱桡肌肌腱

【相关穴位】

### 1. 曲池（LI11）

①标准定位：在肘区，尺泽与肱骨外上髁连线的中点处（图6-13、图6-14）。

②取法：屈肘成直角，当肘横纹尽头处。

③穴位解剖：皮肤→皮下组织→前臂筋膜→桡侧腕长、短伸肌→肱桡肌→肱肌。

### 2. 尺泽（LU5）

①标准定位：在肘区，肘横纹上，肱二头肌肌腱桡侧缘凹陷处（图6-11、图6-12）。

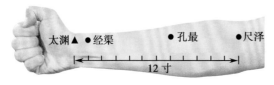

图6-11　肱桡肌穴位1

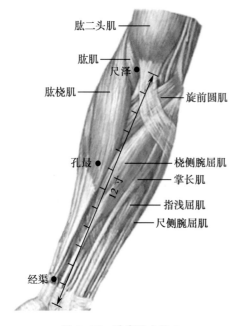

图6-12　肱桡肌穴位2

②取法：仰掌，微屈肘，在肘关节掌面，肘横纹桡侧端取穴。

③穴位解剖：皮肤→皮下组织→肱桡肌→肱肌。

### 3. 下廉（LI8）

①标准定位：在前臂，肘横纹下4寸，阳溪与曲池连线上（图6-13、图6-14）。

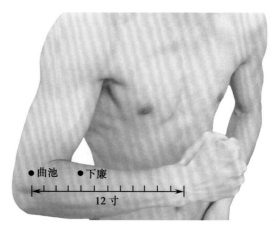

图6-13　肱桡肌穴位3

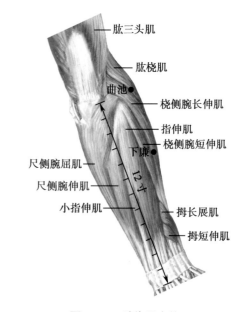

图6-14　肱桡肌穴位4

②取法：屈肘取穴。屈肘侧置，穴在前臂桡侧外缘，上廉下1寸处。

③穴位解剖：皮肤→皮下组织→前臂筋膜→肱桡肌→桡侧腕短伸肌→旋后肌。

### 4. 孔最（LU6）

①标准定位：在前臂前区，腕掌侧远端横纹上7寸，尺泽与太渊连线上（图6-11、

图 6-12）。

②穴位解剖：皮肤→皮下组织→肱桡肌→桡侧腕屈肌→旋前圆肌→指浅屈肌→拇长屈肌。

### 5. 经渠（LU8）

①标准定位：在前臂前区，腕掌侧远端横纹上 1 寸，桡骨茎突与桡动脉之间（图 6-11、图 6-12）。

②取法：手掌平放，掌心与拇指向上，距腕横纹 1 寸的桡动脉搏动处，亦即医者按脉时中指所按之处是穴。

③穴位解剖：皮肤→皮下组织→肱桡肌（腱）→旋前方肌。

## 二、桡侧腕长伸肌

【内容简介】

桡侧腕长伸肌为前臂肌后群浅层的肌肉，起自肱骨外上髁，止于第 2 掌骨底背面。

功能：伸、外展腕关节。

【体表触诊】

动作：被检查者坐位，肘关节屈曲，嘱被检查者腕关节伸直并外展。检查者在肱骨外侧缘、肱桡肌附着处下方大约 3 横指处可触及桡侧腕长伸肌肌腹收缩（图 6-15）。

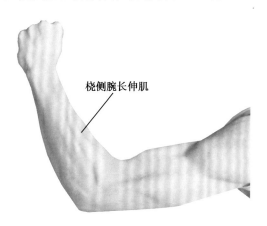

图 6-15　桡侧腕长伸肌动作

【体表形态】

桡侧腕长伸肌体表形态（图 6-16~图 6-19）。

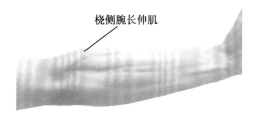

图 6-16　桡侧腕长伸肌 1

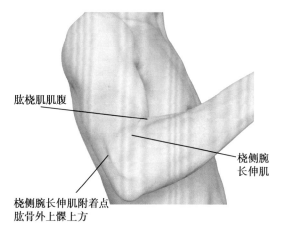

图 6-17　桡侧腕长伸肌 2

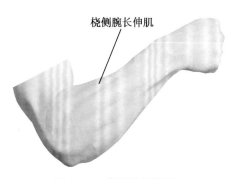

图 6-18　桡侧腕长伸肌 3

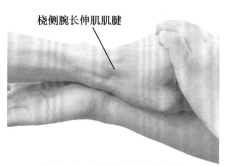

图 6-19　桡侧腕长伸肌肌腱

## 【神经血管】

桡神经：为臂丛后束发出的神经分支。该神经发出后始位于腋动脉的后方，与肱深动脉伴行，先经肱三头肌长头与内侧头之间，继而沿桡神经沟绕肱骨中段后面行向外下，在肱骨外上髁上方穿过外侧肌间隔至肱桡肌与肱肌之间，后继续下行于肱肌与桡侧腕长伸肌之间。临床上把此段肌间隔称为桡管。桡神经肌支支配桡侧腕长伸肌。

## 【相关穴位】

### 1. 偏历（LI6）

①标准定位：在前臂，腕背侧远端横纹上3寸，阳溪与曲池连线上（图6-20、图6-21）。

②穴位解剖：皮肤→皮下组织→前臂筋膜→拇短伸肌→桡侧腕长伸肌腱→拇长展肌腱。

### 2. 阳溪（LI5）

①标准定位：在腕区，腕背侧远端横纹桡侧，桡骨茎突远端，解剖学"鼻烟窝"凹陷中（图6-20、图6-21）。

②取法：拇指上翘，在手腕桡侧，当两筋（拇长伸肌腱与拇短伸肌腱）之间，腕关节桡侧处取穴。

③穴位解剖：皮肤→皮下组织→桡侧腕长伸肌腱。

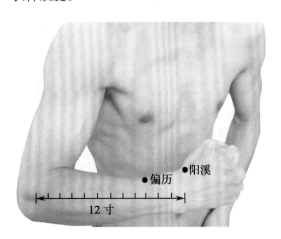

图6-20　桡侧腕长伸肌穴位1

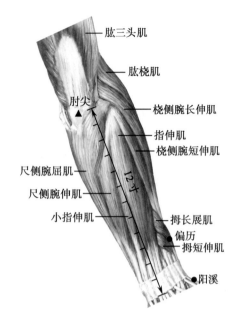

图6-21　桡侧腕长伸肌穴位2

## 三、桡侧腕短伸肌

### 【内容简介】

桡侧腕短伸肌为前臂肌后群浅层的肌肉，位于桡侧腕长伸肌的深面，与指伸肌、小指伸肌及尺侧腕伸肌以伸肌总腱起于肱骨外上髁及外侧肌间隔，向下移行于扁腱，经拇长展肌、拇短伸肌腱深面，止于第3掌骨底背面。桡侧腕短伸肌受桡神经支配。

功能：伸腕关节。

### 【体表触诊】

桡侧腕短伸肌肌腹：

动作：被检查者坐位，肘关节屈曲。嘱被检查者腕关节伸直并外展，检查者在肱骨外侧缘、桡侧腕长伸肌尺侧可触及桡侧腕短伸肌肌腹收缩（图6-22）。

桡侧腕短伸肌肌腱：

动作：嘱被检查者伸腕，检查者以手指置于第2、第3掌骨基底的近侧。嘱被检查者握拳，检查者在桡侧可触及桡侧腕长伸肌肌腱，其尺侧即为桡侧腕短伸肌肌腱（图6-23）。

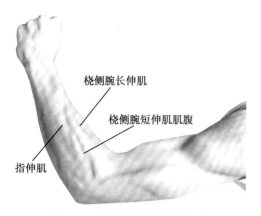

图 6-22　桡侧腕短伸肌肌腹动作

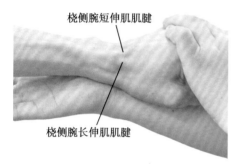

图 6-23　桡侧腕短伸肌肌腱动作

【体表形态】

桡侧腕短伸肌体表形态（图 6-24~图6-26）。

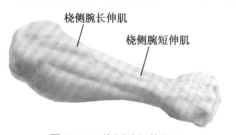

图 6-24　桡侧腕短伸肌 1

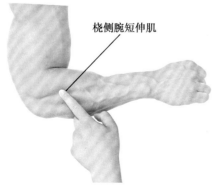

图 6-25　桡侧腕短伸肌 2

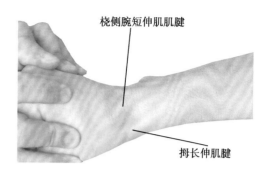

图 6-26　桡侧腕短伸肌 3

【神经血管】

桡神经：在肱骨肌管内紧贴桡神经沟骨面走行，穿过臂外侧肌间隔，经过肱肌与肱桡肌之间，向肘前外侧区走行，至肱骨外上髁前面分为浅、深 2 支。桡神经在肱骨肌管内发出支配肱三头肌外侧头和内侧头的肌支，在穿过外侧肌间隔后发出支配肱桡肌和桡侧腕长、桡侧腕短伸肌的肌支。

【相关穴位】

1. 上廉（LI9）

①标准定位：在前臂，肘横纹下 3 寸，阳溪与曲池连线上（图 6-27、图 6-28）。

②穴位解剖：皮肤→皮下组织→前臂筋膜→桡侧腕短伸肌→旋后肌。皮肤由前臂外侧皮神经分布。

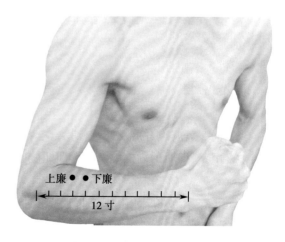

图 6-27　桡侧腕短伸肌穴位 1

### 2. 下廉（LI8）

①标准定位：在前臂,肘横纹下 4 寸,阳溪与曲池连线上（图 6-27、图 6-28）。

②穴位解剖：皮肤→皮下组织→前臂筋膜→肱桡肌→桡侧腕短伸肌→旋后肌。

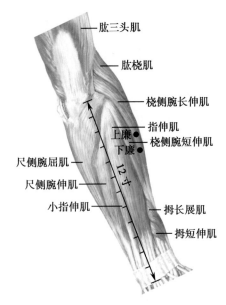

图 6-28　桡侧腕短伸肌穴位 2

### 四、指伸肌

【内容简介】

指伸肌为前臂肌后群浅层的肌肉,起自肱骨外上髁,止于第 2~5 中指中节、远节指骨底。在腕部,指总伸肌的 4 条肌腱和示指伸肌的肌腱共同位于一个骨纤维鞘内,由桡骨后面进入手的背面。

功能：伸指、伸腕。

【体表触诊】

动作 1：嘱被检者重复伸腕伸指,检查者可于桡侧腕长伸肌后内侧触及指伸肌肌腹收缩（图 6-29、图 6-30）。

动作 2：嘱被检者用力屈曲近节指间关节,可在手背观察到指伸肌肌腱隆起（图 6-31）。

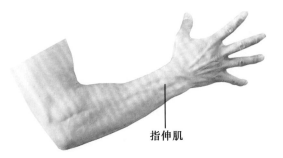

图 6-29　指伸肌动作 1（1）

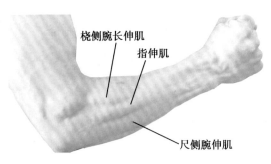

图 6-30　指伸肌动作 1（2）

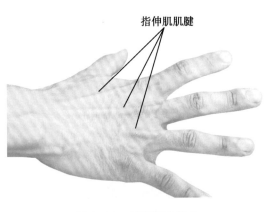

图 6-31　指伸肌动作 2

【体表形态】

指伸肌体表形态（图 6-32~ 图 6-36）。

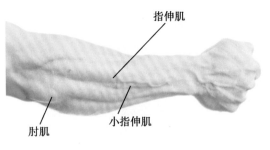

图 6-32　指伸肌 1

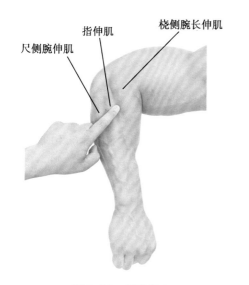

图 6-33　指伸肌 2

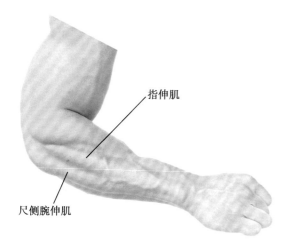

图 6-34　指伸肌 3

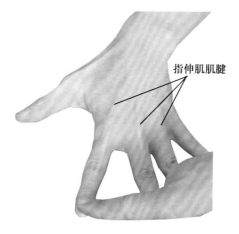

图 6-35　指伸肌肌腱 1

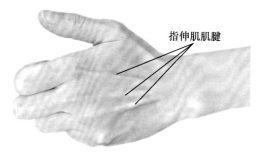

图 6-36　指伸肌肌腱 2

**【神经血管】**

骨间后神经：是桡神经深支从旋后肌下缘发出后延续而来,伴骨间后动静脉在浅深层肌肉之间下降,沿途发出多条肌支,包括指伸肌支、小指伸肌支、尺侧腕伸肌支、拇长展肌支、拇短伸肌支、拇长伸肌支及示指伸肌支。达拇短伸肌下缘,贴骨间膜后面下行,最终至腕背侧并发关节支支配腕关节。

骨间后动脉：起自骨间总动脉,至前臂背侧浅层肌深面,行于旋后肌与拇长展肌之间,继行于指伸肌、小指伸肌和尺侧腕伸肌之间。

**【相关穴位】**

**1. 三阳络（SJ8）**

①标准定位：在前臂后区,腕背侧远端横纹上 4 寸,尺骨与桡骨间隙中点(图 6-37、图 6-38)。

②穴位解剖：皮肤→皮下组织→指伸肌→拇长展肌→拇短伸肌。

**2. 支沟（SJ6）**

①标准定位：在前臂后区,腕背侧远端横纹上 3 寸,尺骨与桡骨间隙中点(图 6-37、图 6-38)。

②取法：伸臂俯掌,于腕背横纹中点直上 3 寸,尺、桡两骨之间,与间使穴相对处取穴。

③穴位解剖：皮肤→皮下组织→小指伸肌→拇长伸肌→前臂骨内膜。

### 3. 会宗（SJ7）

①标准定位：在前臂后区，腕背侧远端横纹上3寸，尺骨的桡侧缘（图6-37、图6-38）。

②穴位解剖：皮肤→皮下组织→尺侧腕伸肌→示指伸肌→前臂肌间膜。

### 4. 外关（SJ5）

①标准定位：在前臂后区，腕背侧远端横纹上2寸，尺骨与桡骨间隙中点（图6-37、图6-38）。

②取法：伸臂俯掌，于腕背横纹中点直上2寸，尺、桡骨之间，与内关穴相对处取穴。

③穴位解剖：皮肤→皮下组织→小指伸肌→指伸肌→示指伸肌。

### 5. 中泉（EX-UE3）

①标准定位：在前臂前区，腕掌侧远端横纹上，指总伸肌腱桡侧的凹陷中（图6-39、图6-40）。

②穴位解剖：皮肤→皮下组织→指伸肌腱与桡侧腕短伸肌腱之间。

### 6. 阳池（SJ4）

①标准定位：在腕后区，腕背侧远端横纹上，指伸肌腱的尺侧缘凹陷中（图6-39、图6-40）。

②取法：俯掌，于第三、四指掌骨间直上与腕横纹交点处的凹陷中取穴；或于尺腕关节部，指总伸肌腱和小指固有伸肌腱之间处取穴。

③穴位解剖：皮肤→皮下组织→腕背侧韧带→三角骨（膜）。

### 7. 腰痛点（EX-UE7）

①标准定位：在手背，当第2、3掌骨间及第4、5掌骨间，腕背侧远端横纹与掌指关节中点处，一手2穴（图6-39、图6-40）。

②穴位解剖：皮肤→皮下组织→指伸

肌腱和桡侧腕短伸肌腱。另一穴：皮肤→皮下组织→小指伸肌腱与第四指伸肌腱之间。

### 8. 小骨空（EX-UE6）

①标准定位：在手指，小指背面，近侧指间关节的中点处（图6-39、图6-40）。

②穴位解剖：皮肤→皮下组织→指背腱膜→指伸肌腱与小指伸肌腱。

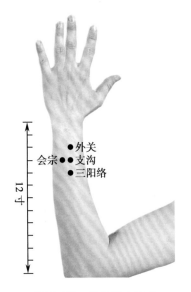

图6-37　指伸肌穴位1

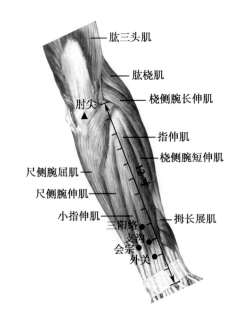

图6-38　指伸肌穴位2

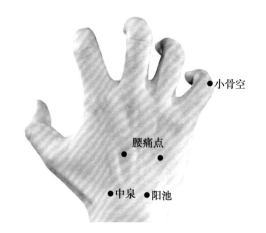

图 6-39　指伸肌穴位 3

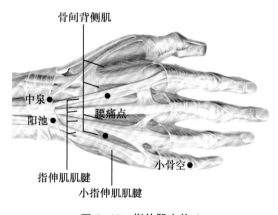

图 6-40　指伸肌穴位 4

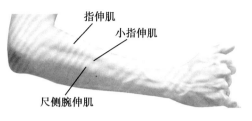

图 6-41　小指伸肌动作

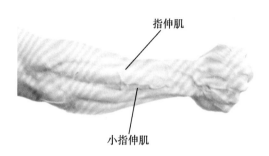

图 6-42　小指伸肌 1

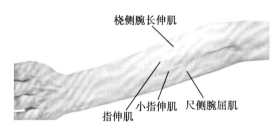

图 6-43　小指伸肌 2

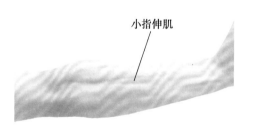

图 6-44　小指伸肌 3

## 五、小指伸肌

### 【内容简介】

小指伸肌为前臂肌后群浅层的肌肉,起自肱骨外上髁,在前臂远侧经腕背韧带深面分成两小腱,与指伸肌腱共同止于小指中、远节指骨底背面。

功能:伸小指、伸腕。

### 【体表触诊】

动作:嘱被检查者反复伸小指,检查者将手置于肱骨外上髁高度,指伸肌的内侧和尺侧腕伸肌之间的沟内,可触及小指伸肌收缩(图 6-41)。

### 【体表形态】

小指伸肌体表形态(图 6-42~ 图 6-46)。

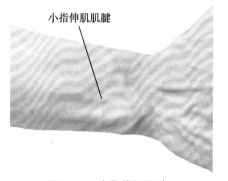

图 6-45　小指伸肌肌腱 1

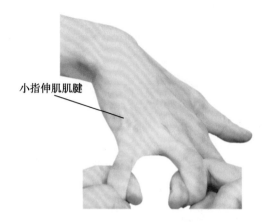

小指伸肌肌腱

图 6-46　小指伸肌肌腱 2

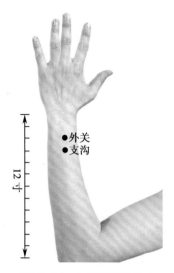

●外关
●支沟

12 寸

图 6-47　小指伸肌穴位 1

【相关穴位】

**1. 支沟（ SJ6 ）**

①标准定位：在前臂后区，腕背侧远端横纹上 3 寸，尺骨与桡骨间隙中点（图 6-47、图 6-48 ）。

②取法：伸臂俯掌，于腕背横纹中点直上 3 寸，尺、桡两骨之间，与间使穴相对处取穴。

③穴位解剖：皮肤→皮下组织→小指伸肌→拇长伸肌→前臂骨内膜。

**2. 外关（ SJ5 ）**

①标准定位：在前臂后区，腕背侧远端横纹上 2 寸，尺骨与桡骨间隙中点（图 6-47、图 6-48 ）。

②取法：伸臂俯掌，于腕背横纹中点直上 2 寸，尺、桡骨之间，与内关穴相对处取穴。

③穴位解剖：皮肤→皮下组织→小指伸肌→指伸肌→示指伸肌。

**3. 小骨空（ EX-UE6 ）**

①标准定位：在手指，小指背面，近侧指间关节的中点处（图 6-49、图 6-50 ）。

②穴位解剖：皮肤→皮下组织→指背腱膜→指伸肌腱与小指伸肌腱。

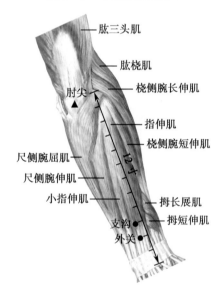

肱三头肌
肱桡肌
桡侧腕长伸肌
肘尖
指伸肌
桡侧腕短伸肌
尺侧腕屈肌
尺侧腕伸肌
12 寸
小指伸肌
拇长展肌
拇短伸肌
支沟
外关

图 6-48　小指伸肌穴位 2

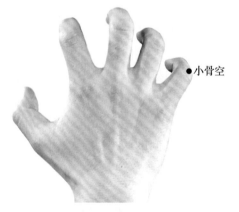

●小骨空

图 6-49　小指伸肌穴位 3

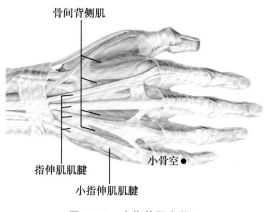

图 6-50　小指伸肌穴位 4

## 六、尺侧腕伸肌

### 【内容简介】

尺侧腕伸肌为前臂肌后群浅层的肌肉，起自肱骨外上髁，止于第 5 掌骨底尺侧。

功能：伸腕、协助腕尺偏。

### 【体表触诊】

动作：嘱被检查者握拳，重复伸腕、内收腕关节，检查者在肱骨外上髁高度指伸肌肌腹内侧，可触及尺侧腕伸肌收缩（图 6-51）。

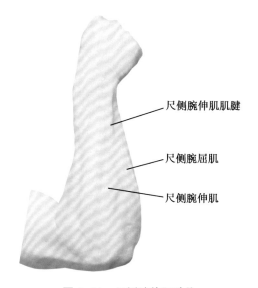

图 6-51　尺侧腕伸肌动作

### 【体表形态】

尺侧腕伸肌体表形态（图 6-52~图 6-57）。

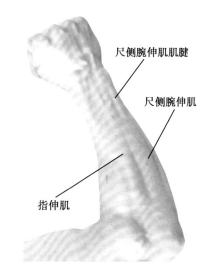

图 6-52　尺侧腕伸肌 1

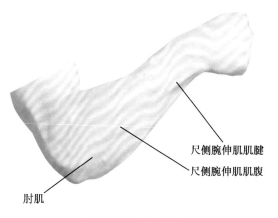

图 6-53　尺侧腕伸肌 2

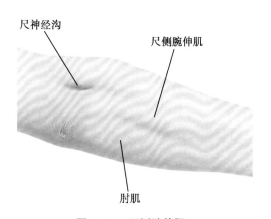

图 6-54　尺侧腕伸肌 3

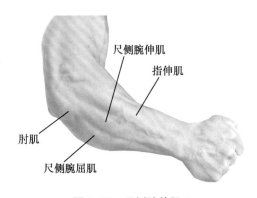

图 6-55　尺侧腕伸肌 4

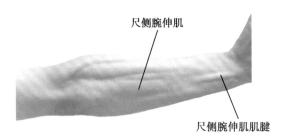

图 6-56　尺侧腕伸肌 5

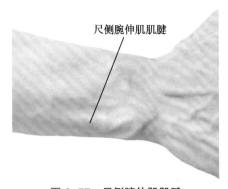

图 6-57　尺侧腕伸肌肌腱

纹上 3 寸,尺骨的桡侧缘(图 6-58、图 6-59)。

②穴位解剖:皮肤→皮下组织→尺侧腕伸肌→示指伸肌→前臂肌间膜。

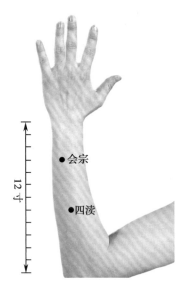

图 6-58　尺侧腕伸肌穴位 1

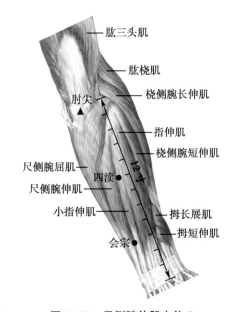

图 6-59　尺侧腕伸肌穴位 2

## 【相关穴位】

### 1. 四渎(SJ9)

①标准定位:在前臂后区,肘尖下 5 寸,尺骨与桡骨间隙中点(图 6-58、图 6-59)。

②取法:半屈肘俯掌,于手背腕横纹上 7 寸,尺、桡两骨之间处取穴。

③穴位解剖:皮肤→皮下组织→尺侧腕伸肌→骨间后血管神经束→拇长伸肌。

### 2. 会宗(SJ7)

①标准定位:在前臂后区,腕背侧远端横

## 七、肘肌

### 【内容简介】

肘肌起于肱骨外上髁,向后下走行,止于尺骨鹰嘴的外侧面。

功能:协助肱三头肌伸肘,使肘关节完全伸直;可避免伸肘关节时肘关节囊被挤压于鹰嘴窝;同时具有外展尺骨和增强关节囊的作用。

【体表触诊】

动作:嘱被检查者抗阻力伸肘关节,可于鹰嘴下方、尺侧腕伸肌肌腹与尺侧腕屈肌肌腹之间触及肘肌(图6-60)。

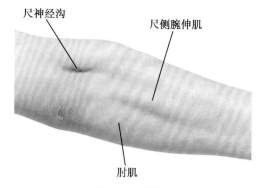

图6-62　肘肌2

【神经血管】

尺神经:与尺侧上副动脉伴行,自臂内侧肌间隔穿出后,沿肱三头肌内侧头前面下降至肘后区,支配肘肌。

## 八、旋前圆肌

【内容简介】

旋前圆肌是前臂肌前群肌,起于肱骨内上髁、尺骨冠突,止于桡骨中部后外面。

功能:前臂旋前、屈肘。

【体表触诊】

动作:嘱被检查者紧握拳头、前臂旋前,检查者可在其肱二头肌肌腱内侧触及旋前圆肌肌腹收缩(图6-63)。

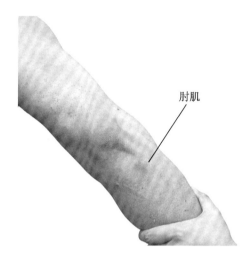

图6-60　肘肌动作

【体表形态】

肘肌体表形态(图6-61、图6-62)。

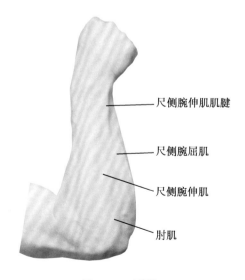

图6-61　肘肌1

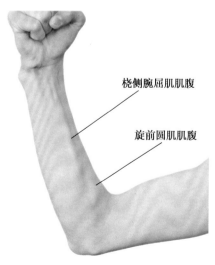

图6-63　旋前圆肌动作

**【神经血管】**

正中神经：在肘窝处继续向下，穿旋前圆肌和指浅屈肌肌腱弓后，在前臂正中下行，于指浅、深屈肌之间到达腕部，在腕近侧区位于指浅屈肌肌腱和桡侧腕屈肌腱之间，掌长肌腱的深面。并进入屈肌支持带深面的腕管，最后在掌腱膜深面分布至手掌。

桡动脉：平桡骨颈高度自肱动脉分出后，其上1/3段走行于肱桡肌与旋前圆肌之间。

尺动脉：比桡动脉稍粗大，约在起始后的2cm处发出尺侧返动脉，之后经旋前圆肌深面进入前臂浅层肌与深层肌之间。

**【相关穴位】**

**1. 少海（HT3）**

①标准定位：在肘前区，横平肘横纹，肱骨内上髁前缘（图6-65、图6-66）。

②穴位解剖：皮肤→皮下组织→旋前圆肌→肱肌。

**2. 孔最（LU6）**

①标准定位：在前臂前区，腕掌侧远端横纹上7寸，尺泽与太渊连线上（图6-64、图6-66）。

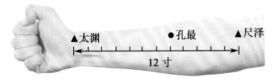

图6-64　旋前圆肌穴位1

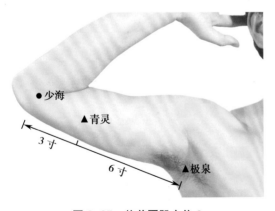

图6-65　旋前圆肌穴位2

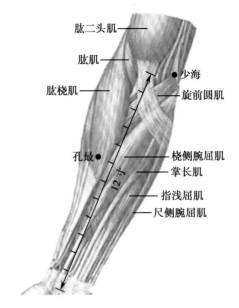

图6-66　旋前圆肌穴位3

②穴位解剖：皮肤→皮下组织→肱桡肌→桡侧腕屈肌→旋前圆肌→指浅屈肌→拇长屈肌。

**九、桡侧腕屈肌**

**【内容简介】**

桡侧腕屈肌是前臂肌前群肌，起于肱骨内上髁、前臂筋膜，止于第2掌骨底前面。

功能：屈肘、屈腕、手外展。

**【体表触诊】**

动作1：嘱被检查者屈曲肘关节并握拳，检查者手置于被检查者屈曲的指间关节并施力，嘱被检查者抗阻力屈腕并稍外展，可在腕部触及桡侧腕屈肌肌腱（图6-67）。

动作2：沿肌腱向上可触及桡侧腕屈肌肌腹（图6-68）。

**【体表形态】**

桡侧腕屈肌体表形态（图6-69~图6-73）。

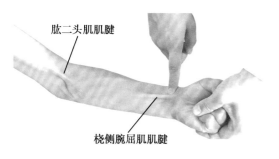

肱二头肌肌腱

桡侧腕屈肌肌腱

图 6-67　桡侧腕屈肌动作 1

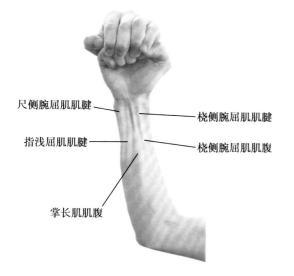

尺侧腕屈肌肌腱　　　桡侧腕屈肌肌腱

指浅屈肌肌腱　　　桡侧腕屈肌肌腹

掌长肌肌腹

图 6-68　桡侧腕屈肌动作 2

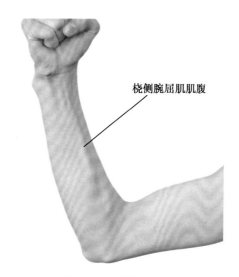

桡侧腕屈肌肌腹

图 6-70　桡侧腕屈肌 2

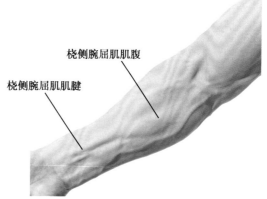

桡侧腕屈肌肌腹

桡侧腕屈肌肌腱

图 6-71　桡侧腕屈肌 3

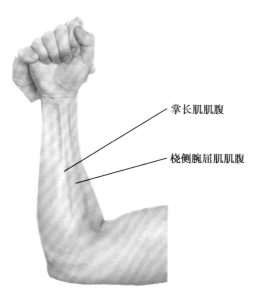

掌长肌肌腹

桡侧腕屈肌肌腹

图 6-69　桡侧腕屈肌 1

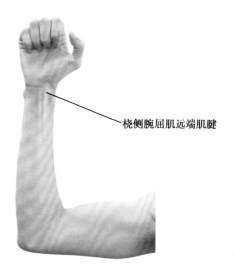

桡侧腕屈肌远端肌腱

图 6-72　桡侧腕屈肌 4

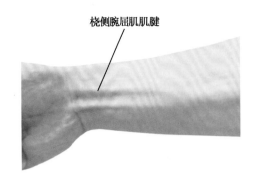

图 6-73　桡侧腕屈肌 5

**【神经血管】**

正中神经:在肘窝处继续向下,穿旋前圆肌和指浅屈肌肌腱弓后,在前臂正中下行,于指浅、深屈肌之间到达腕部,在腕近侧区位于指浅屈肌肌腱和桡侧腕屈肌腱之间,掌长肌腱的深面。并进入屈肌支持带深面的腕管,最后在掌腱膜深面分布至手掌。

正中神经体表投影:在肱二头肌内侧沟上端肱动脉搏动处确定一点,在肘部肱骨内、外上髁间连线中点稍内侧确定另一点,此两点之间的连线即为正中神经在臂部的投影。将此投影线延至腕部桡侧腕屈肌腱与掌长肌腱连线的中点,即为正中神经在前臂的投影。

桡动脉:在起始段的 1cm 以内发出桡侧返动脉,下 2/3 段在肱桡肌腱与桡侧腕屈肌腱之间下行至腕部,位于桡侧腕屈肌腱的外侧。

**【相关穴位】**

**1. 孔最(LU6)**

①标准定位:在前臂前区,腕掌侧远端横纹上 7 寸,尺泽与太渊连线上(图 6-74、图 6-75)。

②取法:伸臂仰掌取穴。

③穴位解剖:皮肤→皮下组织→肱桡肌→桡侧腕屈肌→旋前圆肌→指浅屈肌→拇长屈肌。

**2. 郄门(PC4)**

①标准定位:在前臂前区,腕掌侧远端纹头上 5 寸,掌长肌腱与桡侧腕屈肌腱之间(图 6-74、图 6-75)。

②取法:仰掌微屈腕,先取腕横纹中点之大陵,其上 5 寸处掌长肌腱与桡侧腕屈肌腱之间取穴。

③穴位解剖:皮肤→皮下组织→桡侧腕屈肌→指浅屈肌→正中神经→指深屈肌→前臂肌间膜。

**3. 二白(EX-UE2)**

①标准定位:在前臂前区,腕掌侧远端横纹上 4 寸,桡侧腕屈肌腱两侧,一肢 2 穴(图 6-74、图 6-75)。

②取法:伸臂仰掌,于曲泽穴与大陵穴连线中 1/3 与下 1/3 交界处,桡侧腕屈肌腱左右两侧各 1 穴,两手共 4 穴。

③穴位解剖:内侧穴:皮肤→皮下组织→掌长肌腱与桡侧腕屈肌之间→指浅屈肌→正中神经→指深屈肌→前臂骨间膜。外侧穴:皮肤→皮下组织→指浅屈肌→桡神经浅支→拇长屈肌。

**4. 间使(PC5)**

①标准定位:在前臂前区,腕掌侧远端纹头上 3 寸,掌长肌腱与桡侧腕屈肌腱之间(图 6-74、图 6-75)。

②取法:伸臂仰掌,手掌后第一横纹正中(大陵)直上 3 寸,当掌长肌腱与桡侧腕屈肌腱之间处取穴。

③穴位解剖:皮肤→皮下组织→指浅屈肌→指深屈肌→旋前方肌→前臂骨间隙。

**5. 内关(PC6)**

①标准定位:在前臂前区,腕掌侧远端纹头上 2 寸,掌长肌腱与桡侧腕屈肌腱之间(图 6-74、图 6-75)。

②取法:伸臂仰掌,于掌后第一横纹正中(大陵)直上 2 寸,当掌长肌腱与桡侧腕屈肌腱之间处取穴。

③穴位解剖:皮肤→皮下组织→指浅屈肌→指深屈肌→旋前方肌→前臂骨间膜。

### 6. 大陵（PC7）

①标准定位：在腕前区，腕掌侧远端纹头中，掌长肌腱与桡侧腕屈肌腱之间（图6-74、图6-75）。

②取法：伸臂仰掌，于掌后第一腕横纹，掌长肌腱与桡侧腕屈肌腱之间取穴。

③穴位解剖：皮肤→皮下组织→正中神经干→腕骨间关节囊。

### 7. 太渊（LU9）

①标准定位：在腕前区，桡骨茎突与舟状骨之间，拇长展肌腱尺侧凹陷中（图6-74、图6-75）。

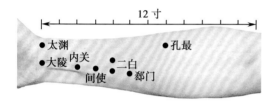

图6-74　桡侧腕屈肌穴位1

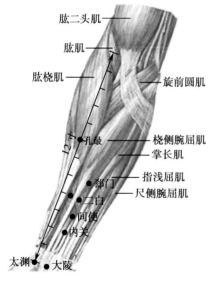

图6-75　桡侧腕屈肌穴位2

②取法：仰掌，当掌后第一横纹上，用手摸有脉搏跳动处的桡侧凹陷中是穴。

③穴位解剖：皮肤→皮下组织→桡侧腕屈肌腱与拇长展肌腱之间。

## 十、掌长肌

### 【内容简介】

掌长肌是前臂肌前群肌，起于肱骨内上髁、前臂筋膜，止于掌腱膜。

功能：屈腕、紧张掌腱膜。

### 【体表触诊】

动作：被检查者握拳，检查者一手置于被检查者屈曲的指间关节处并施力，嘱被检查者抗阻力屈腕，可在桡侧腕屈肌肌腱内侧触及掌长肌肌腱（图6-76）。

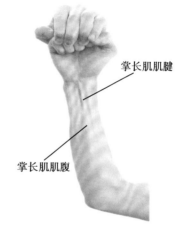

图6-76　掌长肌动作

### 【体表形态】

掌长肌腱体表形态（图6-77~图6-79）。

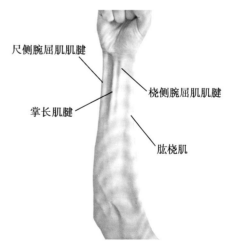

图6-77　掌长肌腱1

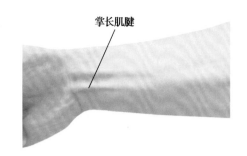

图 6-78  掌长肌腱 2

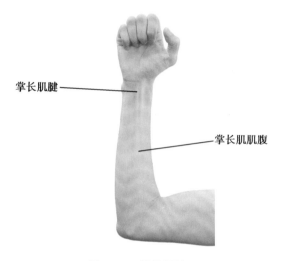

图 6-79  掌长肌腱 3

【相关穴位】

1. 郄门（PC4）

①标准定位：在前臂前区,腕掌侧远端纹头上 5 寸,掌长肌腱与桡侧腕屈肌腱之间（图 6-80、图 6-81）。

②穴位解剖：皮肤→皮下组织→桡侧腕屈肌→指浅屈肌→正中神经→指深屈肌→前臂肌间膜。

2. 间使（PC5）

①标准定位：在前臂前区,腕掌侧远端纹头上 3 寸,掌长肌腱与桡侧腕屈肌腱之间（图 6-80、图 6-81）。

②穴位解剖：皮肤→皮下组织→指浅屈肌→指深屈肌→旋前方肌→前臂骨间隙。

3. 内关（PC6）

①标准定位：在前臂前区,腕掌侧远端

纹头上 2 寸,掌长肌腱与桡侧腕屈肌腱之间（图 6-80、图 6-81）。

②穴位解剖：皮肤→皮下组织→指浅屈肌→指深屈肌→旋前方肌→前臂骨间膜。

4. 大陵（PC7）

①标准定位：在腕前区,腕掌侧远端纹头中,掌长肌腱与桡侧腕屈肌腱之间（图 6-80、图 6-81）。

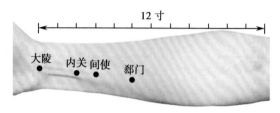

图 6-80  掌长肌穴位 1

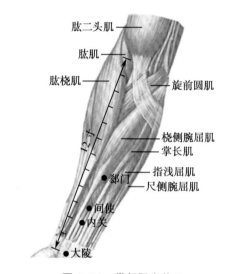

图 6-81  掌长肌穴位 2

②穴位解剖：皮肤→皮下组织→正中神经干→腕骨间关节囊。

十一、尺侧腕屈肌

【内容简介】

尺侧腕屈肌是前臂肌前群肌,起于肱骨内上髁、前臂筋膜,止于豌豆骨。

功能：屈腕、手内收。

【体表触诊】

动作:嘱被检查者握拳、屈腕、内收腕关节,可在前臂前面最内侧触及尺侧腕屈肌肌腱(图6-82)。

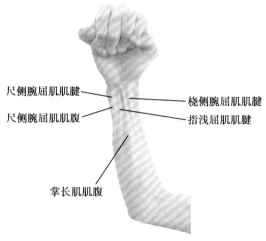

尺侧腕屈肌肌腱
尺侧腕屈肌肌腹
桡侧腕屈肌肌腱
指浅屈肌肌腱
掌长肌肌腹

图6-82　尺侧腕屈肌动作

【体表形态】

尺侧腕屈肌体表形态(图6-83、图6-84)。

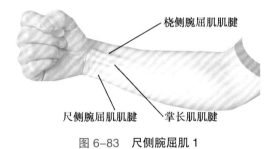

桡侧腕屈肌肌腱
尺侧腕屈肌肌腱
掌长肌肌腱

图6-83　尺侧腕屈肌1

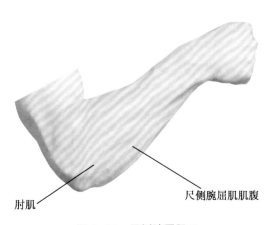

肘肌
尺侧腕屈肌肌腹

图6-84　尺侧腕屈肌2

【神经血管】

尺神经:尺神经进入尺神经沟后,由后向前穿过尺侧腕屈肌的起点,行至前臂前内侧份。到达前臂后,尺神经伴随尺动脉,在其内侧下行于尺侧腕屈肌与指深屈肌之间。尺神经始终走行于尺动脉、尺静脉的尺侧,发支支配尺侧腕屈肌和指深屈肌尺侧半。

尺动脉:经旋前圆肌深面进入前臂前区。在前臂上1/3段,走行于指浅屈肌深面,在下2/3段位于尺侧腕屈肌与指浅屈肌之间。

【相关穴位】

1. 支正(SI7)

①标准定位:在前臂后区,腕背侧远端横纹上5寸,尺骨尺侧与尺侧腕屈肌之间(图6-85、图6-86)。

②取法:屈肘俯掌,在腕背横纹上5寸尺骨内侧缘处取穴。

③穴位解剖:皮肤→皮下组织→尺侧腕屈肌→指深屈肌→前臂骨间膜。

2. 灵道(HT4)

①标准定位:在前臂前区,腕掌侧远端横纹上1.5寸,尺侧腕屈肌腱的桡侧缘(图6-87、图6-88)。

②穴位解剖:皮肤→皮下组织→指深屈肌→旋前方肌。

3. 通里(HT5)

①标准定位:在前臂前区,腕掌侧远端横纹上1寸,尺侧腕屈肌腱的桡侧缘(图6-87、图6-88)。

②穴位解剖:皮肤→皮组织→尺侧腕屈肌→指深屈肌→旋前方肌。

4. 阴郄(HT6)

①标准定位:在前臂前区,腕掌侧远端横纹上0.5寸,尺侧腕屈肌腱的桡侧缘(图6-87、图6-88)。

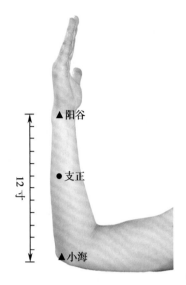

图 6-85  尺侧腕屈肌穴位 1

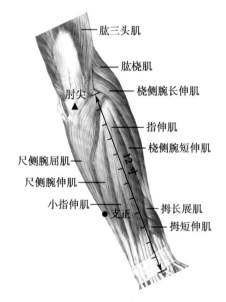

图 6-86  尺侧腕屈肌穴位 2

②穴位解剖：皮肤→皮下组织→尺侧腕屈肌桡侧缘。

### 5. 神门（HT7）

①标准定位：在腕前区，腕掌侧远端横纹尺侧端，尺侧腕屈肌腱的桡侧缘（图 6-87、图 6-88）。

②取法：仰掌，于豌豆骨后缘桡侧，当掌后第一横纹上取穴。

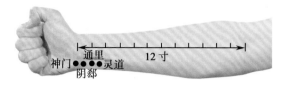

图 6-87  尺侧腕屈肌穴位 3

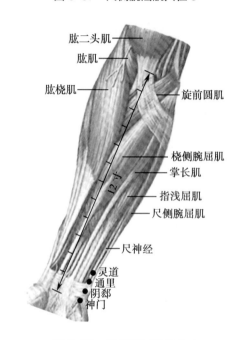

图 6-88  尺侧腕屈肌穴位 4

③穴位解剖：皮肤→皮下组织→尺侧腕屈肌腱桡侧缘。

### 十二、指浅屈肌

【内容简介】

指浅屈肌位于前臂 5 块屈肌的深面，起自肱骨内上髁、尺骨和桡骨前面，该肌肉起端有两个头，分别为尺骨头和桡骨头。其中尺骨头处起于屈肌总腱、尺侧副韧带前束和尺骨冠突内侧；桡骨头处起于桡骨前面上半。两个起始部形成指浅屈肌纤维桥，正中神经自该纤维桥下方通过。肌纤维向下移行为 4 条肌腱，经腕管入手掌，至手指后每腱分为两束，分别止于第 2~5 指中节指骨底的两侧。指浅屈肌受正中神经支配。

功能:屈腕关节、掌指关节和第2~5指近侧指骨间关节。

【体表触诊】

动作:嘱被检查者握紧拳头,短促地屈曲腕关节,并向尺侧微微倾斜,检查者可在掌长肌肌腱尺侧、尺侧腕屈肌肌腱桡侧触及指浅屈肌肌腱(图6-89)。

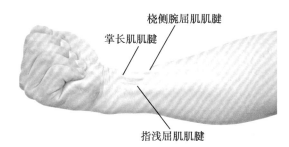

图6-89 指浅屈肌动作

【体表形态】

指浅屈肌体表形态(图6-90、图6-91)。

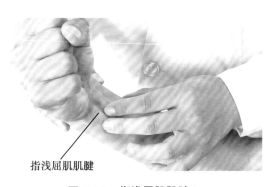

图6-90 指浅屈肌肌腱1

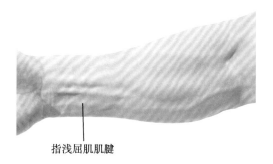

图6-91 指浅屈肌肌腱2

【神经血管】

正中神经:在肘窝处继续向下穿旋前圆肌和指浅屈肌腱弓后在前臂正中下行,于指浅、深屈肌之间到达腕部,在腕近侧区位于指浅屈肌肌腱和桡侧腕屈肌肌腱之间,掌长肌腱的深面。并进入屈肌支持带深面的腕管,最后在掌腱膜深面分布至手掌。

尺动脉:经旋前圆肌深面进入前臂前区。在前臂上1/3段,走行于指浅屈肌深面,在下2/3段位于尺侧腕屈肌与指浅屈肌之间。

## 十三、肱二头肌肌腱

【内容简介】

肱二头肌在肱骨下1/3处长短头汇合向下延续为肌腱,经肘关节止于桡骨粗隆。

功能:屈肘,当前臂处于旋前位时使其旋后,并协助屈上臂。

【体表触诊】

动作:被检查者坐位,肘关节屈曲,检查者一手置于被检查者前臂向远离被检查者方向施力,可于被检查者肘窝中部触及肱二头肌肌腱隆起(图6-92)。

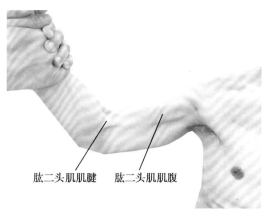

图6-92 肱二头肌肌腱动作

**【体表形态】**

肱二头肌体表形态（图 6-93~ 图 6-95）。

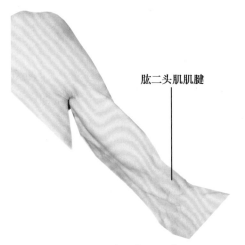

肱二头肌肌腱

图 6-93　肱二头肌肌腱 1

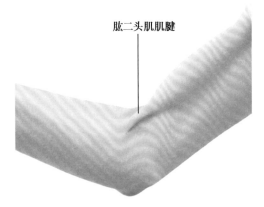

肱二头肌肌腱

图 6-94　肱二头肌肌腱 2

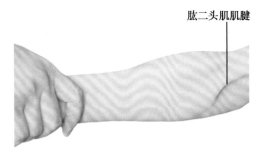

肱二头肌肌腱

图 6-95　肱二头肌肌腱 3

**【相关穴位】**

**1. 曲泽（PC3）**

①标准定位：在肘前区，肘横纹上，肱二头肌肌腱的尺侧缘凹陷中（图 6-96、图 6-97）。

②穴位解剖：皮肤→皮下组织→正中神经→肱肌。

**2. 尺泽（LU5）**

①标准定位：在肘区，肘横纹上，肱二头肌肌腱桡侧缘凹陷处（图 6-96、图 6-97）。

②穴位解剖：皮肤→皮下组织→肱桡肌→肱肌。

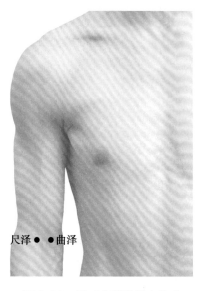

尺泽 ●　● 曲泽

图 6-96　肱二头肌肌腱穴位 1

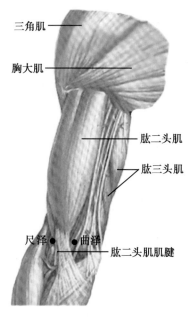

三角肌

胸大肌

肱二头肌

肱三头肌

尺泽 ●　● 曲泽

肱二头肌肌腱

图 6-97　肱二头肌肌腱穴位 2

## 十四、肱三头肌肌腱

### 【内容简介】

肱三头肌位于臂后面的皮下。起端有三个头,长头以腱性起自肩胛骨的盂下结节,向下经大、小圆肌之间;外侧头起自肱骨后面桡神经沟上缘以上,在与小圆肌止端之间的骨面及外侧肌间隔处;内侧头以肌性起自肱骨后面桡神经沟的内下方骨面及两个肌间隔。三头合为一个肌腹,向下移行于扁腱,止于尺骨鹰嘴的上缘和两侧缘。肱三头肌受桡神经支配,当高位桡神经损伤时肱三头肌麻痹,不能拮抗肱二头肌收缩而出现屈肘畸形。

功能:可伸肘关节,其中肱三头肌长头可使肩关节内收和后伸。

### 【体表触诊】

动作:被检查者坐位,手臂向后伸直;检查者双手置于被检查者前臂后方向前施力,嘱被检查者抗阻力后伸肘关节,可在肘后部鹰嘴上面触及肱三头肌肌腱(图6-78)。

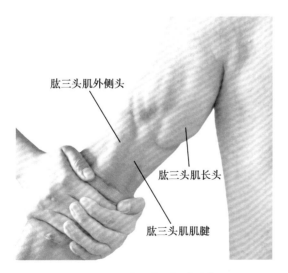

图 6-98　肱三头肌肌腱动作

### 【体表形态】

肱三头肌肌腱体表形态(图6-99、图6-100)。

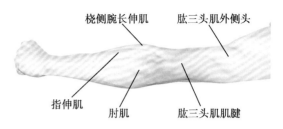

图 6-99　肱三头肌肌腱 1

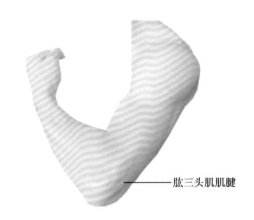

图 6-100　肱三头肌肌腱 2

### 【神经血管】

肘关节动脉网:由肱动脉、桡动脉和尺动脉的 9 条分支相互吻合而成,分为浅、深两层。浅层分布在肱三头肌表面,深层位于肱三头肌肌腱与肘关节囊之间。

### 【相关穴位】

**1. 天井(SJ10)**

①标准定位:在肘后区,肘尖上 1 寸凹陷中(图6-101、图6-102)。

②取法:以手叉腰,于肘尖(尺骨鹰嘴)后上方 1 寸之凹陷处取穴。

③穴位解剖:皮肤→皮下组织→肱三头肌。

**2. 肘尖(EX-UE1)**

①标准定位:在肘后区,尺骨鹰嘴的尖

端（图 6-101、图 6-102）。

②取法：两手叉腰，屈肘约 90°，于尺骨鹰嘴突起之尖端取穴。

③穴位解剖：皮肤→皮下组织→鹰嘴皮下囊→肱三头肌肌腱。

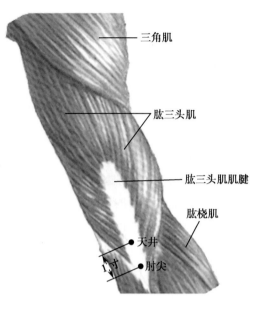

图 6-102　肱三头肌肌腱穴位 2

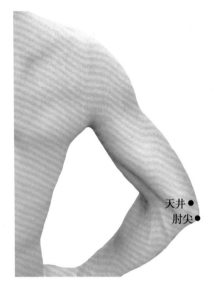

图 6-101　肱三头肌肌腱穴位 1

前臂肌性标志触诊视频

# 第七章　腕　和　手

## 整　体　观

　　腕部介于前臂和手之间,上界为尺、桡骨茎突近侧基部环线,下界相当于屈肌支持带下缘水平。腕部分为腕前区和腕后区。手位于腕的远端,分为手掌、手背和手指三部分。本章将介绍前臂肌后群深层的拇长展肌、拇短伸肌、拇长伸肌,手肌外侧群的鱼际,手肌内侧群的小鱼际和腕部,手部重要骨性标志的体表触诊方法,以及手三阴、手三阳等经在腕、手部的穴位分布(图7-1~图7-6)。

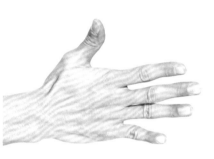

图 7-2　腕部整体观 2

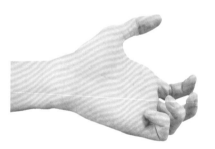

图 7-3　腕部整体观 3

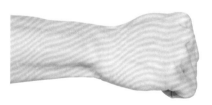

图 7-4　腕部整体观 4

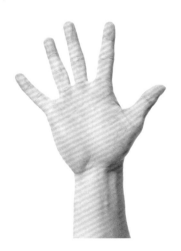

图 7-1　腕部整体观 1

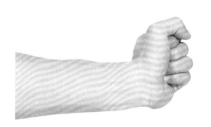

图 7-5　腕部整体观 5

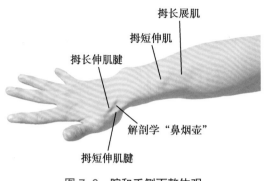

拇长展肌
拇短伸肌
拇长伸肌腱
解剖学"鼻烟壶"
拇短伸肌腱

图 7-6　腕和手侧面整体观

# 第一节　骨性标志

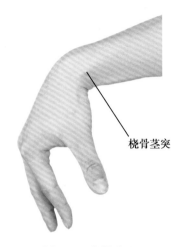

图 7-7　桡骨茎突 1

## 一、桡骨下端及桡骨茎突

**【内容简介】**

桡骨下端特别膨大,前凹后凸,近似立方形。其远侧面光滑凹陷,为腕关节面,与近侧腕骨相关节。内侧面有尺骨切迹,与尺骨头相关节。外侧面向下突出,叫做桡骨茎突。

**【体表触诊】**

桡骨下端位置表浅,易于摸到,顺着桡骨下端前面的凹陷向下可触及桡腕关节面粗糙的前缘。在腕背中点的外侧,桡骨背侧结节(Lister 结节)向后突出,可沿拇长伸肌腱向上触及。桡骨茎突明显地隆起于腕部的桡侧,是重要的骨性标志,嘱被检者垂腕,可清楚地看到,于"鼻烟窝"向上即可触及。

**【体表形态】**

桡骨下端及桡骨茎突体表形态(图 7-7~图 7-9)。

**【神经血管】**

桡动脉:在腕前区,桡动脉绕过桡骨茎突的下方,经腕桡侧副韧带和拇长展肌腱、拇短伸肌腱之间达腕后区。桡动脉在平桡骨茎突水平发出掌浅支向下入手掌。

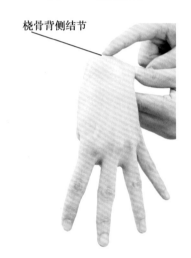

桡骨背侧结节

图 7-8　桡骨茎突 2

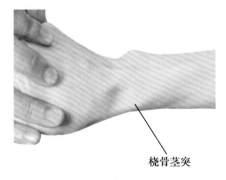

桡骨茎突

图 7-9　桡骨茎突 3

桡静脉:有两条,与桡动脉相伴下行。

桡动脉体表投影:从肘前横纹中点远侧 2cm 处,至桡骨茎突前方的连线,为桡动脉的体表投影。

**【相关穴位】**

**1. 经渠（LU8）**

①标准定位：在前臂前区，腕掌侧远端横纹上1寸，桡骨茎突与桡动脉之间（图7-10、图7-11）。

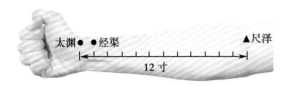

图7-10　桡骨下端及桡骨茎突穴位1

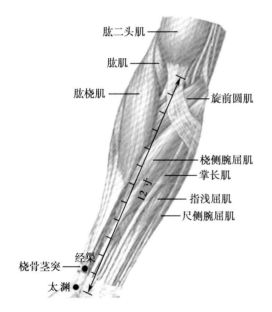

图7-11　桡骨下端及桡骨茎突穴位2

②取法：手掌平放，掌心与拇指向上，距腕横纹1寸的桡动脉搏动处，亦即医者按脉时中指所按之处是穴。

③穴位解剖：皮肤→皮下组织→肱桡肌（腱）→旋前方肌。

**2. 太渊（LU9）**

①标准定位：在腕前区，桡骨茎突与舟状骨之间，拇长展肌腱尺侧凹陷中（图7-10、图7-11）。

②取法：仰掌，当掌后第一横纹上，用手摸有脉搏跳动处的桡侧凹陷中是穴。

③穴位解剖：皮肤→皮下组织→桡侧腕屈肌腱与拇长展肌腱之间。

**3. 阳溪（LI5）**

①标准定位：在腕区，腕背侧远端横纹桡侧，桡骨茎突远端，解剖学"鼻烟窝"凹陷中（图7-12、图7-13）。

②取法：拇指上翘，在手腕桡侧，当两筋（拇长伸肌腱与拇短伸肌腱）之间，腕关节桡侧处取穴。

③穴位解剖：皮肤→皮下组织→桡侧腕长伸肌腱。

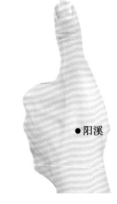

图7-12　桡骨下端及桡骨茎突穴位3

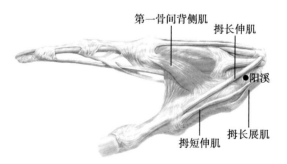

图7-13　桡骨下端及桡骨茎突穴位4

## 二、尺骨下端及尺骨头

**【内容简介】**

尺骨下端狭小，呈圆柱形，末端较为膨

大,称尺骨头,其前、外、后缘的环状关节面与桡骨的尺骨切迹相关节。头的下面与关节盘相贴,尺骨的背内侧向下突起为尺骨茎突。

【体表触诊】

被检查者前臂处于半旋前位,顺着尺骨的背内侧向下触摸,可触及尺骨下端及尺骨头。

【体表形态】

尺骨下端及尺骨头体表形态(图7-14~图7-17)。

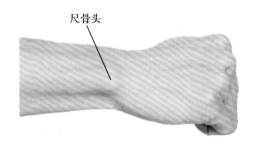

图7-16　尺骨头3

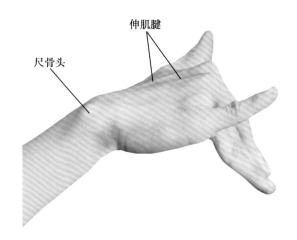

图7-17　尺骨头4

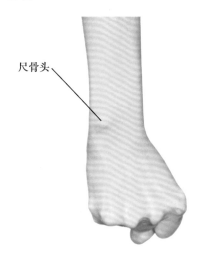

图7-14　尺骨头1

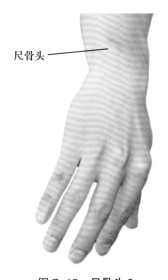

图7-15　尺骨头2

【相关穴位】

1. 养老(SI6)

①标准定位:在前臂后区,腕背横纹上1寸,尺骨头桡侧凹陷中(图7-18、图7-19)。

②取法:屈肘,掌心向胸,在尺骨小头的桡侧缘上,与尺骨小头最高点平齐的骨缝中取穴。或掌心向下,用另一手指按在尺骨小头的最高点,然后掌心转向胸部,当手指滑入的骨缝中取穴。

③穴位解剖:皮肤→皮下组织→前臂骨间膜。

2. 阳谷(SI5)

①标准定位:在腕后区,尺骨茎突与三角骨之间的凹陷中(图7-18、图7-19)。

②取法:俯掌,由腕骨穴直上,相隔一骨(三角骨)的凹陷处取穴。

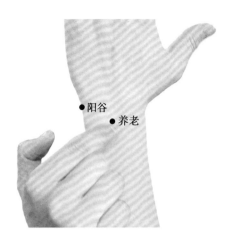

图 7-18　尺骨下端及尺骨茎突穴位 1

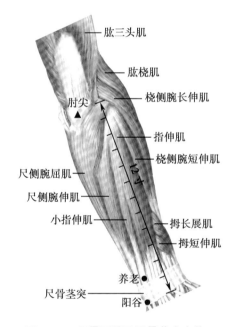

图 7-19　尺骨下端及尺骨茎突穴位 2

③穴位解剖：皮肤→皮下组织→钩骨骨膜。

## 三、舟骨结节及大多角骨结节

### 【内容简介】

舟骨是腕关节的一块小骨头，靠近桡侧，其状如舟，故名，但不规则，背面狭长，粗糙不平，与桡骨形成关节；大多角骨介于舟骨和第 1 掌骨之间，上面凹陷，向内上方，与舟骨相关节；下面有鞍状关节面，向外下方，与第 1 掌骨底相关节；掌侧面狭窄，有长嵴状的隆起，称为大多角骨结节，为腕横韧带、拇短展肌及拇指对掌肌的附着部。

### 【体表触诊】

被检查者腕部背伸，在腕远侧皮肤皱襞的桡侧半深面可触及舟骨结节，在舟骨结节的远侧紧挨着可摸到大多角骨结节，两结节共同构成腕骨桡侧隆起（图 7-20~图 7-21 ）。

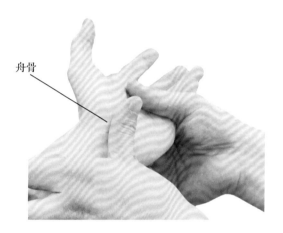

图 7-20　舟骨及大多角骨触诊 1

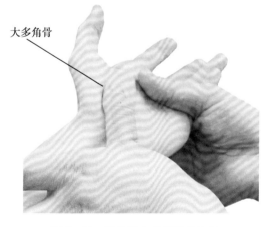

图 7-21　舟骨及大多角骨触诊 2

### 【体表形态】

舟骨结节及大多角骨结节体表形态（图 7-22~ 图 7-24）。

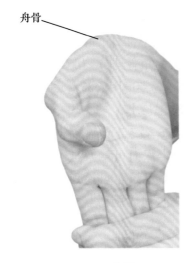

图 7-22　舟骨 1

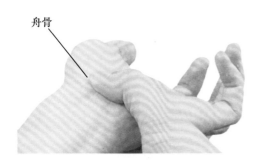

图 7-23　舟骨 2

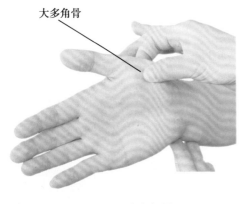

图 7-24　大多角骨

## 四、月骨

**【内容简介】**

月骨是腕骨中唯一的掌侧大、背侧小的骨头，月骨外形上呈半圆形，侧面观为半月

状。近端为凸面，与桡骨远端形成关节面，远端则为凹面，与头状骨和一小部分钩骨形成关节面，其桡侧端与舟骨、尺骨端和三角骨形成关节。

**【体表触诊】**

被检查者屈曲腕关节，在桡骨下端后面的中点触及桡骨背侧结节，然后，检查者示指置于背侧结节的内侧（尺侧），骑跨在桡、腕关节之间，方向朝向第 3 掌骨，检查者就能在手指下触摸到月骨。

**【体表形态】**

月骨体表形态（图 7-25）。

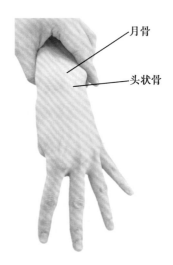

图 7-25　月骨

## 五、三角骨

**【内容简介】**

三角骨形似三角形，位于月骨与钩骨之间。远端偏掌侧与豌豆骨相连；近端与腕尺侧半月板及腕三角纤维软骨相接。

**【体表触诊】**

被检查者屈腕，在腕背面尺侧尺骨茎突远端触及的第一个骨性突起即三角骨。

**【体表形态】**

三角骨体表形态（图 7-26、图 7-27）。

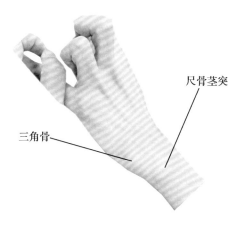

图 7-26 三角骨 1

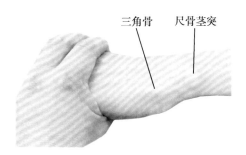

图 7-27 三角骨 2

### 【相关穴位】

**1. 阳谷（SI5）**

①标准定位：在腕后区，尺骨茎突与三角骨之间的凹陷中（图 7-29、图 7-30）。

②取法：俯掌，由腕骨穴直上，相隔一骨（三角骨）的凹陷处取穴。

③穴位解剖：皮肤→皮下组织→钩骨骨膜。

**2. 阳池（SJ4）**

①标准定位：在腕后区，腕背侧远端横纹上，指伸肌腱的尺侧缘凹陷中（图 7-28、图 7-30）。

②取法：俯掌，于第三、四指掌骨间直上，与腕横纹交点处的凹陷中取穴；或于尺腕关节部，指总伸肌腱和小指固有伸肌腱之间处取穴。

③穴位解剖：皮肤→皮下组织→腕背侧韧带→三角骨（膜）。

**3. 腕骨（SI4）**

①标准定位：在腕区，第 5 掌骨底与三角骨之间赤白肉际凹陷中（图 7-29、图 7-30）。

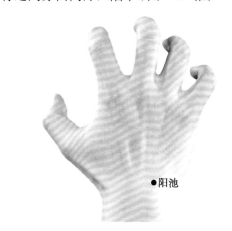

图 7-28 三角骨穴位 1

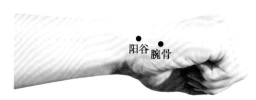

图 7-29 三角骨穴位 2

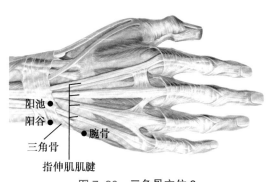

图 7-30 三角骨穴位 3

②取法：微握拳，掌心向前，在第 5 掌骨尺侧后下方取穴。

③穴位解剖：皮肤→皮下组织→小指展肌→豆掌韧带。

### 六、豌豆骨及钩骨钩

### 【内容简介】

豌豆骨形似豌豆，为腕骨中最小的。掌

侧面粗糙而凸隆,为腕横韧带、尺侧腕屈肌、小指展肌、豆掌韧带及豆钩韧带的附着部。背侧面有椭圆形的关节面,与三角骨相关节。其内外两面均粗糙。钩骨呈楔形,介于头状骨和三角骨之间。上面狭窄,有向外上方的关节面,与月骨相关节。下面宽广,与第4、5掌骨底相关节。在掌侧面呈三角形,上部有弯向外方的扁突,成为钩骨钩。

**【体表触诊】**

尺侧腕屈肌肌腱附着于豌豆骨前面。被检查者屈曲腕关节,使尺侧腕屈肌肌腱紧张,可触及豌豆骨。

**【体表形态】**

豌豆骨及钩骨钩体表形态(图7-31~7-34)。

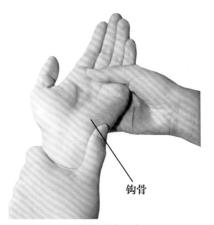

钩骨触诊第一步

图7-33    钩骨1

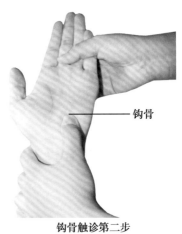

钩骨触诊第二步

图7-34    钩骨2

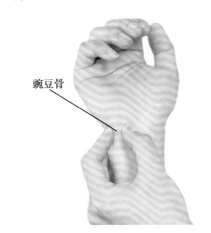

图7-31    豌豆骨1

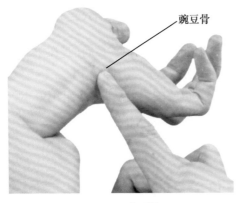

图7-32    豌豆骨2

**【神经血管】**

尺神经、尺动脉、尺静脉:屈肌支持带尺侧端附于豌豆骨和钩骨钩,桡侧端附于手舟骨和大多角骨结节。屈肌支持带尺侧部和腕掌侧韧带远侧部之间形成的间隙为腕尺侧管,内有尺神经、尺动脉、尺静脉通过。尺神经在桡腕关节上方尺神经发出手背支后,主干在豌豆骨桡侧、屈肌支持带浅面分为浅支和深支,在掌腱膜深面、腕管浅面进入手掌。

尺神经体表投影:自腋窝顶,经肱骨内上髁与尺骨鹰嘴间,至豌豆骨前外侧缘的连线。

尺动脉体表投影:从肘前横纹中点远侧2cm处,至豌豆骨桡侧的连线,为尺动脉的体表投影。

## 七、小多角骨

### 【内容简介】

小多角骨为远侧列腕骨中最小者,近似楔形,被第2掌骨底、大多角骨、舟骨及头状骨所包绕。

### 【体表触诊】

被检查者腕关节屈曲,在手背面可见到突起的第2掌骨底,其上方的凹陷即是小多角骨。触及第2掌骨底突起后,向近侧端的凹陷中移动示指,即位于桡侧腕长伸肌和桡侧腕短伸肌之间,即为小多角骨。

### 【体表形态】

小多角骨体表形态(图7-35、图7-36)。

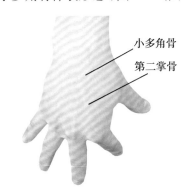

图 7-35　小多角骨 1

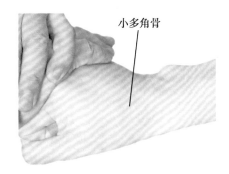

图 7-36　小多角骨 2

## 八、头状骨

### 【内容简介】

头状骨是腕骨中最大的一块骨,长轴与手的长轴一致。它由三部分组成:上部鼓起的头、下部的体和二者之间过渡的颈。头状骨的近侧端与手舟骨和月骨相邻,远侧端与第2、第3、第4掌骨的小关节面相接触,外侧面上方与手舟骨构成关节,下方与小多角骨构成关节,内侧面与钩骨构成关节。

### 【体表触诊】

被检者腕关节屈曲,在手背面可见到突起的第3掌骨底,其上方的凹陷即是头状骨的头,触及第3掌骨底突起后,向近侧端移动示指,可依次触及紧邻第3掌骨底的凹陷及凹陷上方的突起,分别是头状骨的体和头。

### 【体表形态】

头状骨体表形态(图7-37~图7-39)。

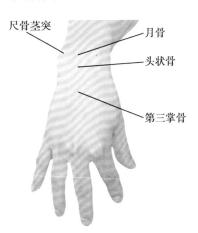

图 7-37　头状骨 1

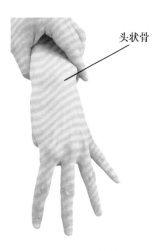

图 7-38　头状骨 2

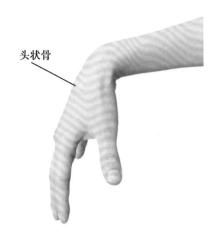

图 7-39　头状骨 3

## 九、掌骨

### 【内容简介】

掌骨共有 5 块,为小型长骨,由桡侧向尺侧,依次为第 1~5 掌骨,每块掌骨的近侧端为底,接腕骨;远侧端为头,呈球形,与指骨相关节;头、底之间为体,体呈棱柱形,稍向背侧弯曲。

### 【体表触诊】

5 块掌骨在手背位于皮下皆可摸清,指伸肌腱于掌骨的浅面通过,当握掌时,掌骨头明显隆起,清晰可见。

### 【体表形态】

掌骨体表形态(图 7-40、图 7-41)。

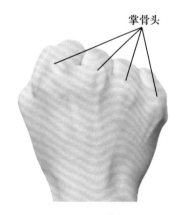

图 7-40　掌骨头

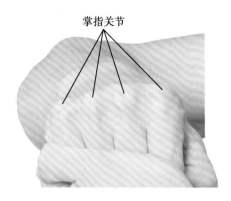

图 7-41　掌指关节

### 【神经血管】

正中神经:在手掌区,正中神经发出数条指掌侧总神经,每一条指掌侧总神经下行至掌骨头附近又分为两支指掌侧固有神经,后者沿手掌的相对缘行至指尖。正中神经感觉纤维分布于桡侧半手掌、桡侧三个半手指掌面皮肤及其中节和远节指背皮肤。

### 【相关穴位】

#### 1. 少府(HT8)

①标准定位:在手掌,横平第 5 掌指关节近端,第 4、5 掌骨之间(图 7-42、图 7-44)。

②取法:仰掌,手指屈向掌心横纹,当小指指尖下凹陷处取穴。

③穴位解剖:皮肤→皮下组织→第四蚓状肌→第四骨间肌。

#### 2. 劳宫(PC8)

①标准定位:在掌区,横平第 3 掌指关节近端,第 2、3 掌骨之间偏于第 3 掌骨(图 7-42、图 7-44)。

②取法:屈指握拳,以中指、环指尖切压在掌心横纹,当二、三掌骨之间,紧靠第三掌骨桡侧缘处是穴。

③穴位解剖:皮肤→皮下组织→第二蚓状肌→拇收肌(横头)→骨间肌。

### 3. 腕骨（SI4）

①标准定位：在腕区，第5掌骨底与三角骨之间赤白肉际凹陷中（图7-42、图7-45）。

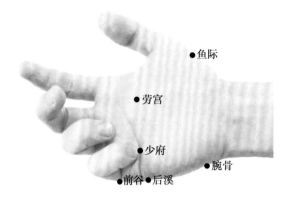

图7-42 掌骨穴位1

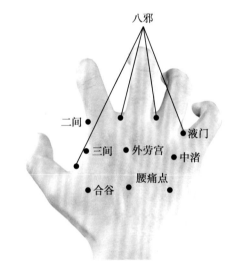

图7-43 掌骨穴位2

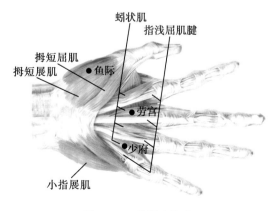

图7-44 掌骨穴位3

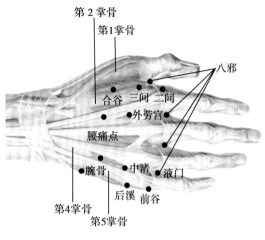

图7-45 掌骨穴位4

②取法：微握拳，掌心向前，在第5掌骨尺侧后下方取穴。

③穴位解剖：皮肤→皮下组织→小指展肌→豆掌韧带。

### 4. 腰痛点（EX-UE7）

①标准定位：在手背，当第2、3掌骨及第4、5掌骨间，腕背侧远端横纹与掌指关节中点处，一侧2穴（图7-43、图7-45）。

②穴位解剖：皮肤→皮下组织→指伸肌腱和桡侧腕短伸肌腱。另一穴：皮肤→皮下组织→小指伸肌腱与第四指伸肌腱之间。

### 5. 合谷（LI4）

①标准定位：在手背，第2掌骨桡侧的中点处（图7-43、图7-45）。

②取法：在手背，第二掌骨桡侧的中点处；拇、示指合拢，在肌肉的最高处取穴。

③穴位解剖：皮肤→皮下组织→第一骨间背侧肌→拇收肌。

### 6. 鱼际（LU10）

①标准定位：在手外侧，第1掌骨桡侧中点赤白肉际处（图7-42、图7-44）。

②取法：侧掌，微握拳，腕关节稍向下屈，于第一掌骨中点赤白肉际处取穴。

③穴位解剖：皮肤→皮下组织→拇短展肌→拇对掌肌→拇短屈肌。

### 7. 后溪（SI3）

①标准定位：在手内侧，第5掌指关节尺侧近端赤白肉际凹陷中（图7-42、图7-45）。

②取法：在手掌尺侧，微握拳，第5掌指关节后的远侧掌横纹头赤白肉际处取穴。

③穴位解剖：皮肤→皮下组织→小指展肌→小指短屈肌。

### 8. 中渚（SJ3）

①标准定位：在手背，第4、5掌骨间，第4掌指关节近端凹陷中（图7-43、图7-45）。

②取法：俯掌，液门穴直上1寸，当第4、5掌指关节后方凹陷中取穴。

③穴位解剖：皮肤→皮下组织→第四骨间背侧肌。

### 9. 外劳宫（EX-UE8）

①标准定位：在手背，当第2、3掌骨间，掌指关节后约0.5寸凹陷中（图7-43、图7-45）。

②取法：俯掌，当第2、3掌指关节后方0.5寸凹陷中取穴。

③穴位解剖：皮肤→皮下组织→第二骨间背侧肌。

### 10. 三间（LI3）

①标准定位：在手指，第2掌指关节桡侧近端凹陷中（图7-43、图7-45）。

②取法：手指微握拳，在第二掌指关节后缘桡侧，当赤白肉际处取穴。

③穴位解剖：皮肤→皮下组织→第一骨间背侧肌→指浅、深层肌腱的背侧。

### 11. 前谷（SI2）

①标准定位：在手指，第5掌指关节尺侧远端赤白肉际凹陷中（图7-42、图7-45）。

②取法：微握拳，于第5掌指关节前缘赤白肉际处取穴。

③穴位解剖：皮肤→皮下组织→小指近节指骨骨膜。

### 12. 液门（SJ2）

①标准定位：在手背，当第4、5指间，指蹼缘后方赤白肉际处（图7-43、图7-45）。

②取法：微握拳，掌心向下，于第4、5指间缝纹端，趾蹼缘上方赤白肉际凹陷中取穴。

③穴位解剖：皮肤→皮下组织→第四骨间背侧肌。

### 13. 八邪（EX-UE9）

①标准定位：在手背，第1至第5指间。指蹼缘后方赤白肉际处，左右共8穴（图7-43、图7-45）。

②穴位解剖：皮肤→皮下组织→骨间肌。

### 14. 二间（LI2）

①标准定位：在手指，第2掌指关节桡侧远端赤白肉际处（图7-43、图7-45）。

②取法：手指微握拳取穴。在第2掌指关节前缘桡侧，当赤白肉际处。

③穴位解剖：皮肤→皮下组织→指背腱膜→示指近节指骨骨膜。

腕和手骨性标志触诊视频

## 第二节　肌性标志

### 一、指浅屈肌肌腱

**【内容简介】**

指浅屈肌位于前臂5块屈肌的深面，肌纤维向下移行为4条肌腱，经腕管入手掌，至手指后每腱分为两束,分别止于第2~5指中节指骨底的两侧。指浅屈肌受正中神经支配。

功能:屈腕关节、掌指关节和第2~5指近侧指骨间关节。

【体表触诊】

动作:嘱被检查者握紧拳头,短促地屈曲腕关节,并稍向尺侧倾斜,检查者可在掌长肌肌腱尺侧、尺侧腕屈肌肌腱桡侧触及指浅屈肌肌腱(图7-46)。

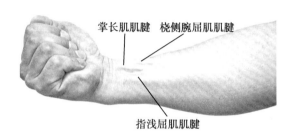

图7-46　指浅屈肌动作

【体表形态】

指浅屈肌肌腱体表形态(图7-47)。

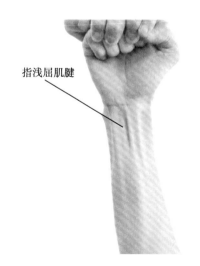

图7-47　指浅屈肌肌腱

【神经血管】

正中神经:在肘窝处继续向下穿旋前圆肌和指浅屈肌腱弓后在前臂正中下行,于

指浅、深屈肌之间到达腕部,然后行于桡侧腕屈肌腱与掌长肌腱之间,并进入屈肌支持带深面的腕管,最后在掌腱膜深面分布至手掌。

## 二、拇长展肌腱

【内容简介】

拇长展肌起自桡、尺骨背面,止于第1掌骨底。

功能:外展拇指及腕关节。

【体表触诊】

动作:检查者一手置于被检查者拇指掌指关节外侧缘并施力,嘱被检查者抗阻力外展拇指的掌指关节,可在拇短伸肌肌腱外侧触及拇长展肌腱(图7-48)。

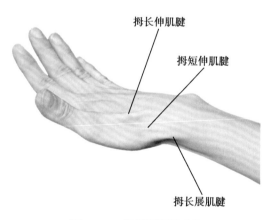

图7-48　拇长展肌腱动作

【体表形态】

拇长展肌腱(图7-49~图7-50)。

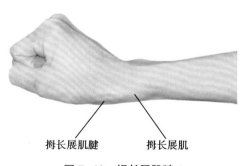

图7-49　拇长展肌腱1

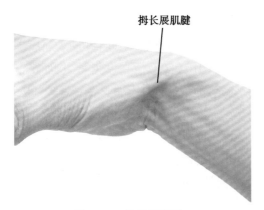

图 7-50　拇长展肌腱 2

【神经血管】

骨间后神经：是桡神经深支从旋后肌下缘发出后延续而来，伴骨间后动静脉在浅深层肌肉之间下降，沿途发出多条肌支，包括指伸肌支、小指伸肌支、尺侧腕伸肌支、拇长展肌支、拇短伸肌支、拇长伸肌支及示指伸肌支。达拇短伸肌下缘，贴骨间膜后面下行，最终至腕背侧并发关节支支配腕关节。

桡动脉：在腕前区，桡动脉绕过桡骨茎突的下方，经腕桡侧副韧带和拇长展肌腱、拇短伸肌腱之间达腕后区。

桡静脉：有两条，与桡动脉相伴而行。

【相关穴位】

1. 列缺（LU7）

①标准定位：在前臂，腕掌侧远端横纹上 1.5 寸，拇短伸肌腱与拇长展肌腱之间，拇长展肌腱沟的凹陷中（图 7-51、图 7-52）。

②取法：以左右两手虎口交叉，一手示指压在另一手的桡骨茎突上，当示指尖到达之凹陷处是穴。或立掌或侧掌，拇指向外上方翘起，先取两筋之间的阳溪穴上，在阳溪穴上 1.5 寸的桡骨茎突中部有一凹陷即是本穴。

③穴位解剖：皮肤→皮下组织→拇长展

肌腱→旋前方肌→桡骨。

2. 太渊（LU9）

①标准定位：在腕前区，桡骨茎突与舟状骨之间，拇长展肌腱尺侧凹陷中（图 7-51、图 7-52）。

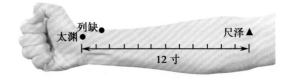

图 7-51　拇长展肌腱穴位 1

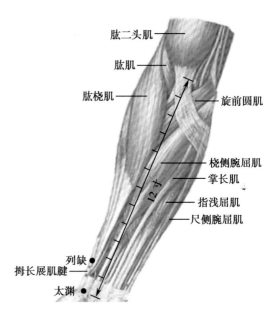

图 7-52　拇长展肌腱穴位 2

②取法：仰掌，当掌后第一横纹上，用手摸有脉搏跳动处的桡侧凹陷中是穴。

③穴位解剖：皮肤→皮下组织→桡侧腕屈肌腱与拇长展肌腱之间。

3. 偏历（LI6）

①标准定位：在前臂，腕背侧远端横纹上 3 寸，阳溪与曲池连线上（图 7-53、图 7-54）。

②穴位解剖：皮肤→皮下组织→前臂筋膜→拇短伸肌→桡侧腕长伸肌腱→拇长展肌腱。

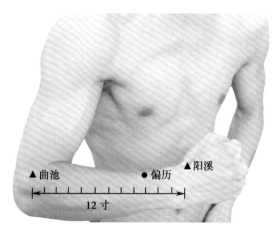

图 7-53　拇长展肌腱穴位 3

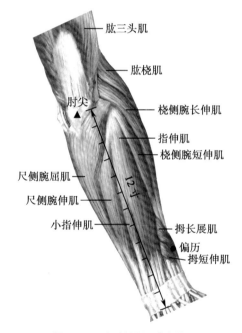

图 7-54　拇长展肌腱穴位 4

## 三、拇短伸肌腱和拇长伸肌腱

### 【内容简介】

拇短伸肌位于拇长展肌的尺侧,起自桡骨体背面,拇长展肌之下,与拇长展肌腱同行,止于拇指近节指骨底背面。拇短伸肌常变异,可见与拇长展肌愈合。

拇长伸肌位于指伸肌和尺侧腕伸肌深面,拇长展肌和拇短伸肌的尺侧,起自尺骨

体背面中 1/3 外侧及邻近的骨间膜,肌束向下移行为长腱,该肌腱于腕背部斜跨桡侧腕长、短伸肌肌腱的表面,向下行经腕背侧韧带深面,止于拇远节指骨底。拇长伸肌变异可见分裂为 2 肌,或止腱分为 2 个。拇短伸肌腱构成"鼻烟窝"的外侧界,拇长伸肌腱构成"鼻烟窝"的内侧界。

功能:拇短伸肌:伸拇指并协助伸腕及手外展;拇长伸肌:伸拇指并协助伸腕和手。

### 【体表触诊】

拇短伸肌腱:

动作:腕关节处于中间位,嘱被检查者反复分开拇指与手掌,在腕部桡侧拇长展肌腱后方可触及此肌腱(图 7-55)。

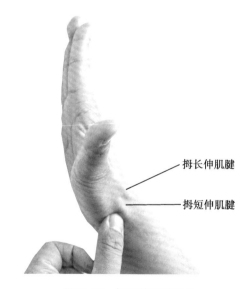

图 7-55　拇短伸肌腱动作

拇长伸肌腱:

动作:腕关节处于中间位,嘱被检查者后伸拇指掌指关节,在腕部拇短伸肌腱内侧可触及拇长伸肌腱(图 7-56)。

### 【体表形态】

拇短伸肌腱和拇长伸肌腱体表形态(图 7-57~图 7-60)。

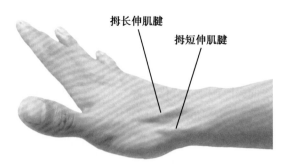

图 7-56    拇长伸肌腱动作

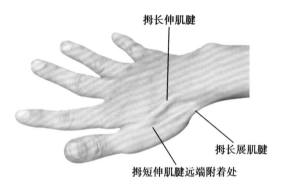

图 7-57    拇短伸肌腱远端附着处

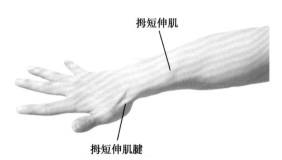

图 7-58    拇短伸肌

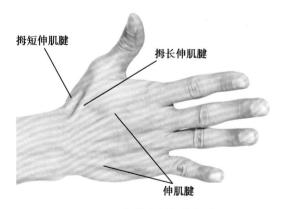

图 7-59    拇长和拇短伸肌腱

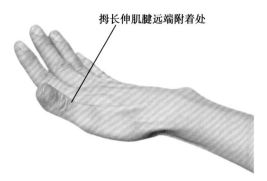

图 7-60    拇长伸肌腱远端附着处

【神经血管】

骨间后神经:是桡神经深支从旋后肌下缘发出后延续而来,伴骨间后动静脉在浅深层肌肉之间下降,沿途发出多条肌支。

桡动脉:在腕前区,桡动脉绕过桡骨茎突的下方,经腕桡侧副韧带和拇长展肌腱、拇短伸肌腱之间达腕后区。

桡静脉:有两条,与桡动脉相伴而行。

【相关穴位】

**1. 列缺(LU7)**

①标准定位:在前臂,腕掌侧远端横纹上 1.5 寸,拇短伸肌腱与拇长展肌腱之间,拇长展肌腱沟的凹陷中(图 7-61、图 7-62)。

②取法:以左右两手虎口交叉,一手示指压在另一手的桡骨茎突上,当示指尖到达之凹陷处是穴。或立掌或侧掌,拇指向外上方翘起,先取两筋之间的阳溪穴上,在阳溪穴上 1.5 寸的桡骨茎突中部有一凹陷即是本穴。

③穴位解剖:皮肤→皮下组织→拇长展肌腱→旋前方肌→桡骨。

**2. 三阳络(SJ8)**

①标准定位:在前臂后区,腕背侧远端横纹上 4 寸,尺骨与桡骨间隙中点(图 7-63、图 7-64)。

②取法:伸臂俯掌取穴,在前臂背侧,腕背横纹上 4 寸,尺骨与桡骨之间。

③穴位解剖:皮肤→皮下组织→指伸肌→拇长展肌→拇短伸肌。

### 3. 偏历（LI6）

①标准定位：在前臂，腕背侧远端横纹上3寸，阳溪与曲池连线上（图7-63、图7-64）。

②穴位解剖：皮肤→皮下组织→前臂筋膜→拇短伸肌→桡侧腕长伸肌腱→拇长展肌腱。

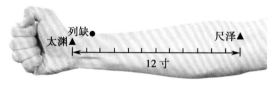

图7-61　拇短伸肌腱穴位1

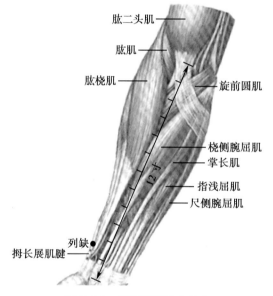

图7-62　拇短伸肌腱穴位2

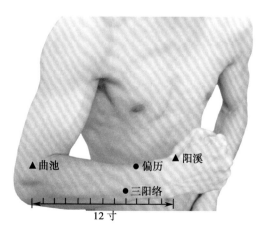

图7-63　拇短伸肌腱穴位3

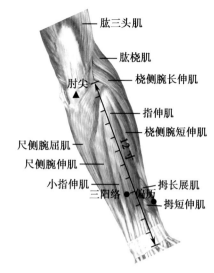

图7-64　拇短伸肌腱穴位4

## 四、鱼际

【内容简介】

鱼际是位于手掌外侧呈鱼腹状的隆起，因内侧的肌性隆起高大，又名大鱼际。鱼际是由拇短展肌、拇短屈肌和拇指对掌肌三肌形成的肌性隆起。

【体表触诊】

动作：在手掌外侧可见鱼腹状的隆起，即鱼际（图7-65）。

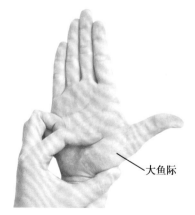

图7-65　大鱼际动作

【神经血管】

正中神经掌支：在手部屈肌支持带的上

缘正中神经分出,经屈肌支持带的表面穿出深筋膜,分为内、外侧支。内侧支分布于手掌中部的皮肤,与尺神经掌皮支吻合;外侧支行于桡动脉掌支外侧进入鱼际,支配除拇收肌以外的鱼际肌群。当腕管内病变使正中神经受压,出现腕管综合征时,表现为鱼际肌萎缩,手掌变平呈"猿掌",同时桡侧三个半手指掌面皮肤及桡侧半手掌出现感觉障碍。

第1指背神经:发自桡神经浅支,分布于鱼际外侧皮肤。

【相关穴位】

鱼际(LU10)

①标准定位:在手外侧,第1掌骨桡侧中点赤白肉际处(图7-66、图7-67)。

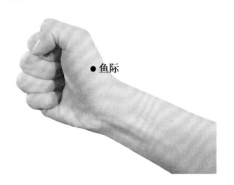

图7-66　鱼际穴位1

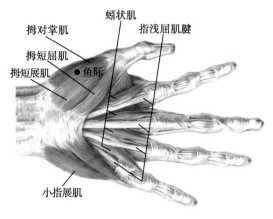

图7-67　鱼际穴位2

②取法:侧掌,微握拳,腕关节稍向下屈,于第一掌骨中点赤白肉际处取穴。

③穴位解剖:皮肤→皮下组织→拇短展肌→拇对掌肌→拇短屈肌。

## 五、小鱼际

【内容简介】

小鱼际位于手掌尺侧,比外侧的肌性隆起小,故名小鱼际。小鱼际是由小指展肌、小指短屈肌和小指对掌肌形成的肌性隆起。

【体表触诊】

动作:在手掌内侧可见一肌性隆起,比外侧的鱼际小,即小鱼际(图7-68)。

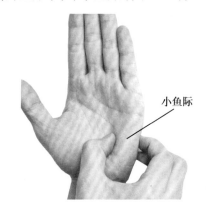

图7-68　小鱼际动作

【体表形态】

小鱼际体表形态(图7-69)。

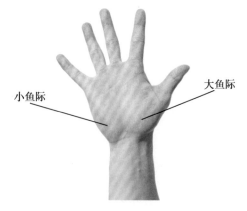

图7-69　大、小鱼际

【神经血管】

尺神经掌支:尺神经在腕掌侧韧带的近

侧穿深筋膜浅出,其浅支分布于小鱼际表面的皮肤、小指掌面皮肤和环指尺侧半掌面皮肤。深支分布于小鱼际肌、拇收肌、骨间掌侧肌、骨间背侧肌及第3~4蚓状肌。

小指尺掌侧动脉:发自掌浅弓凸侧的尺侧缘,沿小鱼际肌表面下降,分布于小指尺侧缘。

**【相关穴位】**

**1. 腕骨(SI4)**

①标准定位:在腕区,第5掌骨底与三角骨之间赤白肉际凹陷中(图7-70、图7-71)。

②取法:微握拳,掌心向前,在第5掌骨尺侧后下方取穴。

③穴位解剖:皮肤→皮下组织→小指展肌→豆掌韧带。

**2. 后溪(SI3)**

①标准定位:在手内侧,第5掌指关节尺侧近端赤白肉际凹陷中(图7-70、图7-71)。

②取法:在手掌尺侧,微握拳,第5掌指关节后的远侧掌横纹头赤白肉际处取穴。

③穴位解剖:皮肤→皮下组织→小指展肌→小指短屈肌。

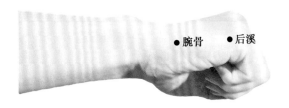

图 7-70 小鱼际穴位 1

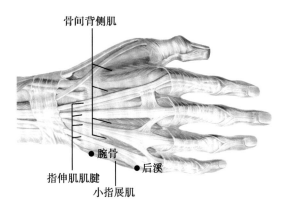

图 7-71 小鱼际穴位 2

腕和手肌性标志触诊视频

# 第八章  髋（臀）部

## 整 体 观

臀部上界为髂嵴，下界为臀沟，内侧为骶、尾骨外侧缘，外侧为髂前上棘至大转子间的连线。下肢肌按部位可分为髋肌、大腿肌、小腿肌和足肌。其中髋肌又称下肢带肌，主要起自骨盆内面和外面，跨越髋关节，止于股骨上部，按部位分为前、后两群。本章将介绍髋肌前群的阔筋膜张肌，后群的臀大肌、臀中肌、梨状肌和臀部重要骨性标志的体表触诊方法，以及足三阳、足三阴等经在臀部的穴位分布（图8-1~图8-5）。

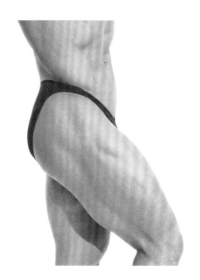

图 8-2　髋（臀）部侧面观

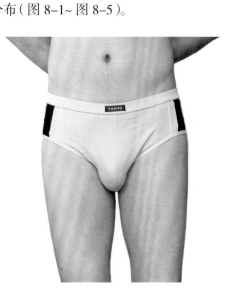

图 8-1　髋（臀）部正面观

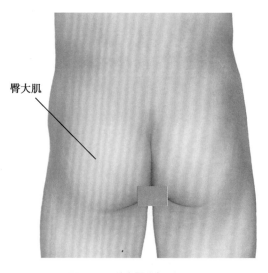

臀大肌

图 8-3　髋（臀）部后面观

190

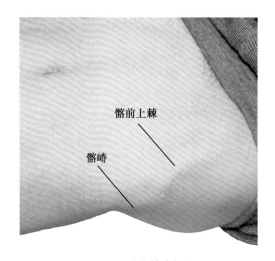

图 8-4　髂骨体表标志

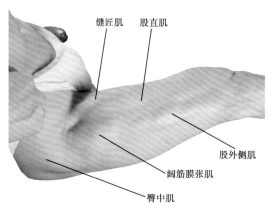

图 8-5　髋部外侧面观

# 第一节　骨性标志

## 一、髂嵴

### 【内容简介】

髂骨翼的上缘肥厚且呈弓形向上凸弯，即为髂嵴。髂嵴的内外二缘称为内、外唇。髂嵴后部的内唇有腹横肌及腰方肌附着，外唇有阔筋膜张肌、背阔肌、腹外斜肌及臀中肌附着。髂嵴位于皮下，全长皆可触及。双侧髂嵴最高点的连线相当于第 4 腰椎棘突的

水平。

### 【体表触诊】

被检查者侧卧位，臀部与腰腹部的交界处，可见突起高隆的臀部骨性上缘，腰腹部明显柔软。由外侧向皮肤触诊，可触及弧形骨嵴之外缘，由腰腹部向下可触及髂嵴上缘一指宽的骨面，手指向深处用力，可触摸到骨嵴内缘。

### 【体表形态】

髂嵴体表形态（图 8-6）。

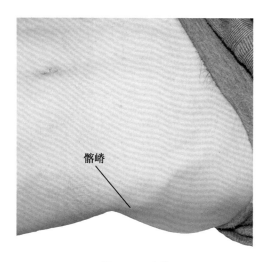

图 8-6　髂嵴

### 【神经血管】

臀上皮神经：该神经在髂嵴上方浅出比较集中，于竖脊肌与髂嵴交点处穿胸腰筋膜后层，越过髂嵴分布至臀区上部。

## 二、髂前上棘

### 【内容简介】

髂嵴的前端为髂前上棘，为下肢长度测量的重要标志。

### 【体表触诊】

被检查者仰卧位，下肢平伸或下肢搭于床沿外下，可见腹股沟外侧高高隆起如手指肚大小的骨性突起，即为髂前上棘。垂直皮

肤下压,可触及硬性骨骼,贴骨面上移,可触及肥厚的髂嵴。

**【体表形态】**

髂前上棘体表形态(图8-7~图8-9)。

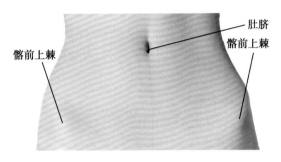

髂前上棘　　肚脐　　髂前上棘

图8-7　髂前上棘1

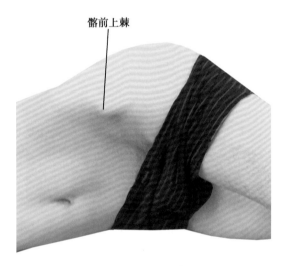

髂前上棘

图8-8　髂前上棘2

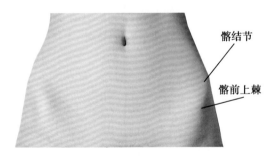

髂结节　　髂前上棘

图8-9　髂结节

**【神经血管】**

肋间神经:第12肋间神经分布于髂前上棘平面。

肋下神经:第10肋下神经分布于髂前上棘平面。

股外侧皮神经:发自腰丛,大多在髂前上棘内侧附近穿经腹股沟韧带深面进入股部,再经过缝匠肌表面或深面,或穿经该肌,于髂前上棘下方5~10cm处分为前、后两支。

髂腹下神经:本干于髂前上棘内侧2~3cm处穿腹内斜肌后在腹外斜肌腱膜深面斜向内下方。

髂腹股沟神经:走行大体与髂腹下神经平行。

旋髂浅动脉:向外上穿阔筋膜后,沿腹股沟韧带走向髂前上棘,分布于腹前壁下外侧部。

旋髂深动脉:约与腹壁下动脉同一水平发自髂外动脉,在腹膜外组织内沿腹股沟韧带外侧半的深面斜向外上方,经髂前上棘内侧,行向髂嵴前部的上缘。

股动、静脉体表投影:大腿微屈并外展、旋外,膝关节微屈时,从髂前上棘至耻骨联合连线的中点,与收肌结节连线的上2/3段为股动脉的体表投影。在股三角区内,股动脉外侧为股神经,内侧为股静脉。

**【相关穴位】**

**1. 五枢(GB27)**

①标准定位:在下腹部,横平脐下3寸,髂前上棘内侧(图8-10、图8-11)。

②取法:侧卧,于髂前上棘内侧凹陷处,约与脐下3寸关元穴相平处取穴。

③穴位解剖:皮肤→皮下组织→腹部深筋膜→腹外斜肌→腹内斜肌→腹横筋膜→腹膜下筋膜。

**2. 维道(GB28)**

①标准定位:在下腹部,髂前上棘内下0.5寸(图8-10、图8-11)。

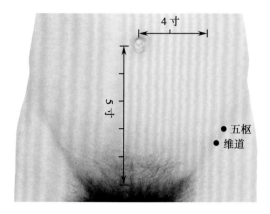

图 8-10　髂前上棘穴位 1

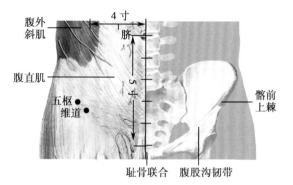

图 8-11　髂前上棘穴位 2

②穴位解剖:皮肤→皮下组织→腹部深筋膜→腹外斜肌→腹内斜肌→腹横筋膜→腹膜下筋膜。

### 3. 居髎(GB29)

①标准定位:在臀区,髂前上棘与股骨大转子最凸点连线的中点处(图 8-12、图 8-13)。

②穴位解剖:皮肤→皮下组织→阔筋膜张肌→臀中肌。

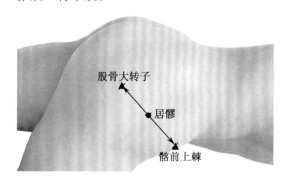

图 8-12　髂前上棘穴位 3

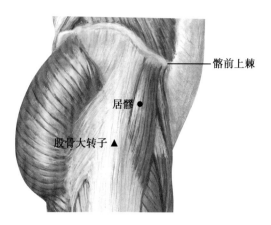

图 8-13　髂前上棘穴位 4

### 4. 伏兔(ST32)

①标准定位:在股前区,髌底上 6 寸,髂前上棘与髌底外侧端的连线上(图 8-14、图 8-15)。

②取法:正坐屈膝,医者以手掌第 1 横纹正中按在膝盖上缘中点处,手指并拢压在大腿上,当中指尖所止处是穴;或仰卧,下肢伸直,足尖用力向前屈,可见膝上股前有一肌肉(股直肌)隆起,状如伏兔,这一肌肉的中点即是本穴。

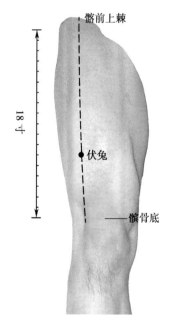

图 8-14　髂前上棘穴位 5

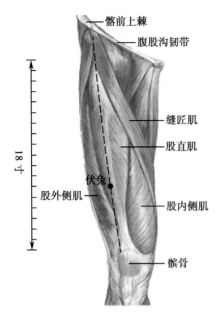

图 8-15　髂前上棘穴位 6

③穴位解剖：皮肤→皮下组织→股直肌→股中间肌。

## 三、髂后上棘

### 【内容简介】

髂骨翼后缘的两个骨突分别为髂后上棘和髂后下棘。两侧髂后上棘连线约平第 2 骶椎。髂后上棘位于臀后部的一个小凹陷内，其后方是髂后下棘。

### 【体表触诊】

髂后上棘在体表是一浅的凹陷，大小因人而异。在髂嵴最后端可触及髂后上棘，女性该处有皮肤凹陷，男性该处有倒三角形骨隆起，继续向下是髂骨后缘的结合处。

### 【体表形态】

髂后上棘体表形态（图 8-16）。

### 【神经血管】

臀上神经、臀上动脉、臀上静脉体表投影：大腿微屈和旋内，髂后上棘和股骨大转子尖连线的中、内 1/3 交点为臀上动、静脉和臀上神经出盆点（梨状肌上孔）的体表投影。

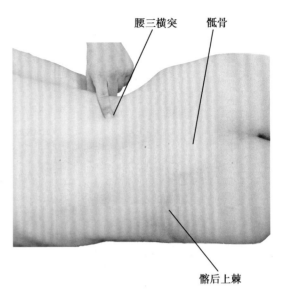

图 8-16　髂后上棘

臀下神经、臀下动脉、臀下静脉体表投影：髂后上棘至坐骨结节连线的中点为臀下神经、臀下动脉和臀下静脉出盆点的体表投影。

坐骨神经体表投影：坐骨神经出盆点在髂后上棘至坐骨结节连线中点的外侧 2~3cm 处。

臀中皮神经：为 $S_1$~$S_3$ 后支，在髂后上棘至尾骨尖连线的中 1/3 段穿出，分布于臀区内侧和骶骨表面的皮肤。

阴部内动脉体表投影：由髂后上棘至坐骨结节连线的中、下 1/3 交界处，为阴部内动脉穿出坐骨大孔下部的位置。

## 四、耻骨结节

### 【内容简介】

耻骨上支的耻骨梳向前终于圆形隆起，为耻骨结节，是重要的体表标志。

### 【体表触诊】

两手平放，拇指在内，四指在外，与双侧大转子位置水平，拇指沿耻骨上支骨面水平向内移动，可触摸到横架在耻骨区的棘状骨性突起，即耻骨结节。

**【体表形态】**

耻骨结节体表形态（图8-17）。

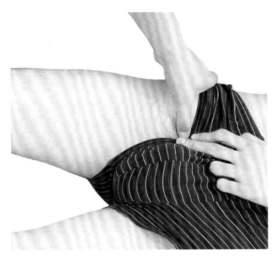

图8-17 耻骨结节

**【相关穴位】**

1. 曲骨（RN2）

①标准定位：在下腹部，耻骨联合上缘，前正中线上（图8-18、图8-19）。

②穴位解剖：皮肤→皮下组织→腹白线→腹内筋膜→腹膜下筋膜→脐正中襞。

2. 横骨（KI11）

①标准定位：在下腹部，脐中下5寸，前正中线旁开0.5寸（图8-18、图8-19）。

②取法：仰卧位，先取腹白线上耻骨联合上缘的曲骨，再于旁0.5寸取穴。

③穴位解剖：皮肤→皮下组织→腹直肌鞘前层→锥状肌→腹直肌→腹股沟镰（联合腱）→腹横筋膜→腹膜下筋膜。

3. 气冲（ST30）

①标准定位：在腹股沟区，耻骨联合上缘，前正中线旁开2寸，动脉搏动处（图8-18、图8-19）。

②穴位解剖：皮肤→皮下组织→腹外斜肌腱膜→腹内斜肌→腹横肌→腹横筋膜→腹

膜下筋膜→腹膜壁层。

4. 急脉（LR12）

①标准定位：在腹股沟区，横平耻骨联合上缘，前正中线旁开2.5寸（图8-18、图8-19）。

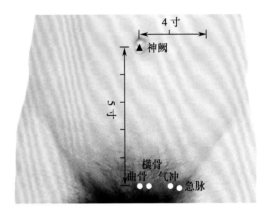

图8-18 耻骨结节穴位1

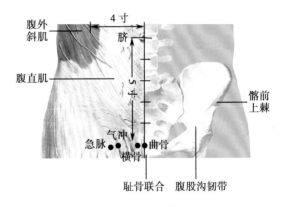

图8-19 耻骨结节穴位2

②取法：仰卧伸足，先取曲骨穴旁开2寸的气冲，在气冲外下方腹股沟动脉搏动处，前正中线旁开2.5寸处取穴。

③穴位解剖：皮肤→皮下组织→耻骨肌→短收肌。

**五、坐骨棘和坐骨小切迹**

**【内容简介】**

坐骨结节的上后方有一锐棘，即坐骨棘，棘的下方为坐骨小切迹。

【体表触诊】

被检查者侧卧、屈髋，臀部下部饱满处，看不到特殊标志。用手指确定坐骨结节的位置后，手指压紧坐骨结节处皮肤，令臀大肌放松，沿骨面向上触摸（皮肤在皮下组织上滑动），可感知有朝向骶骨的凹陷，即坐骨小切迹。向上继续滑动，即切迹的近端，隆起的骨棘即坐骨棘。

【神经血管】

阴部内动脉、阴部内静脉、阴部神经：坐骨小切迹参与围成坐骨小孔。坐骨小孔内，由外向内依次为阴部内动、静脉和阴部神经。神经、血管自梨状肌下孔最内侧穿出后，绕过坐骨棘，经坐骨小孔穿入坐骨肛门窝。

六、坐骨结节

【内容简介】

坐骨体与坐骨支移行部会合处的隆起后部，骨质粗糙而肥厚，称为坐骨结节，是坐骨最低处，可以在体表摸到。

【体表触诊】

被检查者侧卧位，屈膝屈髋，在臀襞中点手指探按，可触及粗大的骨骼。俯卧位，在臀后线中点处可触及坐骨结节骨面。

【体表形态】

坐骨结节体表形态（图 8-20）。

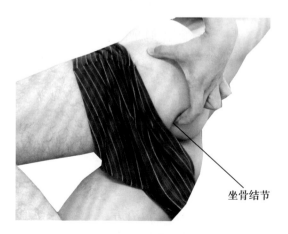

坐骨结节

图 8-20　坐骨结节

【神经血管】

坐骨神经：起自骶丛，经梨状肌下孔穿出至臀区，在臀大肌深面、坐骨结节与大转子连线的中、内 1/3 交点的内侧下降，进入股后区，后经股二头肌长头深面下行至腘窝上角，分为胫神经和腓总神经。

坐骨神经体表投影：坐骨神经出盆点在髂后上棘至坐骨结节连线中点的外侧 2~3cm 处。自坐骨结节与股骨大转子连线的中、内 1/3 的交点，向下至股骨内、外侧髁连线的中点作一直线，为坐骨神经在股后区的投影线。

臀下神经、臀下动脉、臀下静脉体表投影：髂后上棘至坐骨结节连线的中点为臀下神经、臀下动脉和臀下静脉出盆点的体表投影。

阴部内动脉体表投影：由髂后上棘至坐骨结节连线的中、下 1/3 交界处为阴部内动脉穿出坐骨大孔下部的位置。

【相关穴位】

承扶（BL36）

①标准定位：在股后区，臀沟的中点（图 8-21、图 8-22）。

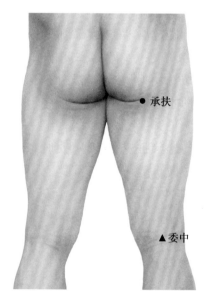

●承扶

▲委中

图 8-21　坐骨结节穴位 1

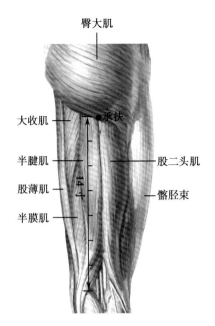

图 8-22　坐骨结节穴位 2

②穴位解剖：皮肤→皮下组织→阔筋膜→坐骨神经→大收肌。

## 七、股骨大转子

### 【内容简介】

股骨大转子为位于股骨颈与股骨体连接处上外侧的方形隆起，大转子的尖端位于髂前上棘和坐骨结节连线的中点处，距髂嵴结节处下约一掌宽。

### 【体表触诊】

被检查者侧卧位，髋关节外侧高隆突起的骨骼即大转子，最上面可摸到大转子尖端骨面。嘱被检查者仰卧位，下肢外展，在髋关节外展时所形成的皮肤凹陷处可触及股骨大转子，这种姿势有利于周围肌肉放松，可从不同角度触及股骨大转子，包括上缘、下缘、后缘和外侧面。

### 【体表形态】

股骨大转子体表形态（图 8-23）。

### 【神经血管】

旋股内、外动脉：其升支发出的分支于大转子处吻合形成旋股血管环。

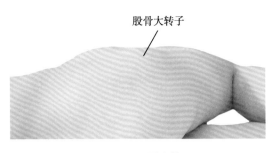

图 8-23　股骨大转子

### 【相关穴位】

#### 1. 居髎（GB29）

①标准定位：在臀区，髂前上棘与股骨大转子最凸点连线的中点处（图 8-24、图 8-25）。

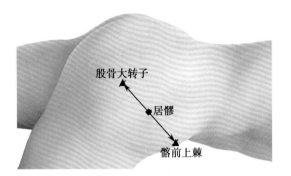

图 8-24　股骨大转子穴位 1

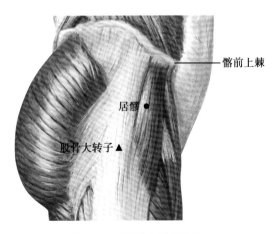

图 8-25　股骨大转子穴位 2

②穴位解剖：皮肤→皮下组织→阔筋膜张肌→臀中肌。

#### 2. 环跳（GB30）

①标准定位：在臀区，股骨大转子最凸

点与骶管裂孔连线的外 1/3 与内 2/3 交点处
（图 8-26、图 8-27）。

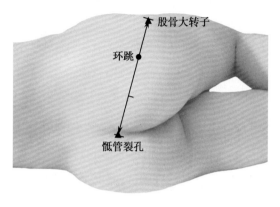

图 8-26　股骨大转子穴位 3

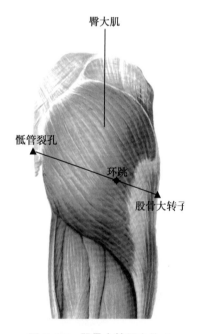

图 8-27　股骨大转子穴位 4

②取法：侧卧，伸下腿，屈上腿（呈 90°）
以小指关节横纹按在大转子上，拇指指脊柱，
当拇指尖止处是穴；侧卧，于大转子后方凹
陷处，约当股骨大转子与骶管裂孔连线的外
中 1/3 交点处取穴。

③穴位解剖：皮肤→皮下组织→臀肌筋
膜→臀大肌→坐骨神经→闭孔内肌（腱）与
上下孖肌。

## 八、股骨头

### 【内容简介】

股骨头膨大呈球形，约占圆球面的 2/3，
方向朝上、内、前，与髋臼相关节。股骨头凹
为股骨头韧带的附着处。

### 【体表触诊】

被检查者仰卧位、屈膝，髋关节外旋，
检查者将手置于被检查者腹股沟中点处
并垂直向下按压。嘱被检者不断地内、外
旋转髋关节，检查者手下可触及活动的股
骨头。

### 【体表形态】

股骨头体表形态（图 8-28）。

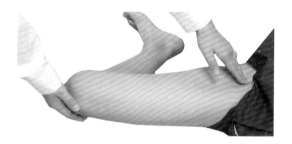

图 8-28　股骨头动作

## 九、股骨小转子

### 【内容简介】

股骨小转子为圆锥形的突起，位于股骨
颈与股骨体连接处的后内侧，其前面粗糙，为
腰大肌的附着部，后面平滑。

### 【体表触诊】

被检查者仰卧位，检查者用左手的背面
支撑于被检查者的小腿外侧面，随着髋关节
外旋，股骨小转子向前移动，右手拇指在长收
肌和股薄肌之间的软组织中滑动，即可触摸
到较硬的股骨小转子。

### 【体表形态】

股骨小转子体表形态（图 8-29、图 8-30）。

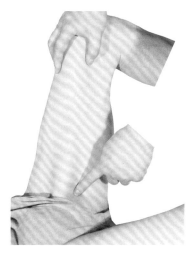

图 8-29　股骨小转子 1

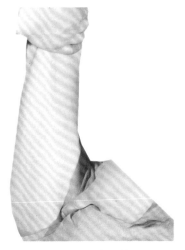

图 8-30　股骨小转子 2

髋（臀）部骨性标志触诊视频

# 第二节　肌　性　标　志

## 一、阔筋膜张肌

### 【内容简介】

阔筋膜张肌位于髋部和大腿前外侧，缝匠肌和臀中肌之间。阔筋膜张肌起自髂前上棘，肌腹包裹在阔筋膜两层之间，上厚下薄，下方移行为髂胫束。其中髂胫束前部的纤维系由阔筋膜张肌的腱膜移行而成，而后部纤维为臀大肌肌腱的延续部分，向下移行止于胫骨外侧髁处。阔筋膜张肌受臀上神经支配。

功能：紧张阔筋膜，使髋关节存在前屈而稍向内旋的趋势；而臀大肌的作用，就是使髋关节后伸并旋外。

### 【体表触诊】

动作：被检查者仰卧位，嘱其抗阻力屈曲大腿。大腿近端可见两块肌肉隆起，外侧为阔筋膜张肌，内侧为缝匠肌（图 8-31）。

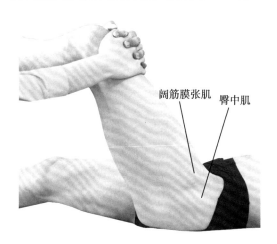

阔筋膜张肌　　臀中肌

图 8-31　阔筋膜张肌动作

### 【体表形态】

阔筋膜张肌体表形态（图 8-32~ 图 8-34）。

### 【神经血管】

臀上神经：与臀上动脉深支伴行，分上、下两支支配臀中肌、臀小肌和阔筋膜张肌后部。

臀上动脉：分为浅、深两支。其深支穿于臀中肌、臀小肌之间，向外达阔筋膜张肌深面，与旋股外侧动脉分支吻合，参与形成髋关节动脉网。

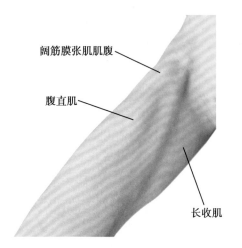

图 8-32　阔筋膜张肌 1

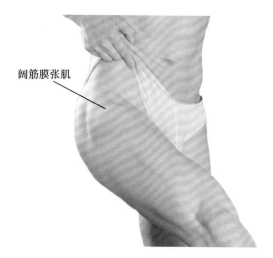

图 8-33　阔筋膜张肌 2

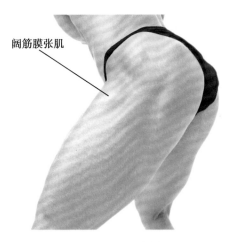

图 8-34　阔筋膜张肌 3

臀上静脉：与动脉伴行。

【相关穴位】

**1. 髀关（ST31）**

①标准定位：在股前区，股直肌近端、缝匠肌与阔筋膜张肌 3 条肌肉之间凹陷中（图 8-35、图 8-36）。

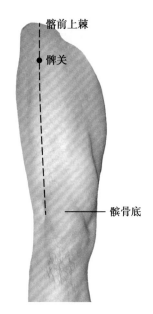

图 8-35　阔筋膜穴位 1

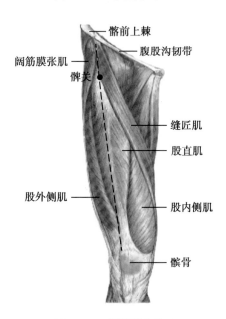

图 8-36　阔筋膜穴位 2

②取法：仰卧，于髂前上棘至髌骨底外缘连线，与臀横纹延伸线之交点处取穴。或将手掌第1横纹中点按于伏兔穴处，手掌平伸向前，当中指尖到处是穴。

③穴位解剖：皮肤→皮下组织→阔筋膜张肌→股直肌→股外侧肌。

### 2. 居髎（GB29）

①标准定位：在臀区，髂前上棘与股骨大转子最凸点连线的中点处（图8-37、图8-38）。

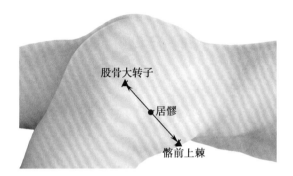

图8-37 阔筋膜穴位3

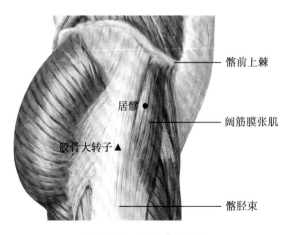

图8-38 阔筋膜穴位4

②穴位解剖：皮肤→皮下组织→阔筋膜张肌→臀中肌。

### 3. 风市（GB31）

①标准定位：在股部，直立垂手，掌心贴于大腿时，中指尖所指凹陷中，髂胫束后缘（图8-39、图8-40）。

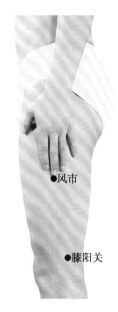

图8-39 阔筋膜穴位5

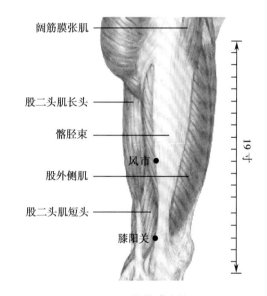

图8-40 阔筋膜穴位6

②取法：直立，两手自然下垂，当中指尖止处取穴。

③穴位解剖：皮肤→皮下组织→阔筋膜→髂胫束→股外侧肌→股中间肌。

### 4. 膝阳关（GB33）

①标准定位：在膝部，股骨外上髁后上缘，股二头肌腱与髂胫束之间的凹陷中（图8-39、图8-40）。

②穴位解剖：皮肤→皮下组织→阔筋膜→髂胫束→股外侧肌→股中间肌。

## 二、臀大肌

### 【内容简介】

臀大肌起于髂骨外面和骶、尾骨的后面，肌束斜向下外，大部分止于髂胫束的深面，小部分止于股骨的臀肌粗隆。几乎占据整个臀部皮下，与臀部皮下脂肪组织共同形成特有的臀部膨隆外形。

功能：是髋关节有力的伸肌，外旋髋关节。

### 【体表触诊】

动作：被检查者俯卧位，嘱其大腿前面抬高离开检查台，屈膝，腰部固定；检查者一手下压其大腿后部以防止膝部活动，嘱患者上抬大腿，即可见臀大肌收缩（图 8-41、图 8-42）。

### 【体表形态】

臀大肌体表形态（图 8-43~ 图 8-45）。

### 【神经血管】

臀下皮神经：于臀大肌深面发自股后皮神经，绕臀大肌下缘向上至臀区下部皮肤。

臀下神经：主要支配臀大肌，并发皮支至臀下部皮肤。

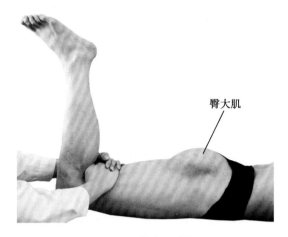

图 8-42　臀大肌动作 2

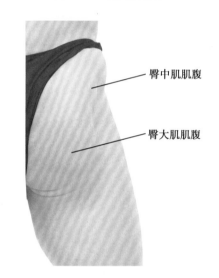

图 8-43　臀大肌 1

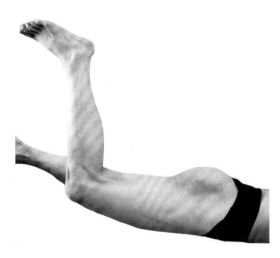

图 8-41　臀大肌动作 1

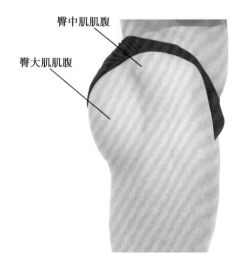

图 8-44　臀大肌 2

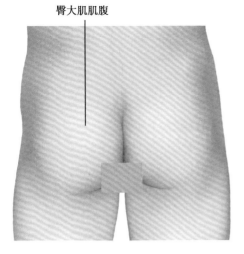

图 8-45　臀大肌 3

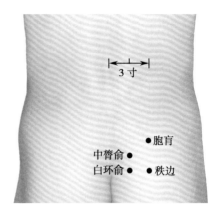

图 8-46　臀大肌穴位 1

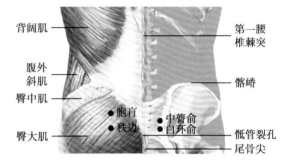

图 8-47　臀大肌穴位 2

坐骨神经：起自骶丛，经梨状肌下孔穿出至臀区，在臀大肌深面、坐骨结节与大转子连线的中、内 1/3 交点的内侧下降进入股后区，后经股二头肌长头深面下行至腘窝上角，分为胫神经和腓总神经。在臀大肌下缘和股二头肌长头外侧缘夹角处，位置表浅，是检查坐骨神经压痛点的常用部位。

臀上动脉：为髂内动脉分支，穿至臀区后分为浅、深两支，浅支经臀中肌后缘至臀大肌深面，主要营养臀大肌。

臀上静脉：与动脉伴行。

臀下动脉：发自髂内动脉，主要营养臀大肌。

【相关穴位】

1. 胞肓（BL53）

①标准定位：在骶区，横平第 2 骶后孔，骶正中嵴旁开 3 寸（图 8-46、图 8-47）。

②穴位解剖：皮肤→皮下组织→臀大肌→臀中肌。

2. 中膂俞（BL29）

①标准定位：在骶区，横平第 3 骶后孔，骶正中嵴旁开 1.5 寸（图 8-46、图 8-47）。

②取法：俯卧位，于第 3 骶椎下后正中线旁开 1.5 寸处取穴。

③穴位解剖：皮肤→皮下组织→臀大肌→髂骨翼骨膜。

3. 白环俞（BL30）

①标准定位：在骶区，横平第 4 骶后孔，骶正中嵴旁开 1.5 寸（图 8-46、图 8-47）。

②取法：俯卧位，于第 4 骶椎下后正中线旁开 1.5 寸处取穴。

③穴位解剖：皮肤→皮下组织→臀大肌→骶结节韧带。

4. 秩边（BL54）

①标准定位：在骶区，横平第 4 骶后孔，骶正中嵴旁开 3 寸（图 8-46、图 8-47）。

②取法：俯卧位，与骶管裂孔相平，后正中线旁开 3 寸处取穴。

③穴位解剖：皮肤→皮下组织→臀肌筋膜→臀大肌。

### 5. 环跳（GB30）

①标准定位：在臀区，股骨大转子最凸点与骶管裂孔连线的外 1/3 与内 2/3 交点处（图 8-48、图 8-49）。

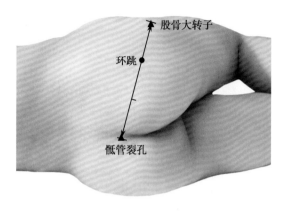

图 8-48　臀大肌穴位 3

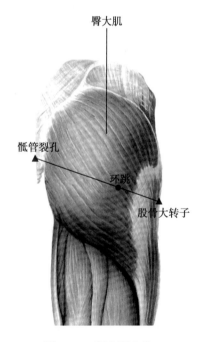

图 8-49　臀大肌穴位 4

②取法：侧卧，伸下腿，屈上腿（呈 90°），以小指关节横纹按在大转子上，拇指指脊柱，当拇指尖止处是穴；侧卧，于大转子后方凹陷处，约当股骨大转子与骶管裂孔连线的外中 1/3 交点处取穴。

③穴位解剖：皮肤→皮下组织→臀肌筋膜→臀大肌→坐骨神经→闭孔内肌（腱）与上下孖肌。

## 三、臀中肌

### 【内容简介】

臀中肌呈扇形起自髂骨翼外侧，肌束向下经髋关节外侧，止于股骨大转子。

功能：外展大腿，并协助髋关节前屈内旋、后伸外旋。

### 【体表触诊】

动作：被检者侧卧位，检查者一手施加阻力放在其大腿外下部，嘱被检者抗阻力外展并内旋髋关节，在髂嵴前部和股骨大转子上缘间可见臀中肌前部肌纤维（图 8-50）。

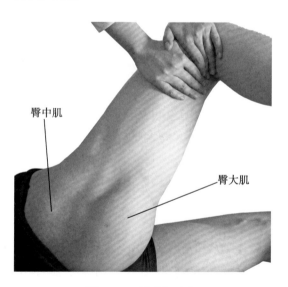

图 8-50　臀中肌动作

### 【体表形态】

臀中肌体表形态（图 8-51~ 图 8-53）。

### 【神经血管】

臀上神经：与臀上动脉深支伴行分上、下两支支配臀中肌、臀小肌和阔筋膜张肌后部。

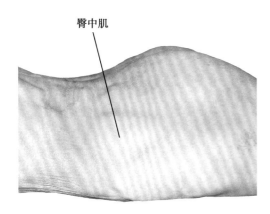

图 8-51　臀中肌 1

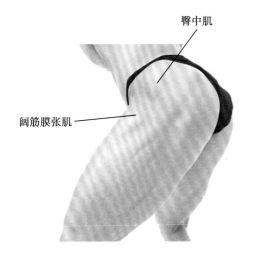

图 8-52　臀中肌 2

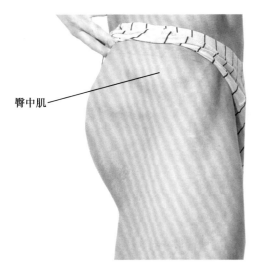

图 8-53　臀中肌 3

臀上动脉:分为浅、深两支。浅支经臀中肌后缘至臀大肌深面,主要营养臀大肌;深支穿于臀中肌、臀小肌之间,营养该二肌。

臀上静脉:与动脉伴行。

【相关穴位】

1. 居髎(GB29)

①标准定位:在臀区,髂前上棘与股骨大转子最凸点连线的中点处(图 8-54、图 8-55)。

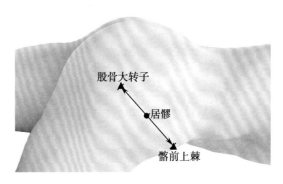

图 8-54　臀中肌穴位 1

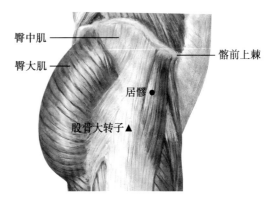

图 8-55　臀中肌穴位 2

②穴位解剖:皮肤→皮下组织→阔筋膜张肌→臀中肌。

2. 胞肓(BL53)

①标准定位:在骶区,横平第 2 骶后孔,骶正中嵴旁开 3 寸(图 8-56、图 8-57)。

②穴位解剖:皮肤→皮下组织→臀大肌→臀中肌。

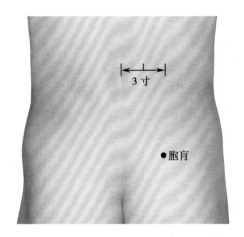

图 8-56　臀中肌穴位 3

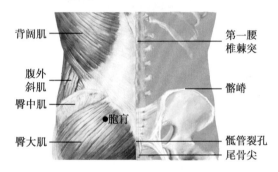

图 8-57　臀中肌穴位 4

## 四、梨状肌

### 【内容简介】

梨状肌呈三角形，位于小骨盆后壁，臀大肌的深面。起于骶骨前面及外侧面，经坐骨大孔入臀部，出小骨盆，绕过髋关节囊的后面，止于大转子尖端的三角形区域。梨状肌由骶丛前支（$S_1 \sim S_3$）支配。

功能：旋外髋关节。

### 【体表触诊】

动作：自尾骨尖至髂后上棘连线的中点处划一线到大转子尖端，此线即代表梨状肌下缘的体表投影线（图 8-58）。被检查者俯卧位，嘱被检者外旋髋关节，检查者可在梨状肌下缘处触及梨状肌肌腹。

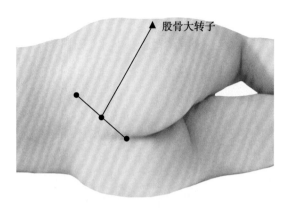

图 8-58　梨状肌体表投影

### 【体表形态】

梨状肌体表形态（图 8-59）。

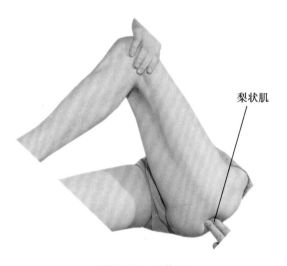

图 8-59　梨状肌

### 【神经血管】

梨状肌上孔内神经、血管：梨状肌与坐骨大孔上缘形成间隙，称为梨状肌上孔，穿经的结构自外向内依次是臀上神经、臀上动脉和臀上静脉。

梨状肌下孔内神经、血管：梨状肌与坐骨大孔下缘形成间隙，称为梨状肌下孔，穿经的结构自外向内依次是坐骨神经、股后皮神经、臀下神经、臀下动脉、臀下静脉、阴部内动脉、阴部内静脉、阴部神经。

坐骨神经：起自骶丛，经梨状肌下孔穿出至臀区，在臀大肌深面、坐骨结节与大转子连线的中、内 1/3 交点的内侧下降进入股后区，后经股二头肌长头深面下行至腘窝上角，分为胫神经和腓总神经。

阴部内动脉、阴部神经：自梨状肌下孔最内侧穿出后，绕过坐骨棘，经坐骨小孔穿入坐骨肛门窝。阴部神经主干继续前行至尿生殖三角，分布于会阴和外生殖器。

髋（臀）部肌性标志触诊视频

# 第九章 股 部

## 整 体 观

股部前上方以腹股沟与腹部分界,后上方以臀沟与臀部分界,内侧以阴股沟与会阴分界,下端以髌骨上方两横指处的水平线与膝分界。经股骨内、外侧髁的垂线可将股部分为股前内侧区和股后区。大腿肌位于股骨周围,以内侧、外侧和后方 3 个肌间隔分为前群、内侧群和后群。本章将介绍大腿肌前群的缝匠肌、股四头肌,内侧群的耻骨肌、长收肌、股薄肌,后群的股二头肌、半腱肌、半膜肌等肌性标志的体表触诊方法,以及足三阳、足三阴等经在股部的穴位分布(图 9-1~ 图 9-6)。

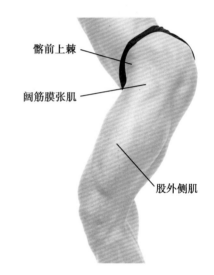

图 9-2 大腿外侧面

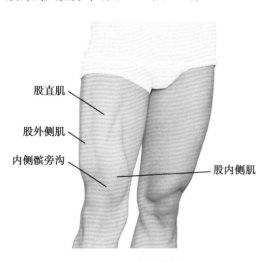

图 9-1 大腿前侧

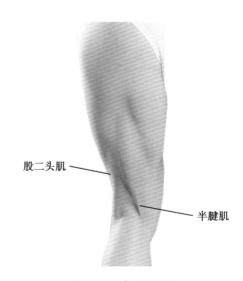

图 9-3 大腿后面观

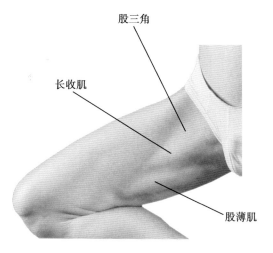

图 9-4　大腿内侧面

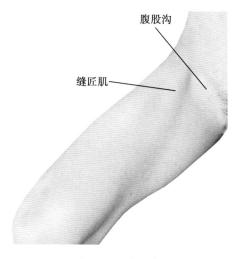

图 9-5　腹股沟

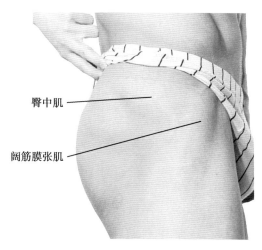

图 9-6　大腿根部外侧面观

# 肌 性 标 志

## 一、髂胫束

### 【内容简介】

髂胫束起自髂前上棘及髂嵴,止于胫骨外侧的髂胫束粗隆,位于大腿外侧,是人体最长、最宽的筋膜条带。它由阔筋膜张肌、臀中肌及少部分臀大肌纤维,以及上述肌肉在股骨大转子处移行成股外侧的阔筋膜,其经膝外侧而抵于胫骨的筋膜部分组成。从侧面观,髂胫束呈 Y 形。

功能:传递躯干肌与下肢肌的力量,以及紧张大腿阔筋膜,起辅助支撑作用,使大腿屈曲、旋内、后伸及外展。

### 【体表触诊】

动作:被检查者仰卧位,同时膝稍伸、髋稍屈。检查者将左手放在被检查者膝关节外侧面并向内侧施力,嘱检查者抗阻力外展髋关节,在近膝部触诊到的坚韧的腱性结构即为髂胫束( 图 9-7 )。

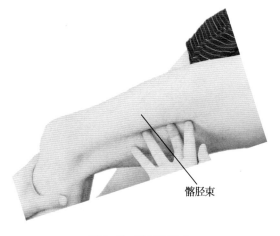

图 9-7　髂胫束动作

### 【体表形态】

髂胫束体表形态( 图 9-8~ 图 9-11 )。

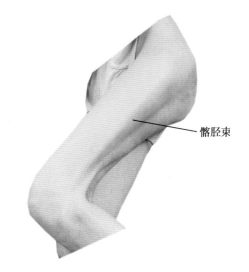

图 9-8　髂胫束 1

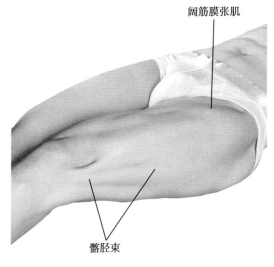

图 9-9　髂胫束 2

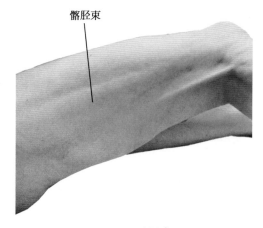

图 9-10　髂胫束 3

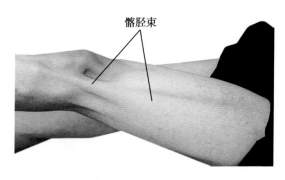

图 9-11　髂胫束 4

【神经血管】

股外侧皮神经：来自 $L_2$、$L_3$ 腰神经前支的后股，出现于腰大肌的外侧缘，斜向下外方，横过髂肌至髂前上棘内侧或外侧，经腹股沟韧带深面至股部，穿缝匠肌分为前、后支，其中穿出阔筋膜，分布于从股骨大转子至股中部的大腿外侧皮肤。

【相关穴位】

1. 风市（GB31）

①标准定位：在股部，直立垂手，掌心贴于大腿时，中指尖所指凹陷中，髂胫束后缘（图 9-12、图 9-13）。

②取法：直立，两手自然下垂，当中指尖止处取穴。

③穴位解剖：皮肤→皮下组织→阔筋膜→髂胫束→股外侧肌→股中间肌。

2. 中渎（GB32）

①标准定位：在股部，腘横纹上 7 寸，髂胫束后缘（图 9-12、图 9-13）。

②取法：侧卧，于股外侧中线，距腘横纹上 7 寸处取穴。

③穴位解剖：皮肤→皮下组织→髂胫束→股外侧肌→股中间肌。

3. 膝阳关（GB33）

①标准定位：在膝部，股骨外上髁后上缘，股二头肌腱与髂胫束之间的凹陷中（图 9-12、图 9-13）。

功能：屈髋关节和膝关节,内旋小腿。

**【体表触诊】**

动作：被检查者仰卧,嘱被检查者下肢上抬,伸膝并稍外旋髋关节,检查者在大腿内侧可触及缝匠肌远端肌腹,下推缝匠肌可使其远侧部与股内侧肌分离(图9-14)。

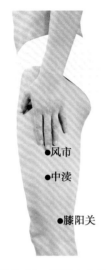

图 9-12　髂胫束穴位 1

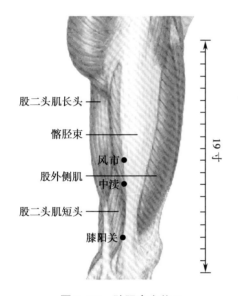

图 9-13　髂胫束穴位 2

②穴位解剖：皮肤→皮下组织→阔筋膜→髂胫束→股外侧肌→股中间肌。

## 二、缝匠肌

**【内容简介】**

缝匠肌起于髂前上棘,肌纤维自外上斜向内下,经膝关节内侧绕过收肌结节后方至小腿,其肌腱越过股薄肌及半腱肌,止于胫骨粗隆和胫骨前嵴上端的内侧。

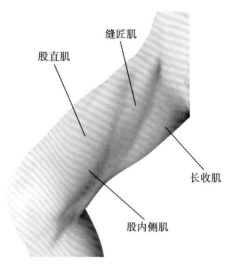

图 9-14　缝匠肌动作

**【体表形态】**

缝匠肌体表形态(图9-15~图9-17)。

**【神经血管】**

股内侧皮神经：于大腿下 1/3 处穿出缝匠肌内侧缘和深筋膜,分布于大腿中、下部内侧份及膝关节前面的皮肤。

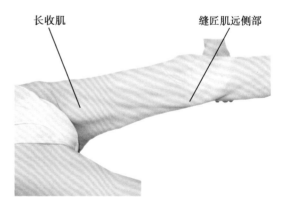

图 9-15　缝匠肌 1

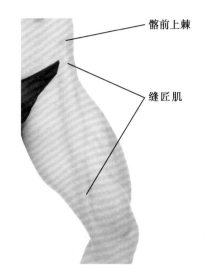

图 9-16　缝匠肌 2

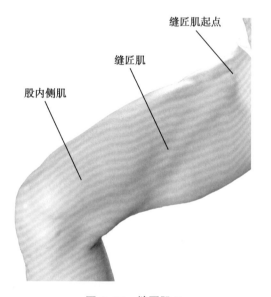

图 9-17　缝匠肌 3

股外侧皮神经：发自腰丛，大多在髂前上棘内侧附近穿经腹股沟韧带深面进入股部，再经过缝匠肌表面或深面，或穿经该肌，于髂前上棘下方 5~10cm 处分为前、后两支。

股神经：在股三角处，股神经分为肌支、关节支和皮支。其中肌支分布至股四头肌、缝匠肌和耻骨肌；皮支穿缝匠肌分布至股前内侧区皮肤。

隐神经：为股神经的皮神经，自股神经发出，在股三角伴股动脉外侧下行入收肌管，在其下端穿大收肌腱板，行缝匠肌和股薄肌之间，至膝关节内侧继续穿出深筋膜，并分出髌下支支配髌骨下方的皮肤，主干伴大隐静脉下行至小腿和足内缘，分布于小腿内侧和足内侧缘皮肤。

股动脉、股静脉：缝匠肌内侧缘为股三角的外下界。股神经、股动脉和股静脉三者的位置关系从外向内依次是股神经、股动脉、股静脉。

旋股外侧动脉：发自股深动脉起始部外侧壁，向外走行于缝匠肌和股直肌之间，供应附近各肌和股骨。

**【相关穴位】**

**1. 髀关（ST31）**

①标准定位：在股前区，股直肌近端、缝匠肌及阔筋膜张肌 3 条肌肉之间凹陷中（图 9-18、图 9-20）。

②取法：仰卧，于髂前上棘至髌骨底外缘连线，与臀横纹延伸线之交点处取穴。或将手掌第 1 横纹中点按于伏兔穴处，手掌平伸向前，当中指尖到处是穴。

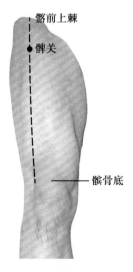

图 9-18　缝匠肌穴位 1

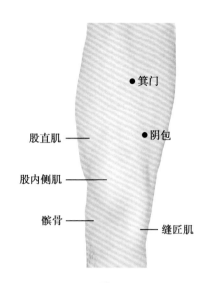

图 9-19　缝匠肌穴位 2

③穴位解剖：皮肤→皮下组织→阔筋膜张肌→股直肌→股外侧肌。

### 2. 箕门（SP11）

①标准定位：在股前区，髌底内侧端与冲门连线的上 1/3 与下 2/3 交点，长收肌与缝匠肌交角的动脉搏动处（图 9-19、图 9-20）。

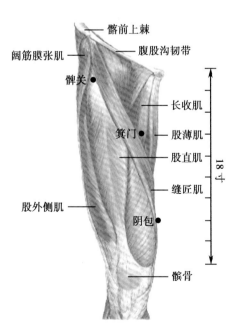

图 9-20　缝匠肌穴位 3

②取法：正坐屈膝或仰卧，两腿微张开，于缝匠肌内侧缘，距血海上 6 寸处取穴。

③穴位解剖：皮肤→皮下组织→大收肌。

### 3. 阴包（LR9）

①标准定位：在股前区，髌底上 4 寸，股薄肌与缝匠肌之间（图 9-19、图 9-20）。

②穴位解剖：皮肤→皮下组织→大收肌。

### 4. 阴陵泉（SP9）

①标准定位：在小腿内侧，胫骨内侧髁下缘与胫骨内侧缘之间凹陷中（图 9-21、图 9-22）。

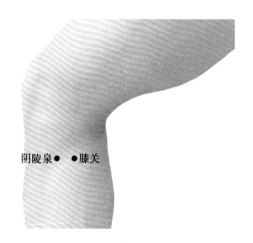

图 9-21　缝匠肌穴位 4

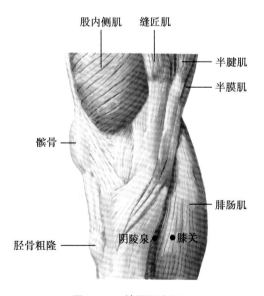

图 9-22　缝匠肌穴位 5

②取法：正坐屈膝或仰卧，于膝部内侧，胫骨内侧髁后下方胫骨粗隆下缘平齐处取穴。

③穴位解剖：皮肤→皮下组织→缝匠肌（腱）→半膜肌及半腱肌（腱）→腘肌。

### 5. 膝关（LR7）

①标准定位：在膝部，胫骨内侧髁的下方，阴陵泉后1寸（图9-21、图9-22）。

②取法：在小腿内侧，当胫骨内侧髁的后下方，阴陵泉后1寸。

③穴位解剖：皮肤→皮下组织→缝匠肌（腱）→半膜肌和半腱肌（腱）。

## 三、股四头肌

### 【内容简介】

股四头肌位于大腿前面及外侧面，是全身最大的肌肉，包绕股骨的大部分，由股直肌、股内侧肌、股外侧肌、股中间肌组成。股直肌位于大腿前面，起自髂前下棘；股外侧肌起于股骨粗线外侧唇，行向内下方，其内上部肌束与股中间肌束相结合，下端借股四头肌腱止于髌骨的上缘及外侧唇；股内侧肌起于股骨粗线内侧唇，行向外下方，大部分肌束止于股四头肌腱及髌骨的内侧缘；股中间肌位于股直肌的深面，起自股骨体前面，行向前下，借股四头肌腱止于髌骨上缘。四个头向下形成一个腱，包绕髌骨的前面和两侧面，向下延续为髌韧带，止于胫骨粗隆。

功能：伸膝关节，股直肌可屈髋关节。

### 【体表触诊】

股内侧肌：

动作：被检查者用力屈髋，可在大腿下内侧面触及股内侧肌隆起（图9-23）。

股外侧肌：

动作：被检查者仰卧、髋稍屈、膝稍伸，嘱其收缩股四头肌，在大腿外侧面可触及股外侧肌（图9-24）。

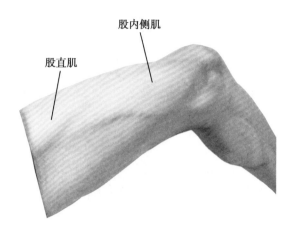

图9-23  股内侧肌动作

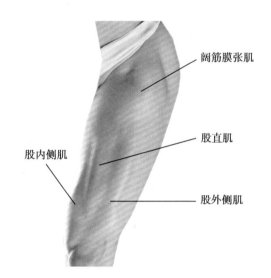

图9-24  股外侧肌动作

股直肌：

动作：被检查者膝稍伸、髋稍屈，嘱其收缩股四头肌，在大腿前面、股外侧肌内侧可触及收缩的股直肌（图9-25）。

### 【体表形态】

股四头肌体表形态（图9-26~图9-31）。

### 【神经血管】

股神经：在股三角处股神经分为肌支、关节支和皮支。其中肌支分布至股四头肌、缝匠肌和耻骨肌；皮支穿缝匠肌分布至股前内侧区皮肤。

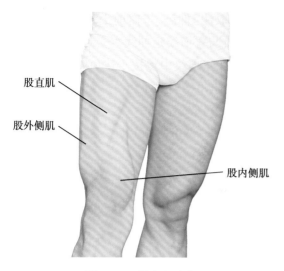

图 9-25 股直肌动作

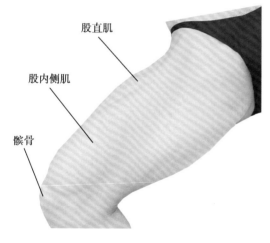

图 9-26 股四头肌 1

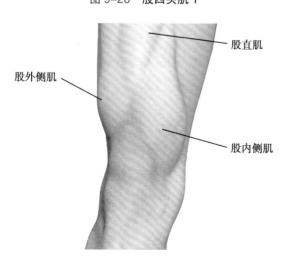

图 9-27 股四头肌 2

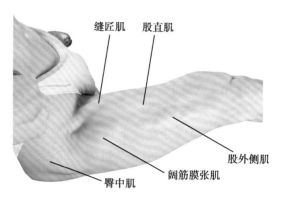

图 9-28 股四头肌 3

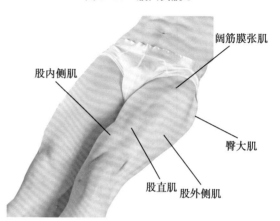

图 9-29 股四头肌 4

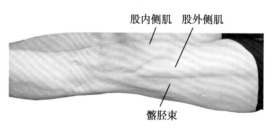

图 9-30 股四头肌 5

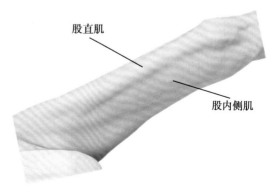

图 9-31 股四头肌 6

旋股外侧动脉:发自股深动脉起始部外侧壁,向外走行于缝匠肌和股直肌之间,供应附近各肌和股骨。

【相关穴位】

1. 髀关(ST31)

①标准定位:在股前区,股直肌近端、缝匠肌与阔筋膜张肌3条肌肉之间凹陷中(图9-32、图9-33)。

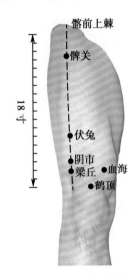

图9-32　股四头肌穴位1

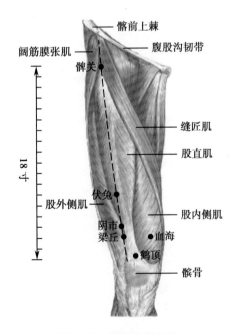

图9-33　股四头肌穴位2

②取法:仰卧,于髂前上棘至髌骨底外缘连线,与臀横纹延伸线之交点处取穴。或将手掌第1横纹中点按于伏兔穴处,手掌平伸向前,当中指尖到处是穴。

③穴位解剖:皮肤→皮下组织→阔筋膜张肌→股直肌→股外侧肌。

2. 伏兔(ST32)

①标准定位:在股前区,髌底上6寸,髂前上棘与髌底外侧端的连线上(图9-32、图9-33)。

②取法:正坐屈膝,医者以手掌第1横纹正中按在膝盖上缘中点处,手指并拢压在大腿上,当中指尖所止处是穴。

③穴位解剖:皮肤→皮下组织→股直肌→股中间肌。

3. 阴市(ST33)

①标准定位:在股前区,髌底上3寸,股直肌肌腱外侧缘(图9-32、图9-33)。

②取法:正坐屈膝,于膝盖外上缘直上四横指(一夫)处是穴。

③穴位解剖:皮肤→皮下组织→股外侧肌。

4. 血海(SP10)

①标准定位:在股前区,髌底内侧端上2寸,股内侧肌隆起处(图9-32、图9-33)。

②取法:正坐屈膝,于髌骨内上缘上2寸,当股内侧肌突起中点处取穴。

③穴位解剖:皮肤→皮下组织→股四头肌内侧肌(股内侧肌)。

5. 梁丘(ST34)

①标准定位:在股前区,髌底上2寸,股外侧肌与股直肌肌腱之间(图9-32、图9-33)。

②穴位解剖:皮肤→皮下组织→股外侧肌。

6. 鹤顶(EX-LE2)

①标准定位:在膝前区,髌底中点的上

方凹陷中（图9-32、图9-33）。

②穴位解剖：皮肤→皮下组织→股四头肌腱。

## 四、耻骨肌

【内容简介】

耻骨肌为长方形的短肌，位于大腿上部前面的皮下，髂腰肌的内侧，长收肌的外侧，其深面紧贴短收肌和闭孔外肌。耻骨肌起自耻骨梳和耻骨上支，肌束斜向后下外方，绕过股骨颈向后，借扁腱止于股骨小转子以下的耻骨肌线。耻骨肌由股神经和副闭孔神经的分支支配。

功能：使大腿屈曲、内收和旋外。

【体表触诊】

动作：被检查者仰卧位，屈髋、屈膝，检查者轻轻施加压力对抗髋内收。在大腿近端出现一个三角形凹陷（其底在上部），耻骨肌即在三角形的底上（图9-34）。

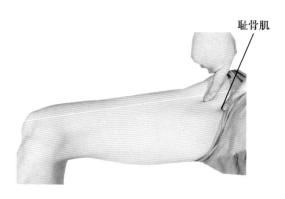

图9-34 耻骨肌动作

【神经血管】

股神经：在股三角处，股神经分为肌支、关节支和皮支。其中肌支分布至股四头肌、缝匠肌和耻骨肌；皮支穿缝匠肌分布至股前内侧区皮肤。

闭孔神经：起于腰丛，在臀大肌后面下降至骨盆入口处，由腰大肌内缘走出入盆腔，沿骨盆侧壁行向前下，与闭孔动脉共穿闭孔

上缘到骨盆外，分为前后两支。前支在长、短收肌之间下行，分布于长收肌、股薄肌和耻骨肌，其终支即股内侧皮支，自长收肌下缘达皮下，分布于大腿内侧面中部的小块皮肤；后支穿闭孔外肌后，在短收肌与大收肌之间下行，分布于短收肌、大收肌和闭孔外肌。

【相关穴位】

**急脉（LR12）**

①标准定位：在腹股沟区，横平耻骨联合上缘，前正中线旁开2.5寸（图9-35、图9-36）。

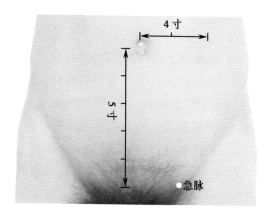

图9-35 耻骨肌穴位1

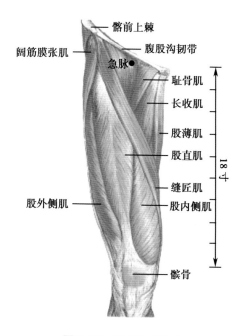

图9-36 耻骨肌穴位2

②取法:仰卧伸足,先取曲骨穴旁开2寸的气冲,在气冲外下方腹股沟动脉搏动处,前正中线旁开2.5寸处取穴。

③穴位解剖:皮肤→皮下组织→耻骨肌→短收肌。

## 五、股薄肌

【内容简介】

股薄肌位于大腿的最内侧,属于大腿的内收肌群之一。起点在于内收肌群的最浅层,上部薄、宽、扁平,下部窄,呈锥形,以腱膜结构起自耻骨体的下方、耻骨下支及邻近的坐骨支,肌束向下移行为长腱,经股骨内上髁和膝关节后方的内侧,在缝匠肌腱和半膜肌腱之间止于胫骨粗隆内侧,腱的深面有一滑膜囊,称为鹅足囊。股薄肌由闭孔神经的前支支配,来自$L_2$~$L_4$脊髓节段。

功能:近端固定时,使大腿内收和屈曲、小腿内旋和屈曲。远端固定时,使骨盆前倾。

【体表触诊】

动作:被检查者仰卧位,检查者右手支持被检者的下肢并使髋外展,嘱被检查者抗阻力内收髋关节。在大腿内侧面即可触及收缩的股薄肌(图9-37)。

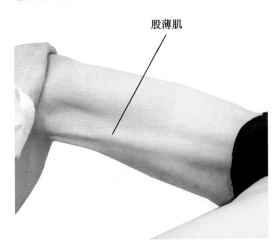

图 9-37　股薄肌动作

【体表形态】

股薄肌体表形态(图9-38~图9-41)。

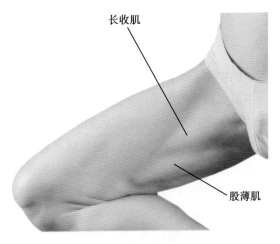

图 9-38　股薄肌 1

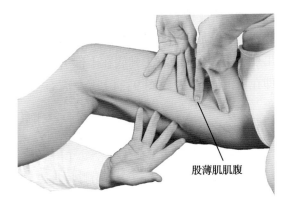

图 9-39　股薄肌 2

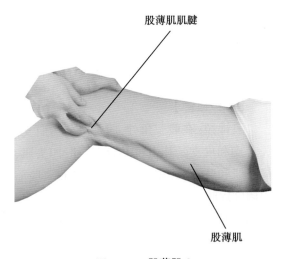

图 9-40　股薄肌 3

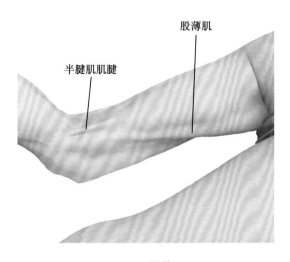

半腱肌肌腱

股薄肌

图 9-41　股薄肌 4

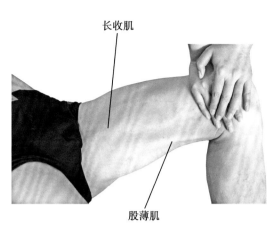

长收肌

股薄肌

图 9-42　长收肌动作

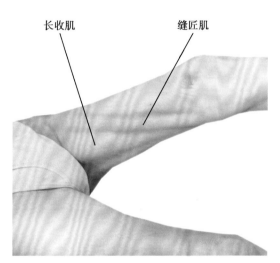

长收肌　缝匠肌

图 9-43　长收肌 1

**【神经血管】**

隐神经：为股神经的皮神经，自股神经发出，在股三角伴股动脉外侧下行入收肌管，在其下端穿大收肌腱板，行缝匠肌和股薄肌之间，至膝关节内侧继续穿出深筋膜，并分出髌下支支配髌骨下方的皮肤，主干伴大隐静脉下行至小腿和足内缘，分布于小腿内侧和足内侧缘皮肤。

## 六、长收肌

**【内容简介】**

长收肌位于大腿的内侧，起点为耻骨联合和耻骨嵴，下方止点至粗线内侧缘中 1/3。

功能：使髋关节内收。

**【体表触诊】**

动作：被检查者屈膝、髋关节水平外展。嘱被检查者用力水平内收髋关节，可在大腿内侧触及该肌收缩（图 9-42）。

**【体表形态】**

长收肌体表形态（图 9-43~ 图 9-46）。

**【神经血管】**

闭孔神经：起于腰丛，在臀大肌后面下降至骨盆入口处，由腰大肌内缘走出入盆腔，沿骨盆侧壁行向前下，与闭孔动脉共穿闭孔

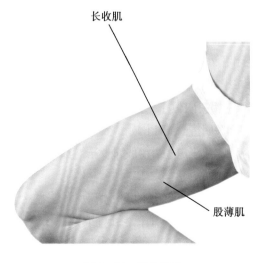

长收肌

股薄肌

图 9-44　长收肌 2

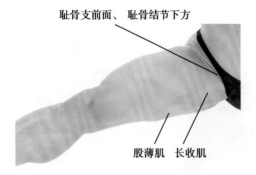

图 9-45　长收肌 3

耻骨支前面、耻骨结节下方

股薄肌　长收肌

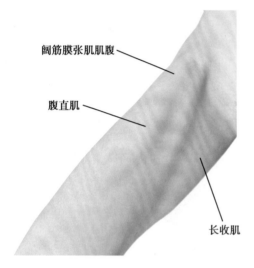

图 9-46　长收肌 4

阔筋膜张肌肌腹

腹直肌

长收肌

上缘到骨盆外,分为前后两支。前支在长、短收肌之间下行,分布于长收肌、股薄肌和耻骨肌,其终支即股内侧皮支,自长收肌下缘达皮下,分布于大腿内侧面中部的小块皮肤;后支穿闭孔外肌后,在短收肌与大收肌之间下行,分布于短收肌、大收肌和闭孔外肌。

【相关穴位】

**1. 阴廉(LR11)**

①标准定位:在股前区,气冲直下 2 寸(图 9-47、图 9-49)。

②取法:仰卧伸足,先取曲骨穴旁开 2 寸的气冲,再于其下 2 寸处取穴。

③穴位解剖:皮肤→皮下组织→长收肌→短收肌。

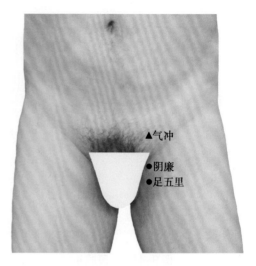

图 9-47　长收肌穴位 1

▲气冲
●阴廉
●足五里

**2. 足五里(LR10)**

①标准定位:在股前区,气冲直下 3 寸,动脉搏动处(图 9-47、图 9-49)。

②取法:在大腿内侧,气冲穴直下 3 寸,动脉搏动处。

③穴位解剖:皮肤→皮下组织→长收肌→短收肌。皮肤由隐神经分布。

**3. 箕门(SP11)**

①标准定位:在股前区,髌底内侧端与冲门连线的上 1/3 与下 2/3 交点,长收肌与缝匠肌交角的动脉搏动处(图 9-48、图 9-49)。

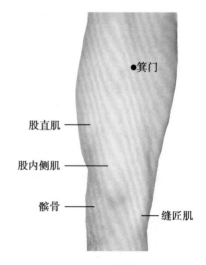

图 9-48　长收肌穴位 2

●箕门

股直肌

股内侧肌

髌骨

缝匠肌

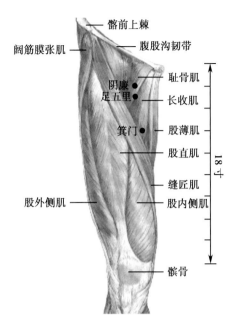

图 9-49　长收肌穴位 3

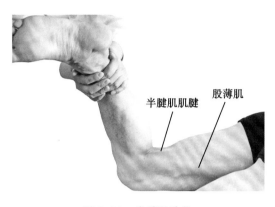

图 9-50　半腱肌动作

②取法：正坐屈膝或仰卧，两腿微张开，于缝匠肌内侧缘，距血海上 6 寸处取穴。

③穴位解剖：皮肤→皮下组织→大收肌。

## 七、半腱肌

### 【内容简介】

半腱肌位于股后部的内侧皮下，其深面为半膜肌。其起腱与股二头肌长头的起腱愈合，起于坐骨结节，肌腹扁平稍呈梭形，上端稍粗，向下逐渐变细移行于长腱，该腱经过股骨内侧髁后面，在股薄肌和缝匠肌的肌腱深面及下方，止于胫骨粗隆上端的内侧。股薄肌、缝匠肌及半腱肌三肌的止端腱相互愈合，其外形如鹅掌，在此 3 个肌腱的深面，与胫侧副韧带之间，有一个滑膜囊称为鹅足囊。半腱肌由坐骨神经的分支胫神经支配，神经纤维来自 $L_5$、$S_1$、$S_2$ 脊髓节段。

功能：伸髋、屈膝、内旋小腿。

### 【体表触诊】

动作：被检查者俯卧位、屈膝，检查者一手从足内侧面握住足跟并施力，嘱检查者抗

阻力屈曲和内旋膝关节。可在大腿后面中部触及半腱肌收缩（图 9-50）。

### 【体表形态】

半腱肌体表形态（图 9-51~ 图 9-56）。

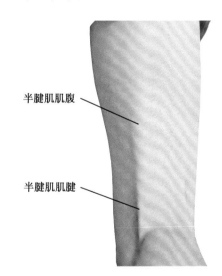

图 9-51　半腱肌 1

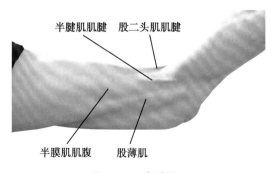

图 9-52　半腱肌 2

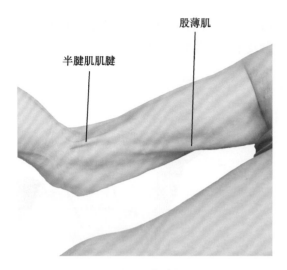

图 9-53 半腱肌 3

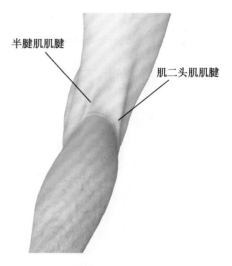

图 9-56 半腱肌 6

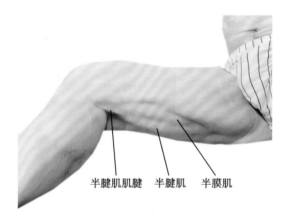

图 9-54 半腱肌 4

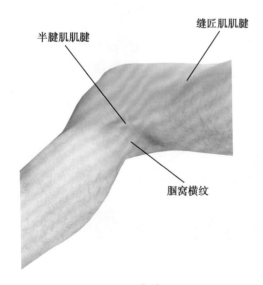

图 9-55 半腱肌 5

【神经血管】

坐骨神经:在股后部,坐骨神经内侧发出肌支支配股二头肌长头、半腱肌、半膜肌和大收肌。

【相关穴位】

1. 殷门(BL37)

①标准定位:在股后区,臀沟下 6 寸,股二头肌与半腱肌之间(图 9-57、图 9-58)。

②穴位解剖:皮肤→皮下组织→阔筋膜→坐骨神经→大收肌。

2. 曲泉(LR8)

①标准定位:在膝部,腘横纹内侧端,半腱肌肌腱内缘凹陷中(图 9-59、图 9-60)。

②取法:屈膝正坐或卧位,于膝内侧横纹端凹陷处取穴。

③穴位解剖:皮肤→皮下组织→股内侧肌。

3. 阴谷(KI10)

①标准定位:在膝后区,腘横纹上,半腱肌肌腱外侧缘(图 9-57、图 9-60)。

②取法:正坐屈膝,从腘横纹内侧端,按取两筋(半膜肌腱和半腱肌腱)之间取穴。

③穴位解剖:皮肤→皮下组织→腓肠肌内侧头。

## 4. 委中（BL40）

①标准定位：在膝后区，腘横纹中点。

②取法：俯卧位，在腘横纹中点，当股二头肌腱与半腱肌的中间（图9-57、图9-58）。

③穴位解剖：皮肤→皮下组织→腘筋膜→腘窝→腘斜韧带。

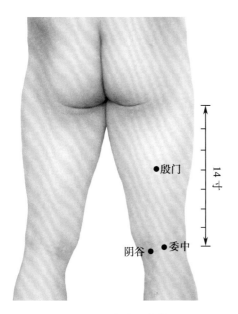

图9-57 半腱肌穴位1

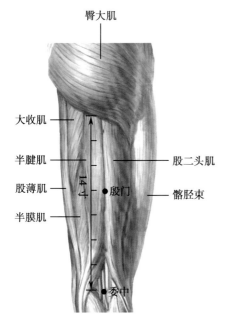

图9-58 半腱肌穴位2

## 5. 阴陵泉（SP9）

①标准定位：在小腿内侧，胫骨内侧髁下缘与胫骨内侧缘之间凹陷中（图9-59、图9-60）。

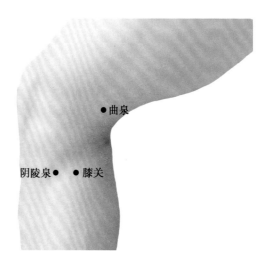

图9-59 半腱肌穴位3

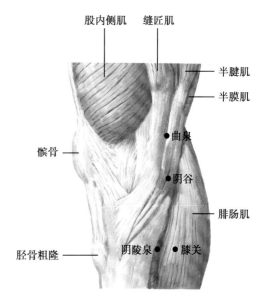

图9-60 半腱肌穴位4

②取法：正坐屈膝或仰卧，于膝部内侧，胫骨内侧髁后下方胫骨粗隆下缘平齐处取穴。

③穴位解剖：皮肤→皮下组织→缝匠肌（腱）→半膜肌及半腱肌（腱）→腘肌。

## 6. 膝关（LR7）

①标准定位：在膝部，胫骨内侧髁的下

方,阴陵泉后1寸(图9-59、图9-60)。

②取法:在小腿内侧,当胫骨内侧髁的后下方,阴陵泉后1寸。

③穴位解剖:皮肤→皮下组织→缝匠肌(腱)→半膜肌和半腱肌(腱)。

## 八、半膜肌

### 【内容简介】

半膜肌位于半腱肌深面且靠内,以扁薄的腱膜起自坐骨结节,其腱膜几乎占肌长的一半,止于腘斜韧带、胫骨下缘和腘肌筋膜。半膜肌腱粗而圆钝。

功能:伸髋、屈膝、内旋小腿。

### 【体表触诊】

动作:被检查者俯卧,屈膝并内旋,检查者一手置于被检查者小腿内侧并施力,嘱被检查者抗阻力内收,在胫骨内侧髁、半腱肌肌腱上方可触及半膜肌肌腱(图9-61)。

### 【体表形态】

半膜肌体表形态(图9-62~图9-64)。

### 【神经血管】

坐骨神经:在股后部,坐骨神经内侧发出肌支支配股二头肌长头、半腱肌、半膜肌和大收肌。

### 【相关穴位】

1. 阴陵泉(SP9)

①标准定位:在小腿内侧,胫骨内侧髁下缘与胫骨内侧缘之间凹陷中(图9-65、图9-66)。

②取法:正坐屈膝或仰卧,于膝部内侧,胫骨内侧髁后下方胫骨粗隆下缘平齐处取穴。

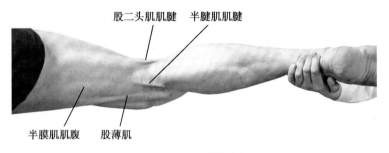

图9-61　半膜肌动作

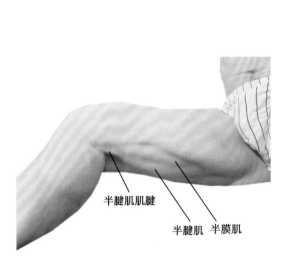

图9-62　半膜肌1

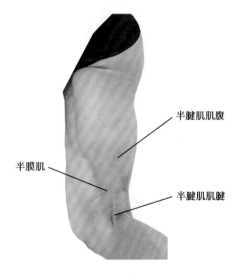

图9-63　半膜肌2

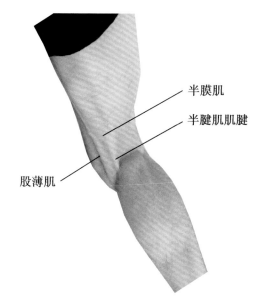

图 9-64 半膜肌 3

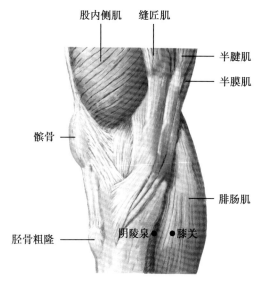

图 9-66 半膜肌穴位 2

③穴位解剖:皮肤→皮下组织→缝匠肌(腱)→半膜肌及半腱肌(腱)→腘肌。

**2. 膝关(LR7)**

①标准定位:在膝部,胫骨内侧髁的下方,阴陵泉后1寸(图9-65、图9-66)。

②取法:在小腿内侧,当胫骨内侧髁的后下方,阴陵泉后1寸。

③穴位解剖:皮肤→皮下组织→缝匠肌(腱)→半膜肌和半腱肌(腱)。

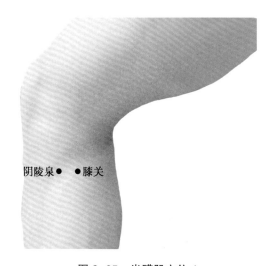

图 9-65 半膜肌穴位 1

## 九、股二头肌

### 【内容简介】

股二头肌位于大腿后侧,有长短两个头。股二头肌长头起腱与半腱肌腱融合,起自坐骨结节上部下内方的压迹处;短头起自股骨粗线的外侧唇和大腿外侧肌间隔处,二者在下端合并为一条肌腱,越过腓侧副韧带的外侧,止于腓骨头处。股二头肌由坐骨神经支配,神经纤维来自$L_5$、$S_1$、$S_2$脊髓节段。其中股二头肌长头的支配神经是胫神经,短头的支配神经是腓总神经分支。

功能:伸髋、屈膝、微外旋小腿。

### 【体表触诊】

动作:被检查者俯卧位、屈膝,检查者右手置于足外侧缘握住足跟并施加向内后方的压力,嘱被检查者膝关节抗阻力屈曲及外旋,在大腿后面外侧,可观察到股二头肌隆起(图9-67)。

### 【体表形态】

股二头肌体表形态(图9-68~图9-72)。

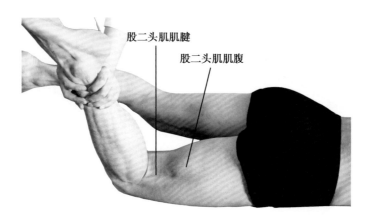

图 9-67 股二头肌动作

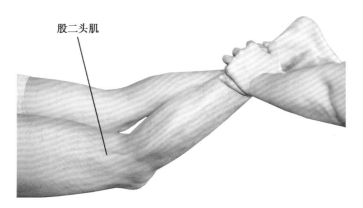

图 9-68 股二头肌 1

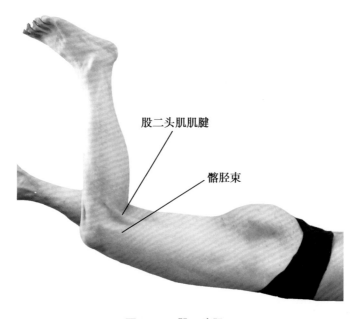

图 9-69 股二头肌 2

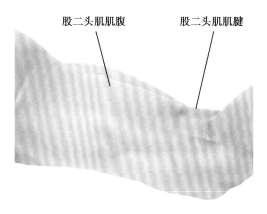

图 9-70　股二头肌 3

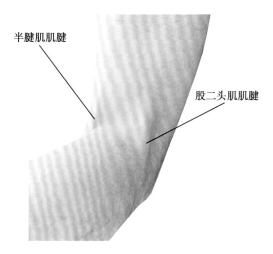

图 9-71　股二头肌 4

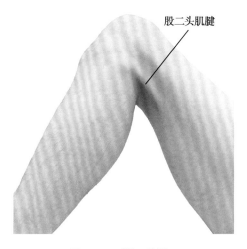

图 9-72　股二头肌 5

【神经血管】

坐骨神经:起自骶丛,经梨状肌下孔穿出至臀区,在臀大肌深面、坐骨结节与大转子连线的中、内 1/3 交点的内侧下降进入股后区,后经股二头肌长头深面下行至腘窝上角,分为胫神经和腓总神经。支配股二头肌长头。在臀大肌下缘和股二头肌长头外侧缘夹角处,位置表浅,是检查坐骨神经压痛点的常用部位。

腓总神经:为坐骨神经分支,沿股二头肌腱内侧缘行向外下方,越过腓肠肌外侧头表面至腓骨头下方,绕腓骨颈进入腓骨长肌深面,在此分为腓浅神经和腓深神经。腓总神经在腘窝发出肌支支配股二头肌短头。

【相关穴位】

1. 殷门 ( BL37 )

①标准定位:在股后区,臀沟下 6 寸,股二头肌与半腱肌之间 ( 图 9-73、图 9-74 )。

②穴位解剖:皮肤→皮下组织→阔筋膜→坐骨神经→大收肌。

2. 浮郄 ( BL38 )

①标准定位:在膝后区,腘横纹上 1 寸,股二头肌腱的内侧缘 ( 图 9-73、图 9-74 )。

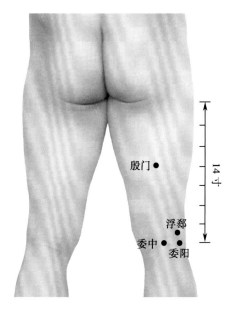

图 9-73　股二头肌穴位 1

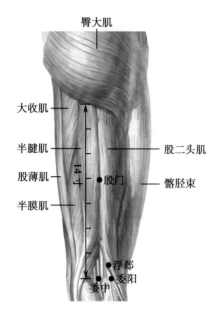

图 9-74 股二头肌穴位 2

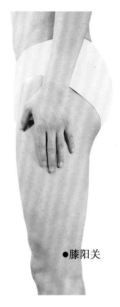

图 9-75 股二头肌穴位 3

②取法:俯卧位,先取腘窝正中外 1 寸的委阳穴,于其直上 1 寸,股二头肌腱内侧处取穴。

③穴位解剖:皮肤→皮下组织→腘筋膜→腓总神经。

### 3. 膝阳关(GB33)

①标准定位:在膝部,股骨外上髁后上缘,股二头肌腱与髂胫束之间的凹陷中(图 9-75、图 9-76)。

②穴位解剖:皮肤→皮下组织→阔筋膜→髂胫束→股外侧肌→股中间肌。

### 4. 委中(BL40)

①标准定位:在膝后区,腘横纹中点。

②取法:俯卧位,在腘横纹中点,当股二头肌腱与半腱肌的中间(图 9-73、图 9-74)。

③穴位解剖:皮肤→皮下组织→腘筋膜→腘窝→腘斜韧带。

### 5. 委阳(BL39)

①标准定位:在膝部,腘横纹上,股二头肌腱的内侧缘(图 9-73、图 9-74)。

②取法:俯卧位,先取腘窝正中的委中穴,向外 1 寸处取穴。

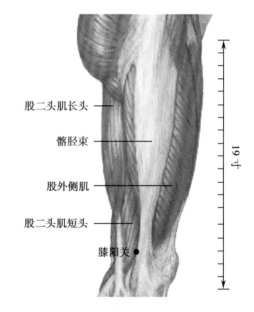

图 9-76 股二头肌穴位 4

③穴位解剖:皮肤→皮下组织→腘筋膜→腓总神经。

股部肌性标志触诊视频

# 第十章　膝　　部

## 整　体　观

　　膝部是从髌骨上缘上方两横指到胫骨粗隆高度的范围,分为膝前区和膝后区。膝关节的皮肤薄而松动,其下的组织结构清晰,易于检查和触及。膝前区主要包括皮肤、筋膜、滑囊和肌腱。膝后区又称腘窝,其前面是骨性纤维结构,两侧是肌腱,后面是腘筋膜。腘窝上外侧壁由股二头肌长头和短头组成,上内侧壁由半膜肌、半腱肌、缝匠肌、股薄肌组成,下外侧壁和下内侧壁分别由腓肠肌外侧头、内侧头组成。本章主要介绍膝部软组织和重要骨性标志的体表触诊方法,以及足三阴、足三阳等经在膝部的穴位分布(图10-1~图10-6)。

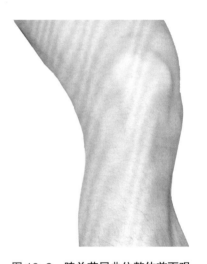

图 10-2　膝关节屈曲位整体前面观

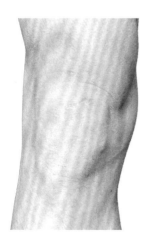

图 10-1　膝关节前面观

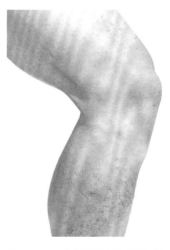

图 10-3　膝关节外侧面整体观

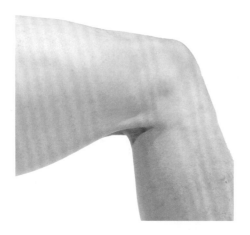

图 10-4    膝关节内侧面整体观

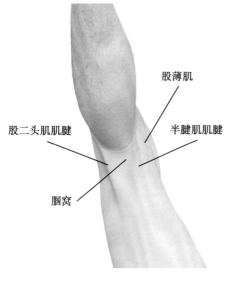

图 10-5    膝关节后面观

# 第一节    骨性标志

## 一、髌骨

### 【内容简介】

髌骨是人体内最大的籽骨,为三角形的扁平骨,位于膝关节前方皮下,股四头肌肌腱内。髌骨被包绕于股四头肌肌腱当中,上方是股四头肌肌腱,下方是髌韧带,两侧分别是

髌内外侧支持带,前面粗糙,后面为光滑的关节面。髌骨后关节面的软骨厚薄不一,中央有一纵行嵴把髌骨分为内、外两部分。

### 【体表触诊】

被检查者仰卧位或坐位,髌骨表面界线分明,底朝上为髌底,尖向下,可摸清其上方的髌底和下方的髌尖。当股四头肌松弛时,髌骨可向上下左右活动;当股四头肌收缩时,髌骨可随之向上下移动,且较固定。

### 【体表形态】

髌骨体表形态( 图 10-6 )。

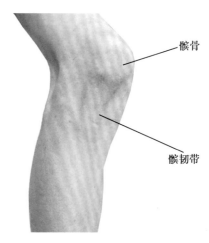

图 10-6    髌骨、髌韧带

### 【神经血管】

隐神经:为股神经的皮神经,自股神经发出,在股三角伴股动脉外侧下行入收肌管,在其下端穿大收肌腱板,行缝匠肌和股薄肌之间,至膝关节内侧继续穿出深筋膜,并分出髌下支支配髌骨下方的皮肤,主干伴大隐静脉下行至小腿和足内缘,分布于小腿内侧和足内侧缘皮肤。

## 二、股骨髌上窝

### 【内容简介】

股骨髌上窝位于股骨下端前股骨髁的上方,呈正三角形。伸膝时,在髌骨上方。

**【体表触诊】**

仰卧位,膝关节完全屈曲,髌骨底骨缘上方凹陷处即是。触诊可摸到水平位的髌骨底骨面和股骨内外侧髁前方骨隆起,三块骨骼围成的凹陷可触及弧形平展的骨面。

**【体表形态】**

股骨髌上窝体表形态(图 10-7)。

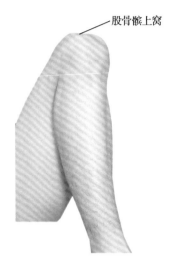

图 10-7　股骨髌上窝

### 三、髌骨底

**【内容简介】**

髌骨为倒立的三角形,上面的边为底。

**【体表触诊】**

仰卧位或坐位,膝关节屈曲 90°,从前面看,髌骨底并非直线,而是两端略高、中间略凸的正弦弧线。前方较宽厚,后方有尖,似呈三角形。下肢伸直放松,触摸时,前方似一斜面,髌骨底线若圆弧形,推之可移动。

**【体表形态】**

髌骨底体表形态(图 10-8)。

**【相关穴位】**

**鹤顶(EX-LE2)**

①标准定位:在膝前区,髌底中点的上方凹陷中(图 10-9、图 10-10)。

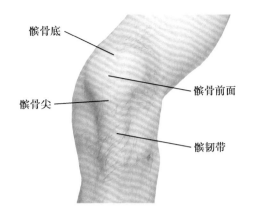

图 10-8　髌骨底

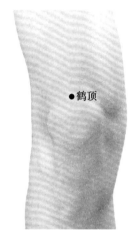

图 10-9　髌骨底穴位 1

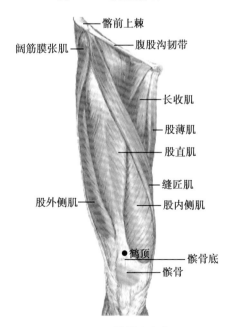

图 10-10　髌骨底穴位 2

②穴位解剖:皮肤→皮下组织→股四头肌腱。

## 四、髌骨尖

### 【内容简介】

髌骨下尖端,称为髌骨尖。有髌韧带附着,深面有髌下脂肪垫。

### 【体表触诊】

下肢伸直放平,由上观之,髌骨尖在髌骨的下端,尖而圆,尖部指向下,或膝关节屈曲90°,由前观之,髌骨尖被绷紧的竖条状的髌韧带遮挡,看不到边缘,触诊时,上面宽厚,下面尖薄锐利,由上而下似一斜坡。

### 【体表形态】

髌骨尖体表形态(图10-11)。

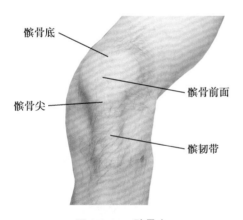

图10-11　髌骨尖

## 五、髌骨外缘

### 【内容简介】

髌骨内外侧缘分别附着有髌骨内外侧支持带,维持髌骨左右拉力平衡。

### 【体表触诊】

下肢伸直或膝关节屈曲90°,髌骨内外两侧的边缘呈外凸的弧形,内下方和外下方分别是拇指指腹大小的内外膝眼。由外而内触摸内缘处,外高内低呈斜坡状,边缘自上而下硬韧呈弧状,略向内凸;由内向外触摸外缘处,内高外低呈斜坡形,边缘硬韧略向外凸。

### 【体表形态】

髌骨外缘体表形态(图10-12)。

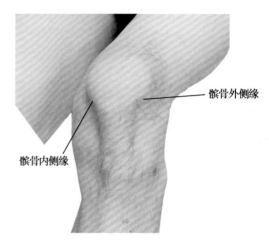

图10-12　髌骨内、外侧缘

## 六、髌旁沟

### 【内容简介】

髌旁沟是髌骨与股骨内外侧髁之间的两条纵行的凹陷。

### 【体表触诊】

髌旁沟在股四头肌收缩时特别明显。被动伸膝使股直肌松弛时,内外侧髌旁沟与髌骨上缘的横形沟共同呈马蹄形,围于髌骨四周。在膝关节肿胀时,此马蹄形沟可消失。

### 【体表形态】

髌旁沟体表形态(图10-13)。

## 七、股骨内、外侧髁关节面

### 【内容简介】

股骨下端内髁、外髁骨下方光洁的部分,与胫骨上端关节面组成胫骨关节。

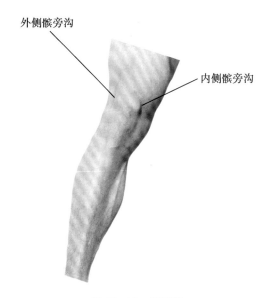

图 10-13　髌旁沟

【体表触诊】

仰卧位,屈膝 90°,检查者双手拇指指腹分别放于髌韧带两侧胫骨关节的凹陷中,向上推按,可触及股骨内外侧髁关节面,光滑坚硬如球形,内侧髁关节面更为典型。若摸不清,可以增加膝关节屈曲度。

【体表形态】

股骨内、外侧髁关节面体表形态(图 10-14)。

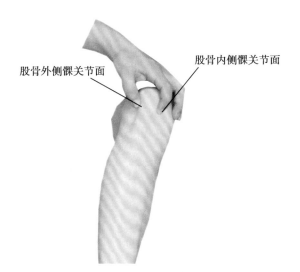

图 10-14　股骨内、外侧髁关节面

八、胫骨平台

【内容简介】

胫骨近端宽厚,称为胫骨平台,是传递体重负荷的受力面。由胫骨内侧髁和外侧髁构成,两髁上面各有卵圆形的上关节面,上关节面与胫骨干呈向后倾斜 5°~6° 的角,骨面向后倾斜约 20°,两髁中间为髁间隆起。胫骨髁主要由骨松质构成,仅有薄层皮质覆于其上,因此胫骨平台为膝关节内骨折的易发处。

【体表触诊】

屈膝 90°,检查者将双手拇指指尖压到髌韧带下端,向下滑动触摸,可抵到胫骨平台骨面。向两侧滑动,可触及股胫关节之胫骨内、外侧胫骨平台。

【体表形态】

胫骨平台体表形态(图 10-15)。

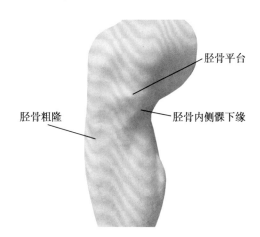

图 10-15　胫骨平台

九、胫骨粗隆

【内容简介】

胫骨粗隆为胫骨内外侧髁间前下方的骨性隆起,粗隆被一嵴分为上下两部。粗隆上半凸隆而光滑,有髌韧带附着;下半粗糙位于皮下,有髌下皮下囊和髌下脂肪垫填充其间。

【体表触诊】

被检查者坐位,沿髌韧带向下触摸,可于胫骨上端与体相接处的前方,触及一呈三角形的粗糙骨性隆起。

【体表形态】

胫骨粗隆体表形态(图 10-16)。

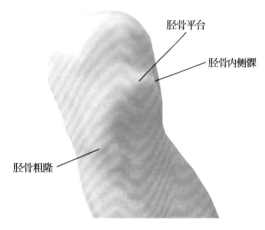

图 10-16　胫骨粗隆

【神经血管】

腓深神经体表投影:与胫前动脉的走行一致。

胫前动脉体表投影:自腓骨头和胫骨粗隆之间的中点到内、外踝前面连线中点的连线,为胫前动脉的体表投影。

## 十、股骨内、外侧髁

【内容简介】

股骨内侧髁和外侧髁为股骨下端两个膨大的隆起,两髁的下面和后面都与胫骨上端相关节,前面的关节面接髌骨为髌面。在后方两髁之间有一深凹陷为髁间窝。

股骨内侧髁的内面凸隆粗糙,皮下易于扪及。最上方有一隆起为收肌结节,是大收肌腱抵止处;结节后方有一三角形面,为腓肠肌内侧头附着处;结节前下方最隆起处为内上髁,是胫侧副韧带附着处。股骨内侧髁的外侧面构成髁间窝内侧壁,粗糙略凹陷,上后部有一扁平压迹,为后交叉韧带上端附着处。

股骨外侧髁较内侧髁肥厚,外面扁平,最隆起处为外上髁,是腓侧副韧带附着处。外上髁后上方的压迹是腓肠肌外侧头的附着处;前下方的压迹是腘肌的附着处;外上髁下方有一深沟即腘肌沟,屈膝时腘肌腱经过此沟。

【体表触诊】

被检者坐位,于膝关节的内上方和外上方均可触及位于皮下的股骨内外侧髁,外侧髁较内侧髁更为明显。

【体表形态】

股骨内外侧髁体表形态(图 10-17~图 10-19)。

【神经血管】

坐骨神经体表投影:坐骨神经出盆点在髂后上棘至坐骨结节连线中点的外侧 2~3cm处。自坐骨结节与股骨大转子连线的中、内 1/3 的交点,向下至股骨内、外侧髁连线的中点作一直线,为坐骨神经在股后区的投影线。

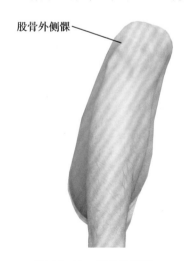

图 10-17　股骨外侧髁

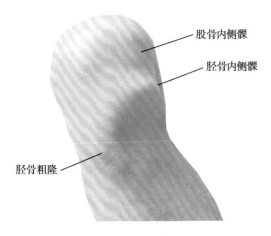

图 10-18　股骨内侧髁

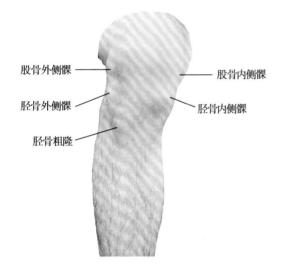

图 10-19　股骨内外侧髁

大隐静脉：起于足背静脉弓内侧端，经内踝前方约 1cm 处上行进入小腿内侧，并与隐神经伴行而上，再经股骨内侧髁后方约 2cm 处，进入大腿内侧，与股内侧皮神经伴行，逐渐转向大腿前上方，最后至耻骨结节外下方 3~4cm 处穿大腿阔筋膜的隐静脉裂孔，汇入股静脉。

## 十一、股骨收肌结节

### 【内容简介】

股骨收肌结节，即股骨内上髁内侧的一个骨隆起，有大收肌肌腱附着，位于股四头肌内侧头内侧。

### 【体表触诊】

仰卧截石位，大腿外展时，大收肌肌腱绷紧，丰隆的股四头肌内侧头内下缘凹陷处上缘即是股骨收肌结节处。触诊时，可先触摸拉紧的大收肌肌腱，沿着肌腱向远端移动，可触摸到一骨性突起即股骨收肌结节。

### 【体表形态】

股骨收肌结节体表形态（图 10-20）。

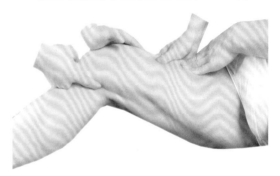

图 10-20　股骨收肌结节

### 【神经血管】

股动、静脉体表投影：大腿微屈并外展、旋外，膝关节微屈时，从髂前上棘至耻骨联合连线的中点与收肌结节连线的上 2/3 段为股动脉的体表投影。在股三角区内，股动脉外侧为股神经，内侧为股静脉。

## 十二、胫骨内侧髁下缘

### 【内容简介】

胫骨内侧髁与胫骨内侧缘交界处，略向上的骨骼隆起部分即是。

### 【体表触诊】

膝关节屈曲，膝关节内侧胫骨平台下方骨隆起的下部边缘。检查者首先摸到胫骨内侧缘，向上滑动按压到胫骨上端有一骨性凹窝，向上推顶向内突起的骨骼即是胫骨内侧髁下缘。

**【体表形态】**

胫骨内侧髁下缘体表形态（图 10-21）。

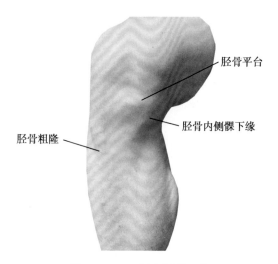

图 10-21　胫骨内侧髁下缘

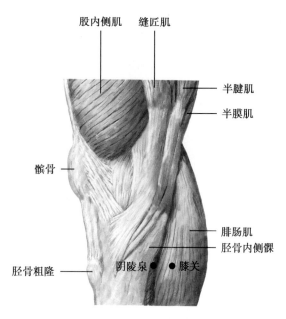

图 10-23　胫骨内侧髁下缘穴位 2

**【相关穴位】**

**1. 阴陵泉（SP9）**

①标准定位：在小腿内侧，胫骨内侧髁下缘与胫骨内侧缘之间凹陷中（图 10-22、图 10-23）。

②取法：正坐屈膝或仰卧，于膝部内侧，胫骨内侧髁后下方胫骨粗隆下缘平齐处取穴。

③穴位解剖：皮肤→皮下组织→缝匠肌（腱）→半膜肌及半腱肌（腱）→腘肌。

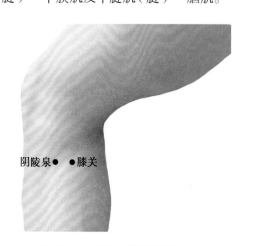

图 10-22　胫骨内侧髁下缘穴位 1

**2. 膝关（LR7）**

①标准定位：在膝部，胫骨内侧髁的下方，阴陵泉后 1 寸（图 10-22、图 10-23）。

②取法：在小腿内侧，当胫骨内侧髁的后下方，阴陵泉后 1 寸。

③穴位解剖：皮肤→皮下组织→缝匠肌（腱）→半膜肌和半腱肌（腱）。

**十三、胫骨外侧髁结节**

**【内容简介】**

胫骨外侧髁结节位于胫骨平台外侧面下方，胫骨粗隆外侧，是膝关节下外部最显著的解剖结构。

**【体表触诊】**

膝关节屈曲 90°，外侧股胫关节间隙形成的凹陷处下方，腓骨头隆起处前上方，胫骨粗隆突起处外上侧，可触及一椭圆形小的骨性隆起。结节四周骨面斜坡下降，皮肤滑动按压，骨面略显粗糙。

**【体表形态】**

胫骨外侧髁结节体表形态（图 10-24）。

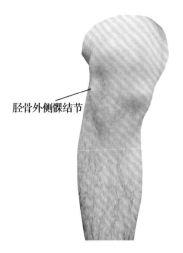

图 10-24 胫骨外侧髁结节

## 十四、胫骨斜嵴

### 【内容简介】

胫骨斜嵴是从胫骨外侧髁结节和胫骨粗隆外侧缘伸出的一个骨嵴，斜向前下方。

### 【体表触诊】

屈膝 90°，于胫骨粗隆突起之外侧缘外上方、髌韧带下端外侧缘隆起处外下方，自胫骨外侧髁结节骨面斜向内方触摸，可触及一条上宽圆润、下窄陡峭的骨嵴即是。

### 【体表形态】

胫骨斜嵴体表形态（图 10-25）。

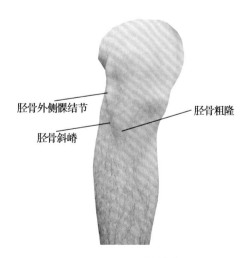

图 10-25 胫骨斜嵴

## 十五、腓骨头

### 【内容简介】

腓骨头为腓骨上端的锥形膨大，又称腓骨小头。其内侧面有一圆形关节面，称为腓骨头关节面，与胫骨外侧髁的腓关节面构成胫腓关节。腓骨头的外侧面有一粗隆，为股二头肌腱及腓侧副韧带附着处。

### 【体表触诊】

被检查者坐位，膝关节屈曲，可于胫骨外侧髁后外稍下方、胫骨粗隆水平位置处触及隆起的腓骨头。

### 【体表形态】

腓骨头体表形态（图 10-26、图 10-27）。

### 【神经血管】

腓总神经：在腘窝近侧端由坐骨神经发出后，沿构成腘窝上外侧界的股二头肌肌腱内侧外下走行，至小腿上段外侧腓骨头下方，绕腓骨颈向前穿过腓骨长肌，分为腓浅、腓深两大终支。腓总神经在腓骨颈处的位置最为浅表，易受损伤，呈"马蹄内翻足"畸形。

腓深神经体表投影：与胫前动脉的走行一致。

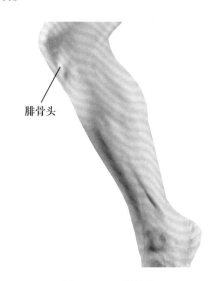

图 10-26 腓骨头 1

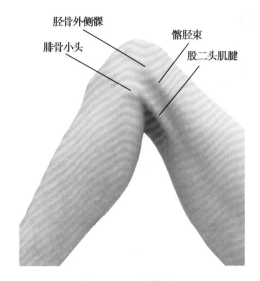

图 10-27　腓骨头 2

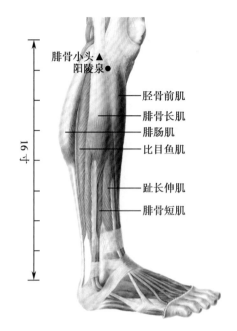

图 10-29　腓骨头穴位 2

膝部骨性标志触诊视频

胫前动脉体表投影：自腓骨头和胫骨粗隆之间的中点，到内、外踝前面连线中点的连线为胫前动脉的体表投影。

【相关穴位】

阳陵泉（GB34）

①标准定位：在小腿外侧，腓骨头前下方凹陷中（图 10-28、图 10-29）。

②穴位解剖：皮肤→皮下组织→小腿深筋膜→腓骨长肌→腓骨短肌。

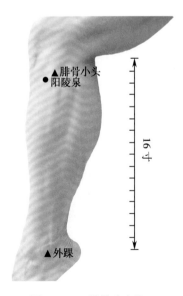

图 10-28　腓骨头穴位 1

## 第二节　韧带及其他标志

### 一、髌韧带

【内容简介】

髌韧带为一强韧扁支持带，是股四头肌腱的延续部分，附着于髌骨底及两侧缘。起自髌骨下缘和后面下部，向下止于胫骨粗隆及胫骨前嵴的上部，长 6~7cm。髌韧带后面借髌下脂肪垫与膝关节滑膜相隔，并借髌下深囊与胫骨分隔。髌骨及髌韧带两侧为强韧的支持组织，即髌内、外侧支持带，股四头肌腱、髌韧带及内外侧支持带共同组成伸膝装置。

【体表触诊】

嘱被检查者股四头肌用力收缩，可在髌尖和胫骨粗隆之间触及髌韧带被拉紧。

【体表形态】

髌韧带体表形态（图 10-30）。

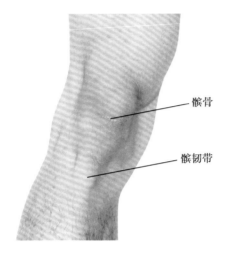

图 10-30　髌韧带

【相关穴位】

**1. 内膝眼（EX-LE4）**

①标准定位：在膝部，髌韧带内侧凹陷处的中央（图 10-31、图 10-32）。

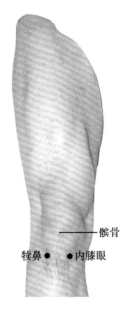

图 10-31　髌韧带穴位 1

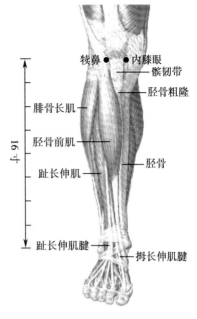

图 10-32　髌韧带穴位 2

②穴位解剖：皮肤→皮下组织→髌韧带与髌内侧支持带之间→膝关节囊。

**2. 犊鼻（ST35）**

①标准定位：在膝前区，髌韧带外侧凹陷中（图 10-31、图 10-32）。

②取法：屈膝取穴。

③穴位解剖：皮肤→皮下组织→膝关节囊。

**二、膝关节外侧副韧带**

【内容简介】

膝关节外侧副韧带呈圆索状，起自股骨外上髁、紧靠腘肌腱沟上方，向下后止于腓骨头前外侧部，故又称为腓侧副韧带。该韧带全长不与关节囊相连，在韧带与关节囊之间，有腘肌腱及滑膜囊相隔。大部被股二头肌肌腱所覆盖。胫侧副韧带对维持膝关节稳定比腓侧副韧带意义更加重大。膝全伸时，韧带紧张，斜向下后；膝屈曲时，韧带松弛，方向指向前下。

功能：此韧带与股二头肌肌腱和髂胫束

可加强和保护膝关节外侧部。

**【体表触诊】**

被检查者仰卧位,屈膝、外旋膝关节。检查者一手置于其膝关节内侧并向下外侧施力,使外侧副韧带紧张。检查者可于腓骨头和股骨外上髁之间的关节外侧间隙触及外侧副韧带。

**【体表形态】**

膝关节外侧副韧带体表形态(图 10-33、图 10-34)。

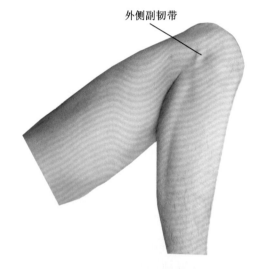

图 10-33　外侧副韧带 1

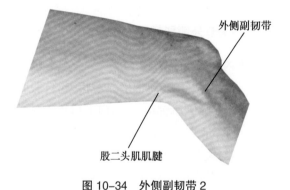

图 10-34　外侧副韧带 2

## 三、膝关节内侧副韧带

**【内容简介】**

膝关节内侧副韧带位于膝关节的内侧,

又名胫侧副韧带。起自股骨内上髁收肌结节下方,止于胫骨内侧面关节缘下方 4~5cm 处。全体呈扁宽三角形,基底向前,尖向后。基底部纤维纵行,向下稍前,称前纵部。鹅足斜跨其下部,并有鹅足囊介于其间。后部分为后上斜部和后下斜部,其中后上斜部起于前纵部上端后缘,斜向后下,止于胫骨内侧髁后缘和内侧半月板后缘;后下斜部起于前纵部下端后缘,斜向后上,越过半膜肌腱,止点与后上斜部相同。

功能:保持膝关节内侧稳定及调节关节活动,限制半月板活动范围,关节位置不同,胫侧副韧带的紧张度不同。膝全伸位,韧带全部绷紧;膝全屈位,韧带前纵部紧张,后上斜部、后下斜部松弛;膝半屈位,韧带大部弛缓。

**【体表触诊】**

被检查者仰卧位、屈膝,检查者一手置于其膝关节外侧部并向内侧施力。嘱被检查者抗阻力外旋,此时膝关节内侧关节间隙开放,可在胫骨内侧髁后部凹陷内触及紧张的胫侧副韧带。

**【体表形态】**

膝关节内侧副韧带体表形态(图 10-35)。

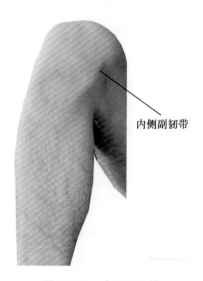

图 10-35　内侧副韧带

## 四、髌下深囊

【内容简介】

髌骨下方有三个囊,髌下皮下囊、胫骨结节皮下囊、髌下深囊,统称髌下滑囊。

髌下深囊又称髌韧带下囊,位于髌韧带深面与胫骨之间,髌下脂肪垫下缘与胫骨上端前面之间,不与关节腔相通,是固有滑囊。

功能:对髌韧带下段与胫骨之间的滑动起润滑作用。

【体表触诊】

嘱被检查者下肢伸直放松,检查者手指触摸胫骨粗隆骨面并向后上方滑动,可触及髌韧带下段;向髌韧带下触及,可在胫骨前缘光滑骨面浅层触及一柔软的弹性小囊即是髌下深囊。

【体表形态】

髌下深囊体表形态(图 10-36)。

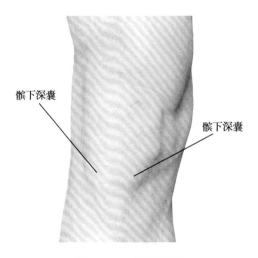

图 10-36 髌下深囊

## 五、膝眼

【内容简介】

膝眼位于髌骨下方,是髌韧带两侧与股骨和胫骨内、外侧髁所构成的凹陷,分别称为内、外膝眼。

【体表触诊】

被检查者仰卧位,屈膝 90°,可在髌韧带外侧触及膝关节的间隙即为膝眼。

【体表形态】

膝眼体表形态(图 10-37)。

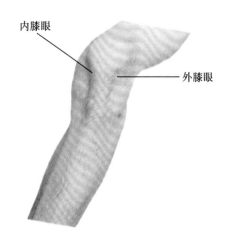

图 10-37 膝眼

## 六、腘窝

【内容简介】

腘窝位于膝关节的后面,呈菱形。腘窝上外侧界是股二头肌及其肌腱,上内侧界是半膜肌和半腱肌及其肌腱,下内侧界是腓肠肌的内侧头,下外侧界是腓肠肌的外侧头和不恒定的跖肌,窝顶是腘筋膜。窝底为股骨腘面、膝关节囊后面和腘肌等。

【体表触诊】

被检查者俯卧,屈膝,可清楚触及腘窝上内外侧界。

【体表形态】

腘窝体表形态(图 10-38、图 10-39)。

【神经血管】

坐骨神经:在股后部,坐骨神经经股二头肌长头深面下行至腘窝上角,分为胫神经和腓总神经。

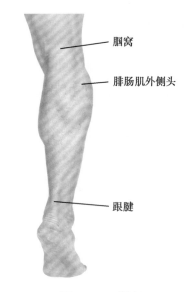

图 10-38　腘窝

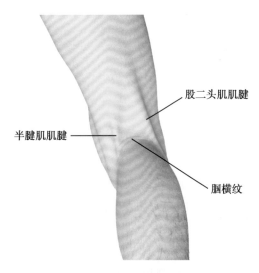

图 10-39　腘横纹

胫神经：于腘窝上角由坐骨神经分出，沿腘窝中线下行，在腘肌下缘伴腘动、静脉一起穿比目鱼肌腱弓进入小腿后区。

腓总神经：在腘窝发出肌支支配股二头肌短头；发出关节支分布至膝关节；发出皮支腓肠外侧皮神经分布至小腿后外侧面的皮肤。

腓肠内侧皮神经：在腘筋膜深面伴小隐静脉下行，至小腿后面中部穿出深筋膜，并与

腓肠外侧皮神经的交通支合并为腓肠神经，分布于小腿后面的皮肤。

小隐静脉：腘窝区浅筋膜中有小隐静脉的末段，在腘窝下角穿深筋膜后于腘窝中部入腘静脉。

腘动脉：是股动脉在腘窝的延续，位置最深。在腘窝的分支有膝上内侧动脉、膝上外侧动脉、膝下内侧动脉和膝下外侧动脉。在腘窝下角，腘动脉分成胫前动脉和胫后动脉。

腘静脉：由胫前、后静脉在腘窝下角处汇集而成。腘静脉在腘窝内与腘动脉、胫神经伴行。

【相关穴位】

1. 阴谷（KI10）

①标准定位：在膝后区，腘横纹上，半腱肌肌腱外侧缘（图 10-40、图 10-41）。

②取法：正坐屈膝，从腘横纹内侧端，按取两筋（半膜肌腱和半腱肌腱）之间取穴。

③穴位解剖：皮肤→皮下组织→腓肠肌内侧头。

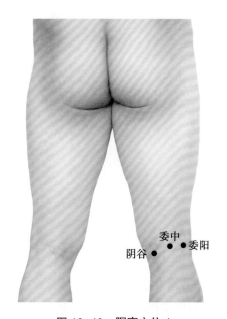

图 10-40　腘窝穴位 1

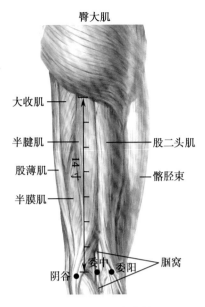

图 10-41　腘窝穴位 2

**2. 委中（BL40）**

①标准定位：在膝后区，腘横纹中点（图 10-40、图 10-41）。

②取法：俯卧位，在腘横纹中点，当股二头肌腱与半腱肌的中间。

**3. 委阳（BL39）**

①标准定位：在膝部，腘横纹上，股二头肌腱的内侧缘（图 10-40、图 10-41）。

②取法：俯卧位，先取腘窝正中的委中穴，向外 1 寸处取穴。

③穴位解剖：皮肤→皮下组织→腘筋膜→腓总神经。

# 第十一章 小 腿 部

## 整 体 观

　　小腿上界为平胫骨粗隆的环形线,下界为内、外踝基部的环形线。经内、外踝的垂线,将小腿分为小腿前外侧区和小腿后区。小腿肌位于胫、腓骨周围,分为前群、后群和外侧群。本章将介绍小腿肌前群中的胫骨前肌、踇长伸肌、趾长伸肌,外侧群中的腓骨长肌、腓骨短肌,后群中的腓肠肌、比目鱼肌、趾长屈肌、踇长屈肌和小腿部重要骨性标志的体表触诊方法,以及足三阴、足三阳等经在小腿部的穴位分布(图 11-1~ 图 11-4)。

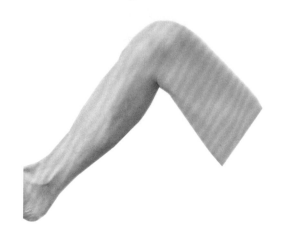

图 11-2　小腿内侧面观

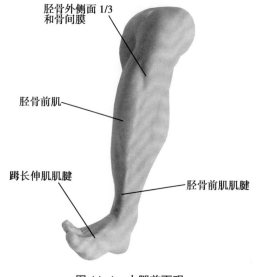

图 11-1　小腿前面观

胫骨外侧面 1/3 和骨间膜

胫骨前肌

踇长伸肌肌腱

胫骨前肌肌腱

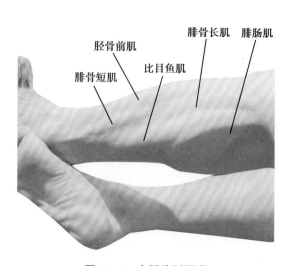

图 11-3　小腿外侧面观

腓骨短肌

胫骨前肌

比目鱼肌

腓骨长肌

腓肠肌

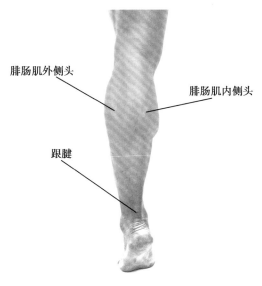

腓肠肌外侧头

腓肠肌内侧头

跟腱

图 11-4　小腿后面观

# 第一节　骨性标志

## 胫骨前缘、内侧缘和内侧面

### 【内容简介】

胫骨前缘自胫骨粗隆向下延伸至内踝，上 3/4 称胫骨嵴，下 1/4 朝向内踝隆起而变圆；胫骨内侧缘起自胫骨内侧髁的后面，向下延伸至内踝。内侧缘中部锐利，上部为膝关节胫侧副韧带及比目鱼肌附着处；胫骨内侧面位于皮下，居胫骨前缘和内侧缘之间，其近侧端为缝匠肌、股薄肌、半腱肌及胫侧副韧带的前部所附着。

### 【体表触诊】

胫骨前缘：从胫骨粗隆向下触摸可扪及胫骨前缘或前嵴，其上部较锐，至小腿下 1/4 段则变钝。

胫骨内侧缘：胫骨的内缘不如前缘明显，但仍可触及，特别是下段比较明显。

胫骨内侧面：在胫骨前缘与内缘之间为胫骨内侧面。

### 【体表形态】

胫骨前缘、内侧缘和内侧面体表形态（图 11-5）。

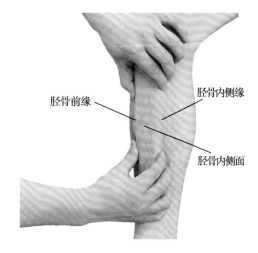

胫骨前缘

胫骨内侧缘

胫骨内侧面

图 11-5　胫骨

### 【神经血管】

隐神经：为股神经的皮神经，自股神经发出，在股三角伴股动脉外侧下行入收肌管，在其下端穿大收肌腱板，行缝匠肌和股薄肌之间，至膝关节内侧继续穿出深筋膜，并分出髌下支支配髌骨下方的皮肤，主干伴大隐静脉下行至小腿和足内缘，分布于小腿内侧和足内侧缘皮肤。

### 【相关穴位】

**1. 阴陵泉（SP9）**

①标准定位：在小腿内侧，胫骨内侧髁下缘与胫骨内侧缘之间凹陷中（图 11-6、图 11-7）。

②取法：正坐屈膝或仰卧，于膝部内侧，胫骨内侧髁后下方胫骨粗隆下缘平齐处取穴。

**2. 地机（SP8）**

①标准定位：在小腿内侧，阴陵泉下 3 寸，胫骨内侧缘后际（图 11-6、图 11-7）。

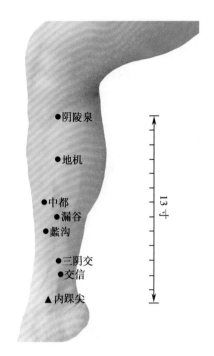

图 11-6　胫骨穴位 1

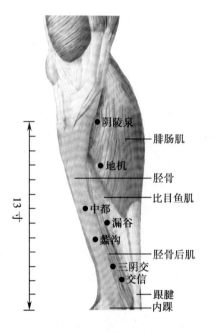

图 11-7　胫骨穴位 2

②穴位解剖:皮肤→皮下组织→趾长屈肌→胫骨后肌。

③穴位解剖:皮肤→皮下组织→缝匠肌(腱)→半膜肌及半腱肌(腱)→腘肌。

### 3. 中都(LR6)

①标准定位:在小腿内侧,内踝尖上 7 寸,胫骨内侧面的中央(图 11-6、图 11-7)。

②取法:正坐或仰卧位,先在内踝尖上 7 寸的胫骨内侧面上作一水平线,当胫骨内侧面的后中 1/3 交点处取穴。

③穴位解剖:皮肤→皮下组织→趾长屈肌→胫骨后肌。

### 4. 漏谷(SP7)

①标准定位:在小腿内侧,内踝尖上 6 寸,胫骨内侧缘后际(图 11-6、图 11-7)。

②穴位解剖:皮肤→皮下组织→小腿三头肌→趾长屈肌→胫骨后肌。

### 5. 蠡沟(LR5)

①标准定位:在小腿内侧,内踝尖上 5 寸,胫骨内侧面的中央(图 11-6、图 11-7)。

②穴位解剖:皮肤→皮下组织→小腿三头肌(比目鱼肌)。

### 6. 三阴交(SP6)

①标准定位:在小腿内侧,内踝尖上 3 寸,胫骨内侧缘后际(图 11-6、图 11-7)。

②穴位解剖:皮肤→皮下组织→趾长屈肌(腱)→踇长屈肌(腱)。

### 7. 交信(KI8)

①标准定位:在小腿内侧,内踝尖上 2 寸,胫骨内侧缘后际凹陷中(图 11-6、图 11-7)。

②穴位解剖:皮肤→皮下组织→胫骨后肌→趾长屈肌→踇长屈肌。

小腿部骨性标志触诊视频

# 第二节　肌 性 标 志

## 一、鹅足囊

### 【内容简介】

鹅足腱是缝匠肌、股薄肌和半腱肌的联合腱,止于胫骨近端前内侧,由于三个肌腱有致密的纤维膜相连,形似鹅足而得名。其中缝匠肌肌腱在表层,股薄肌肌腱和半腱肌肌腱在其下方,三条肌腱斜向后上方,在胫侧副韧带浅层的后面跨过内侧关节间隙,其后与半膜肌肌腱相邻。在鹅足腱深方形成滑囊即鹅足囊,鹅足囊位于鹅足腱与胫侧副韧带及胫骨之间。鹅足腱滑囊炎表现为膝内侧疼痛,伴局部压痛及肿块等,常与内侧半月板损伤、内侧副韧带损伤等疾病相鉴别。

### 【体表触诊】

动作:被检查者屈膝,检查者一手置于其内踝并向外、向下施力,嘱被检查者抗阻力屈膝和内旋,可于胫骨内侧缘上端触及肌腱伸缩(图 11-8)。

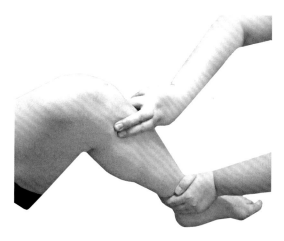

图 11-8　鹅足囊动作

### 【体表形态】

鹅足囊体表形态(图 11-9)。

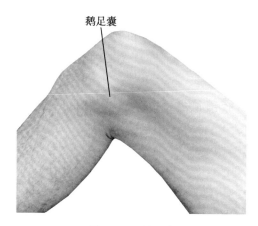

鹅足囊

图 11-9　鹅足囊

## 二、胫骨前肌

### 【内容简介】

胫骨前肌位于小腿前外侧皮下,紧贴于胫骨外侧面。起自胫骨外侧面上 2/3 及其邻近的小腿骨间膜和小腿深筋膜深面,止于第 1 楔骨内侧面和第 1 跖骨基底部。

功能:助足背屈、足内翻。

### 【体表触诊】

动作:嘱被检查者足用力背屈,检查者沿胫骨嵴外侧面向上可触及胫骨前肌肌腹(图 11-10)。

### 【体表形态】

胫骨前肌体表形态(图 11-11~图 11-13)。

### 【神经血管】

腓深神经:在腓骨与腓骨长肌之间斜向前行,伴随胫前血管,于胫骨前肌和趾长伸肌之间,继而在胫骨前肌和踇长伸肌之间下行,最后经踝关节前方到达足背。沿途发支分布于小腿前群肌、足背肌及第 1、2 趾相对缘的皮肤。腓深神经支配胫骨前肌。

胫前动脉：于腘肌下缘处发自腘动脉，向前穿骨间膜上端进入小腿前骨筋膜鞘，并沿骨间膜前面下行；其上 1/3 段位于胫骨前肌和趾长伸肌之间，下 2/3 段位于胫骨前肌和蹬长伸肌之间，至踝关节前方中点处移行为足背动脉。

胫前静脉：共 2 条，伴行于胫前动脉两侧。

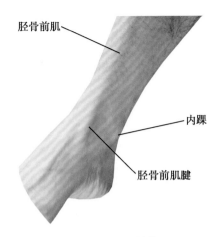

图 11-12　胫骨前肌 2

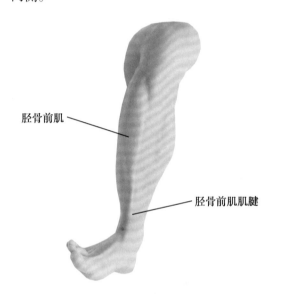

图 11-10　胫骨前肌动作

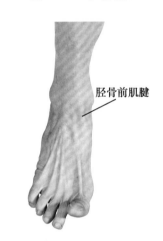

图 11-13　胫骨前肌 3

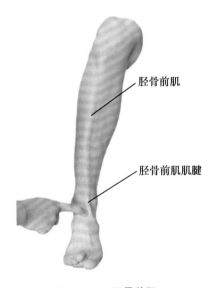

图 11-11　胫骨前肌 1

【相关穴位】

**1. 足三里（ST36）**

①标准定位：在小腿外侧，犊鼻下 3 寸，犊鼻与解溪连线上（图 11-14、图 11-15）。

②取法：正坐屈膝，于犊鼻直下一夫（3 寸），距胫骨前嵴一横指处取穴。

③穴位解剖：皮肤→皮下组织→胫骨前肌→蹬长伸肌→小腿骨间膜。

**2. 阑尾（EX-LE7）**

①标准定位：在小腿外侧，髌韧带外侧凹陷下 5 寸，胫骨前嵴外一横指（中指）（图 11-14、图 11-15）。

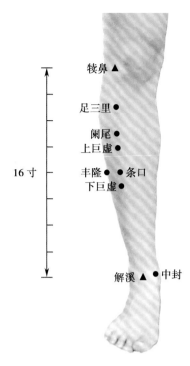

图 11-14 胫骨前肌穴位 1

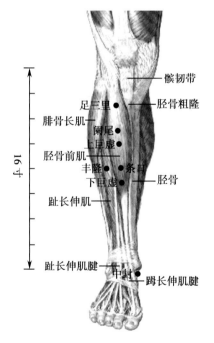

图 11-15 胫骨前肌穴位 2

②取法：正坐或仰卧屈膝，于足三里与上巨虚两穴之间压痛最明显处取穴。一般在足三里穴下 1.5~2 寸处。

③穴位解剖：皮肤→皮下组织→胫骨前肌→小腿骨间膜→胫骨后肌。

### 3. 上巨虚（ST37）

①标准定位：在小腿外侧，犊鼻下 6 寸，犊鼻与解溪连线上（图 11-14、图 11-15）。

②取法：正坐屈膝或仰卧位取穴，于外膝眼（犊鼻）直下两夫（6 寸），距离胫骨前嵴一横指（中指）处取穴。

③穴位解剖：皮肤→皮下组织→胫骨前肌→𧿹长伸肌→小腿骨间膜。

### 4. 条口（ST38）

①标准定位：在小腿外侧，犊鼻下 8 寸，犊鼻与解溪连线上（图 11-14、图 11-15）。

②取法：正坐屈膝，足三里直下，于外膝眼与外踝尖连线之中点同高处取穴。

③穴位解剖：皮肤→皮下组织→胫骨前肌→𧿹长伸肌→小腿骨间膜。

### 5. 丰隆（ST40）

①标准定位：在小腿外侧，外踝尖上 8 寸，胫骨前肌的外缘（图 11-14、图 11-15）。

②取法：正坐屈膝或仰卧位取穴。

③穴位解剖：皮肤→皮下组织→趾长伸肌→腓骨长肌→腓骨短肌。

### 6. 下巨虚（ST39）

①标准定位：在小腿外侧，犊鼻下 9 寸，犊鼻与解溪连线上（图 11-14、图 11-15）。

②取法：正坐屈膝，先取足三里，于其直下两夫（6 寸）处取穴。

③穴位解剖：皮肤→皮下组织→胫骨前肌（腱）→𧿹长伸肌→小腿骨间膜。

### 7. 中封（LR4）

①标准定位：在踝区，内踝前，胫骨前肌肌腱的内侧缘凹陷中（图 11-14、图 11-15）。

②取法：足背屈时，于内踝前下方，当胫骨前肌腱与𧿹长伸肌腱之间内侧凹陷处取穴。

③穴位解剖：皮肤→皮下组织→胫骨前肌腱与踇长伸肌腱之间内侧。

## 三、踇长伸肌

### 【内容简介】

踇长伸肌位于胫骨前肌和趾长伸肌之间，起于腓骨内侧面下 2/3 及其邻近的骨间膜，向下移行于长腱，经十字韧带深面，止于踇趾末节趾骨基底部的背面。

功能：伸踇趾，助足背屈。

### 【体表触诊】

动作：被检查者踇趾充分背屈，检查者一手置于被检查者踇趾末节背侧向下施力，检查者抗阻力背伸，可在踇趾背侧触及踇长伸肌肌腱（图 11-16）。

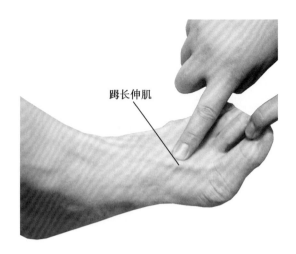

图 11-17　踇长伸肌 1

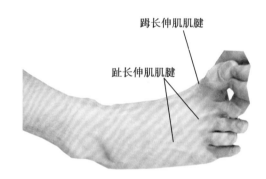

图 11-18　踇长伸肌 2

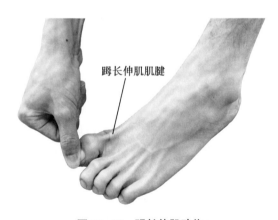

图 11-16　踇长伸肌动作

### 【体表形态】

踇长伸肌体表形态（图 11-17、图 11-18）。

### 【神经血管】

胫前动脉：于腘肌下缘处发自腘动脉，向前穿骨间膜上端进入小腿前骨筋膜鞘，并沿骨间膜前面下行；其上 1/3 段位于胫骨前肌和趾长伸肌之间，下 2/3 段位于胫骨前肌和踇长伸肌之间，至踝关节前方中点处移行为足背动脉。

胫前静脉：共 2 条，伴行于胫前动脉两侧。

足背动脉：于伸肌上支持带下缘处续于胫前动脉，通常沿踇长伸肌腱外侧下行，经踇短伸肌深面达第 1 跖骨间隙。沿途发出分支跗外侧动脉、跗内侧动脉、弓状动脉、足底深动脉及第 1 跖背动脉。

### 【相关穴位】

#### 1. 足三里（ST36）

①标准定位：在小腿外侧，犊鼻下 3 寸，犊鼻与解溪连线上（图 11-19、图 11-21）。

②取法：正坐屈膝，于犊鼻直下一夫（3 寸），距胫骨前嵴一横指处取穴。

③穴位解剖：皮肤→皮下组织→胫骨前肌→踇长伸肌→小腿骨间膜。

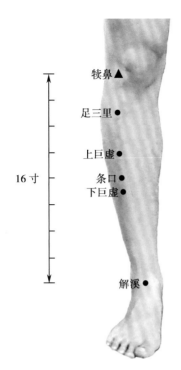

图 11-19 跚长伸肌穴位 1

### 2. 上巨虚（ST37）

①标准定位：在小腿外侧，犊鼻下 6 寸，犊鼻与解溪连线上（图 11-19、图 11-21）。

②取法：正坐屈膝取穴，于犊鼻直下两夫（6 寸），距胫骨前嵴一横指处取穴。

③穴位解剖：皮肤→皮下组织→胫骨前肌→跚长伸肌→小腿骨间膜。

### 3. 条口（ST38）

①标准定位：在小腿外侧，犊鼻下 8 寸，犊鼻与解溪连线上（图 11-19、图 11-21）。

②取法：正坐屈膝，足三里直下，于外膝眼与外踝尖连线之中点同高处取穴。

③穴位解剖：皮肤→皮下组织→胫骨前肌→跚长伸肌→小腿骨间膜。

### 4. 下巨虚（ST39）

①标准定位：在小腿外侧，犊鼻下 9 寸，犊鼻与解溪连线上（图 11-19、图 11-21）。

②取法：正坐屈膝，先取足三里，于其直下两夫（6 寸）处取穴。

③穴位解剖：皮肤→皮下组织→胫骨前肌（腱）→跚长伸肌→小腿骨间膜。

### 5. 外丘（GB36）

①标准定位：在小腿外侧，外踝尖上 7 寸，腓骨前缘（图 11-22、图 11-23）。

②穴位解剖：皮肤→皮下组织→小腿深筋膜→腓骨长、短肌→趾长伸肌→跚长伸肌。

### 6. 光明（GB37）

①标准定位：在小腿外侧，外踝尖上 5 寸，腓骨前缘（图 11-22、图 11-23）。

②穴位解剖：皮肤→皮下组织→小腿深筋膜→腓骨长、短肌→趾长伸肌→跚长伸肌。

### 7. 阳辅（GB38）

①标准定位：在小腿外侧，外踝尖上 4 寸，腓骨前缘（图 11-22、图 11-23）。

②穴位解剖：皮肤→皮下组织→小腿深筋膜→腓骨长、短肌腱→趾长伸肌→跚长伸肌。

### 8. 悬钟（GB39）

①标准定位：在小腿外侧，外踝尖上 3 寸，腓骨前缘（图 11-22、图 11-23）。

②取法：正坐垂足或卧位，从外踝尖向腓骨上摸，当腓骨后缘与腓骨长、短肌腱之间凹陷处取穴。

③穴位解剖：皮肤→皮下组织→小腿深筋膜→腓骨长、短肌腱→趾长伸肌→跚长伸肌。

### 9. 解溪（ST41）

①标准定位：在踝区，踝关节前面中央凹陷中，跚长伸肌腱与趾长伸肌腱之间（图 11-20、图 11-21）。

②穴位解剖：皮肤→皮下组织→小腿十字韧带→胫腓韧带联合。

### 10. 冲阳（ST42）

①标准定位：第 2 跖骨基底部与中间楔状骨关节处，可触及足背动脉（图 11-20、图 11-21）。

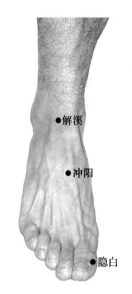

●解溪

●冲阳

●隐白

图 11-20　踇长伸肌穴位 2

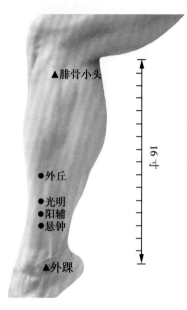

▲腓骨小头

●外丘
●光明
●阳辅
●悬钟

▲外踝

16 寸

图 11-22　踇长伸肌穴位 4

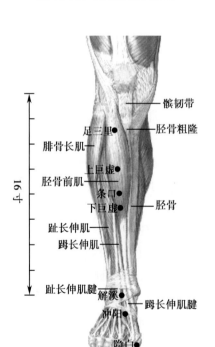

髌韧带

足三里●
腓骨长肌
上巨虚●
胫骨前肌
条口●
下巨虚●
趾长伸肌
踇长伸肌

趾长伸肌腱
解溪●
冲阳●
隐白●

胫骨粗隆

胫骨

踇长伸肌腱

16 寸

图 11-21　踇长伸肌穴位 3

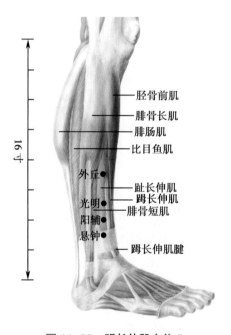

胫骨前肌
腓骨长肌
腓肠肌
比目鱼肌

外丘●
光明●
阳辅●
悬钟●

趾长伸肌
踇长伸肌
腓骨短肌

踇长伸肌腱

16 寸

图 11-23　踇长伸肌穴位 5

②穴位解剖：皮肤→皮下组织→姆长伸肌腱与趾长伸肌腱之间→趾短伸肌→第二楔骨。

### 11. 隐白（SP1）

①标准定位：在足趾，大趾末节内侧，趾甲根角侧后方 0.1 寸（指寸）（图 11–20、图 11–21）。

②取法：正坐垂足或仰卧，于足大趾爪甲内侧缘线与基底部线之交点处取穴。

③穴位解剖：皮肤→皮下组织→姆趾纤维鞘→姆长伸肌腱内侧束。

## 四、趾长伸肌

### 【内容简介】

趾长伸肌位于小腿前外侧皮下，内侧上邻胫骨前肌，下邻姆长伸肌。起于胫骨外侧髁、腓骨内面上 3/4、邻近的骨间膜、小腿深筋膜及小腿前肌间隔。肌腹位于小腿的上 2/3，在小腿中、下 1/3 交界处移行于一总腱，肌腱经伸肌支持带的外侧管至足背，分为 5 个腱。其中内侧 4 个腱分别到第 2~5 趾背，形成趾背腱膜，止于末节及中节趾骨基底部的背面；最外侧的肌腱止于第 5 跖骨基底部的背面，称为第三腓骨肌。趾长伸肌、第三腓骨肌由腓深神经分支支配，神经纤维来自 $L_5$、$S_1$ 脊髓节段。

功能：伸第 2~5 趾，助足背屈。

### 【体表触诊】

动作：嘱被检查者抗阻力背屈第 2~4 足趾，并内旋踝关节，在足背可见到呈放射状分布到 2~4 趾的趾长伸肌肌腱（图 11–24）。

### 【体表形态】

趾长伸肌体表形态（图 11–25、图 11–26）。

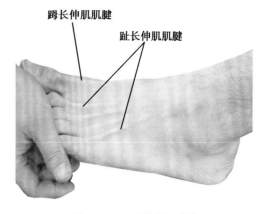

图 11–24 趾长伸肌动作

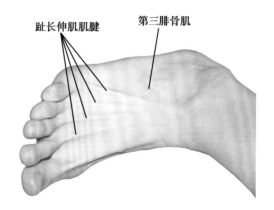

图 11–25 趾长伸肌 1

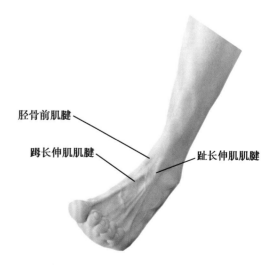

图 11–26 趾长伸肌 2

**【神经血管】**

腓浅神经：先于腓骨长肌深面下行，继而续行于腓骨长、短肌与趾长伸肌之间，沿途发支分布于腓骨长肌与腓骨短肌。终支在小腿中、下 1/3 交界处浅出为皮支，分布于小腿外侧、足背和第 2~5 趾背的皮肤。

腓深神经：在腓骨与腓骨长肌之间斜向前行，伴随胫前血管，于胫骨前肌和趾长伸肌之间，继而在胫骨前肌和姆长伸肌之间下行，最后经踝关节前方到达足背。沿途发支分布于小腿前群肌、足背肌及第 1、2 趾相对缘的皮肤。腓深神经支配趾长伸肌。

胫前动脉：于腘肌下缘处发自腘动脉，向前穿骨间膜上端进入小腿前骨筋膜鞘，并沿骨间膜前面下行；其上 1/3 段位于胫骨前肌和趾长伸肌之间，下 2/3 段位于胫骨前肌和姆长伸肌之间，至踝关节前方中点处移行为足背动脉。

胫前静脉：共 2 条，伴行于胫前动脉两侧。

**【相关穴位】**

**1. 丰隆（ST40）**

①标准定位：在小腿外侧，外踝尖上 8 寸，胫骨前肌的外缘（图 11-27、图 11-28）。

②取法：正坐屈膝或仰卧位取穴。

③穴位解剖：皮肤→皮下组织→趾长伸肌→腓骨长肌→腓骨短肌。

**2. 外丘（GB36）**

①标准定位：在小腿外侧，外踝尖上 7 寸，腓骨前缘（图 11-29、图 11-30）。

②穴位解剖：皮肤→皮下组织→小腿深筋膜→腓骨长、短肌→趾长伸肌→姆长伸肌。

**3. 光明（GB37）**

①标准定位：在小腿外侧，外踝尖上 5 寸，腓骨前缘（图 11-29、图 11-30）。

②穴位解剖：皮肤→皮下组织→小腿深筋膜→腓骨长、短肌→趾长伸肌→姆长伸肌。

**4. 阳辅（GB38）**

①标准定位：在小腿外侧，外踝尖上 4 寸，腓骨前缘（图 11-29、图 11-30）。

②穴位解剖：皮肤→皮下组织→小腿深筋膜→腓骨长、短肌腱→趾长伸肌→姆长伸肌。

**5. 悬钟（GB39）**

①标准定位：在小腿外侧，外踝尖上 3 寸，腓骨前缘（图 11-29、图 11-30）。

②取法：正坐垂足或卧位，从外踝尖向腓骨上摸，当腓骨后缘与腓骨长、短肌腱之间凹陷处取穴。

③穴位解剖：皮肤→皮下组织→小腿深筋膜→腓骨长、短肌腱→趾长伸肌→姆长伸肌。

**6. 解溪（ST41）**

①标准定位：在踝区，踝关节前面中央凹陷中，姆长伸肌腱与趾长伸肌腱之间（图 11-27、图 11-28）。

②穴位解剖：皮肤→皮下组织→小腿十字韧带→胫腓韧带联合。

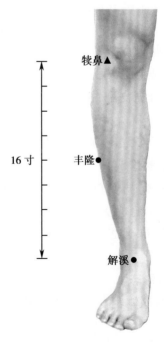

图 11-27　趾长伸肌穴位 1

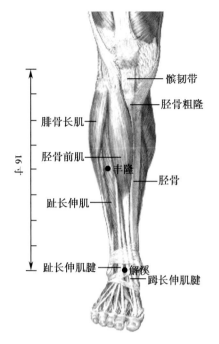

图 11-28 趾长伸肌穴位 2

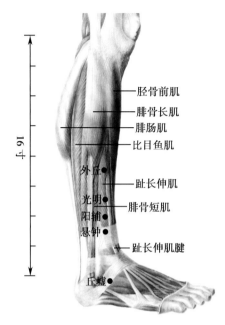

图 11-30 趾长伸肌穴位 4

### 7. 丘墟（GB40）

①标准定位：在踝区，外踝的前下方，趾长伸肌腱的外侧凹陷中（图 11-29、图 11-30）。

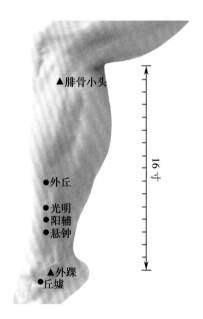

图 11-29 趾长伸肌穴位 3

②取法：正坐垂足着地或侧卧，于外踝前下方，趾长伸肌腱外侧，距跟关节凹陷处取穴。

③穴位解剖：皮肤→皮下组织→足背筋膜→趾短伸肌。

### 8. 冲阳（ST42）

①标准定位：在足背，第 2 跖骨基底部与中间楔状骨关节处，可触及足背动脉（图 11-31、图 11-32）。

②穴位解剖：皮肤→皮下组织→踇长伸肌腱与趾长伸肌腱之间→趾短伸肌→第二楔骨。

### 9. 足临泣（GB41）

①标准定位：在足背，第 4、5 跖骨底结合部的前方，第 5 趾长伸肌腱外侧凹陷中（图 11-31、图 11-32）。

②穴位解剖：皮肤→皮下组织→足背筋膜→趾短伸肌→骨间背侧肌。

### 10. 陷谷（ST43）

①标准定位：在足背，第 2、3 跖骨间，第 2 跖趾关节近端凹陷中（图 11-31、图 11-32）。

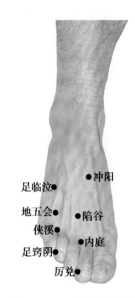

足临泣●    ●冲阳
地五会●    ●陷谷
侠溪●      ●内庭
足窍阴●
    厉兑●

图 11-31   趾长伸肌穴位 5

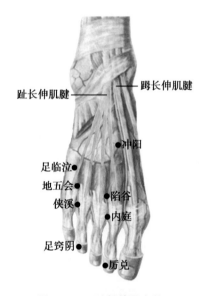

趾长伸肌腱 ————    ———— 踇长伸肌腱
                  ●冲阳
足临泣●
地五会●          ●陷谷
侠溪●            ●内庭
足窍阴●
          ●厉兑

图 11-32   趾长伸肌穴位 6

②取法：正坐垂足或仰卧位取穴。

③穴位解剖：皮肤→皮下组织→趾短伸肌→第 2 跖骨间隙。

### 11. 地五会（GB42）

①标准定位：在足背，第 4、5 跖骨间，第 4 跖趾关节近端凹陷中（图 11-31、图 11-32）。

②穴位解剖：皮肤→皮下组织→足背筋膜→骨间背侧肌。

### 12. 内庭（ST44）

①标准定位：在足背，第 2、3 趾间，趾蹼缘后方赤白肉际处（图 11-31、图 11-32）。

②穴位解剖：皮肤→皮下组织→趾短伸肌→第 2 跖骨间隙。

### 13. 侠溪（GB43）

①标准定位：在足背，第 4、5 趾间，趾蹼缘后方赤白肉际处（图 11-31、图 11-32）。

②取法：正坐垂足着地，于足背第 4、5 趾的趾缝端取穴。

③穴位解剖：皮肤→皮下组织→足背筋膜→趾短伸肌→骨间背侧肌。

### 14. 厉兑（ST45）

①标准定位：在足趾，第 2 趾末节外侧，趾甲根角侧后方 0.1 寸（指寸）（图 11-31、图 11-32）。

②穴位解剖：皮肤→皮下组织→趾长伸肌第 2 趾肌腱的外侧束。

### 15. 足窍阴（GB44）

①标准定位：在足趾，第 4 趾末节外侧，趾甲根角侧后方 0.1 寸（指寸）（图 11-31、图 11-32）。

②取法：正坐垂足或仰卧位，于第 4 趾爪甲外侧缘与基底部各作一线，两线交点处取穴。

③穴位解剖：皮肤→皮下组织→趾背腱膜→趾骨骨膜。

## 五、第三腓骨肌

### 【内容简介】

趾长伸肌肌腱经伸肌支持带的外侧管至足背，分为 5 个腱，最外侧的肌腱止于第 5 跖骨基底部的背面，称为第三腓骨肌。

功能：助足背屈、外翻。

### 【体表触诊】

动作：嘱被检查者抗阻力背屈足趾，可在趾长伸肌腱外侧、第 5 跖骨底背面触及第三腓骨肌肌腱（图 11-33）。

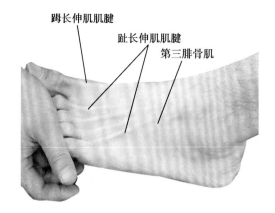

蹞长伸肌肌腱
趾长伸肌肌腱
第三腓骨肌

图 11-33　第三腓骨肌动作

【体表形态】

第三腓骨肌体表形态（图 11-34）。

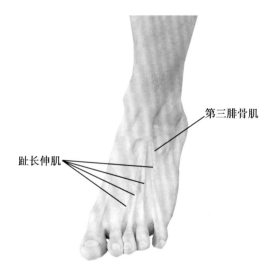

第三腓骨肌
趾长伸肌

图 11-34　第三腓骨肌

## 六、腓骨长、短肌

【内容简介】

腓骨长、短肌为小腿外侧肌群，位于由小腿前后肌间隔、深筋膜外侧部及腓骨外侧面围成的外侧室内。

腓骨长肌位于小腿外侧皮下，紧贴腓骨外侧面。起自腓骨头、腓骨外侧面 2/3 处、小腿深筋膜及小腿前后肌间隔。肌束向下至小腿下 1/3 部移行于长腱，行于由外踝后沟和

腓骨肌上支持带形成的骨性纤维管中。此时，腓骨短肌肌腱位于长腱前方，紧贴骨沟，二腱共同包裹于腓骨肌总腱鞘内，经跟骨外面转移至足底，止于内侧楔骨和第 1 跖骨底外侧面。腓骨长肌由腓浅神经分支支配，神经纤维来自 $L_5$、$S_1$ 脊髓节段。

腓骨短肌位于腓骨长肌深面，起自腓骨外侧面下 2/3 部及小腿前、后肌间隔。与腓骨长肌一同下降，先位于其内侧，后位于其前方，至外踝上方移行于腱。肌腱在外踝后方，腓骨长肌肌腱前方，共同行于腓骨肌总腱鞘中。最后经跟骨外侧止于第 5 跖骨粗隆。腓骨短肌由腓浅神经分支支配，神经纤维来自 $L_5$、$S_1$ 脊髓节段。

功能：腓骨长肌：使足外翻、跖屈及外展，与胫骨前肌肌腱形成腱弓维持足横弓，调节足内翻及足外翻；腓骨短肌：使足外翻、跖屈及外展，并限制足内翻。

【体表触诊】

腓骨短肌：

动作：被检查者小腿自然伸直位，检查者一手置于被检查者足外侧缘并向内施力，嘱被检查者抗阻力充分外展足部，可于第 5 跖骨底附近触及腓骨短肌肌腱（图 11-35）。

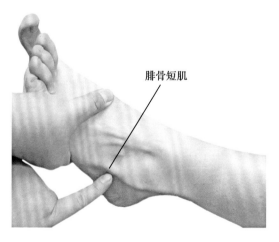

腓骨短肌

图 11-35　腓骨短肌动作

腓骨长肌：

动作：嘱被检查者足部跖屈稍外展，可在跟骨外侧面腓骨结节后方、腓骨短肌肌腱后方触及腓骨长肌肌腱；可在腓骨小头下方、比目鱼肌前方触及腓骨长肌肌腹收缩（图 11-36）。

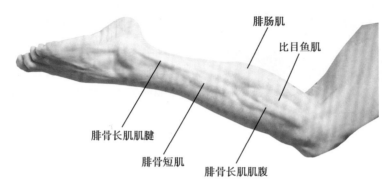

图 11-36 腓骨长肌动作

【体表形态】

腓骨长、短肌体表形态（图 11-37~图 11-40）。

【神经血管】

腓总神经：为坐骨神经分支，沿股二头肌腱内侧缘行向外下方，越过腓肠肌外侧头表面至腓骨头下方，绕腓骨颈进入腓骨长肌深面，在此分为腓浅神经和腓深神经。

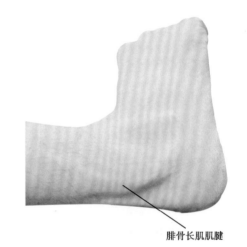

图 11-38 腓骨长肌肌腱

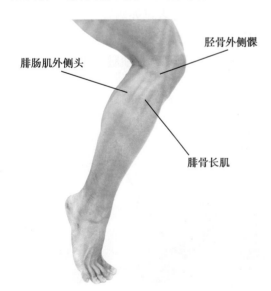

图 11-37 腓骨长肌

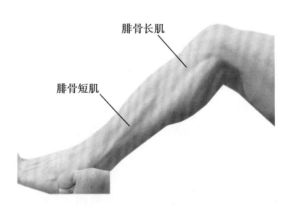

图 11-39 腓骨长、短肌 1

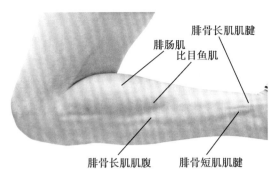

图 11-40　腓骨长、短肌 2

腓浅神经:先于腓骨长肌深面下行,继而续行于腓骨长、短肌与趾长伸肌之间,沿途发支分布于腓骨长肌与腓骨短肌。终支在小腿中、下 1/3 交界处浅出为皮支,分布于小腿外侧、足背和第 2~5 趾背的皮肤。腓浅神经支配腓骨长、短肌。

腓深神经:在腓骨与腓骨长肌之间斜向前行,伴随胫前血管,于胫骨前肌和趾长伸肌之间,继而在胫骨前肌和姆长伸肌之间下行,最后经踝关节前方到达足背。沿途发支分布于小腿前群肌、足背肌及第 1、2 趾相对缘的皮肤。

**【相关穴位】**

**1. 阳陵泉(GB34)**

①标准定位:在小腿外侧,腓骨头前下方凹陷中(图 11-41、图 11-42)。

②穴位解剖:皮肤→皮下组织→小腿深筋膜→腓骨长肌→腓骨短肌。

**2. 胆囊(EX-LE6)**

①标准定位:在小腿外侧,腓骨小头直下 2 寸(图 11-41、图 11-42)。

②取法:正坐或侧卧位,于阳陵泉直下 2 寸左右之压痛最明显处取穴。

③穴位解剖:皮肤→皮下组织→腓骨长肌。

**3. 丰隆(ST40)**

①标准定位:在小腿外侧,外踝尖上 8 寸,胫骨前肌的外缘(图 11-43、图 11-44)。

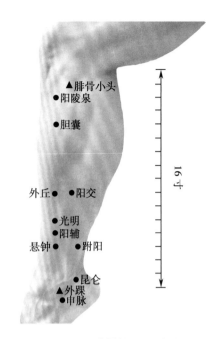

图 11-41　腓骨长、短肌穴位 1

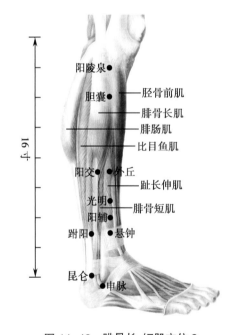

图 11-42　腓骨长、短肌穴位 2

②穴位解剖:皮肤→皮下组织→趾长伸肌→腓骨长肌→腓骨短肌。

**4. 外丘(GB36)**

①标准定位:在小腿外侧,外踝尖上 7 寸,腓骨前缘(图 11-41、图 11-42)。

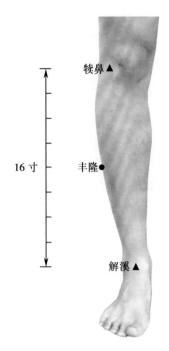

图 11-43　腓骨长、短肌穴位 3

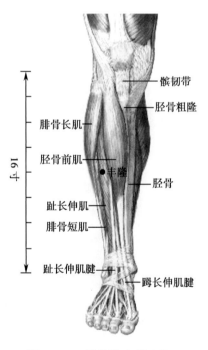

图 11-44　腓骨长、短肌穴位 4

②穴位解剖：皮肤→皮下组织→小腿深筋膜→腓骨长、短肌→趾长伸肌→蹋长伸肌。

**5. 阳交（GB35）**

①标准定位：在小腿外侧，外踝尖上 7 寸，腓骨后缘（图 11-41、图 11-42）。

②穴位解剖：皮肤→皮下组织→小腿深筋膜→腓骨长肌（腱）→腓骨短肌→小腿三头肌→蹋长屈肌。

**6. 光明（GB37）**

①标准定位：在小腿外侧，外踝尖上 5 寸，腓骨前缘（图 11-41、图 11-42）。

②穴位解剖：皮肤→皮下组织→小腿深筋膜→腓骨长、短肌→趾长伸肌→蹋长伸肌。

**7. 阳辅（GB38）**

①标准定位：在小腿外侧，外踝尖上 4 寸，腓骨前缘（图 11-41、图 11-42）。

②穴位解剖：皮肤→皮下组织→小腿深筋膜→腓骨长、短肌腱→趾长伸肌→蹋长伸肌。

**8. 悬钟（GB39）**

①标准定位：在小腿外侧，外踝尖上 3 寸，腓骨前缘（图 11-41、图 11-42）。

②取法：正坐垂足或卧位，从外踝尖向腓骨上摸，当腓骨后缘与腓骨长、短肌腱之间凹陷处取穴。

③穴位解剖：皮肤→皮下组织→小腿深筋膜→腓骨长、短肌腱→趾长伸肌→蹋长伸肌。

**9. 跗阳（BL59）**

①标准定位：在小腿后区，昆仑直上 3 寸，腓骨与跟腱之间（图 11-41、图 11-42）。

②取法：正坐垂足或俯卧位，于外踝尖与跟腱连线中点的昆仑穴直上 3 寸处取穴。

③穴位解剖：皮肤→皮下组织→腓骨短肌→蹋长屈肌。

**10. 昆仑（BL60）**

①标准定位：在踝区，外踝尖与跟腱之间的凹陷处（图 11-41、图 11-42）。

②取法：正坐垂足着地或俯卧取穴。

③穴位解剖:皮肤→皮下组织→腓骨长、短肌。

### 11. 申脉（BL62）

①标准定位:在踝区,外踝尖直下,外踝下缘与跟骨之间凹陷中(图11-41、图11-42)。

②取法:正坐垂足着地或仰卧位,在外踝直下0.5寸,前后有筋,上有踝骨,下有软骨,其穴居中。

③穴位解剖:皮肤→皮下组织→腓骨长、短肌(腱)→距跟外侧韧带。

## 七、腓肠肌

### 【内容简介】

腓肠肌内、外侧头分别起自股骨内侧髁及股骨外侧髁,肌束向下移行在小腿后部中点相连为一扁宽的腱膜,再与比目鱼肌肌腱相融合为跟腱,止于跟骨结节。

功能:屈膝关节,使足跖屈、足内翻。

### 【体表触诊】

动作:被检查者站位,嘱其前脚掌着地上抬足跟,反复收缩和松弛小腿部肌肉,可在小腿后部明显观察到腓肠肌轮廓(图11-45)。

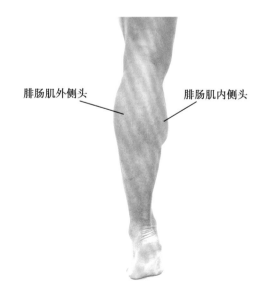

图 11-45　腓肠肌动作

### 【体表形态】

腓肠肌体表形态(图11-46、图11-47)。

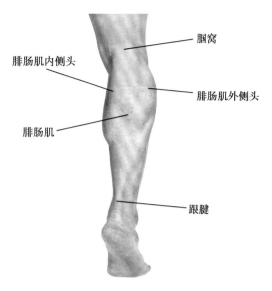

图 11-46　腓肠肌 1

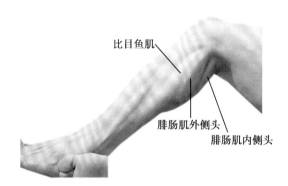

图 11-47　腓肠肌 2

### 【神经血管】

胫神经:于腘窝上角由坐骨神经分出,沿腘窝中线下行,在腘肌下缘伴腘动、静脉一起穿比目鱼肌腱弓深面至小腿后区。在小腿上2/3部,行于胫骨后肌浅面,当小腿三头肌缩窄成跟腱时,胫神经紧贴胫骨后面下降,行于跟腱与内踝之间,仅为皮肤和深筋膜所覆盖。继而伴胫后血管行至内踝后方,最后在屈肌支持带深面的踝管内分为足底内侧神经和足底外侧神经。胫神经支配腓肠肌。

腓总神经:为坐骨神经分支,沿股二头肌腱内侧缘行向外下方,越过腓肠肌外侧头表面至腓骨头下方,绕腓骨颈进入腓骨长肌深面,在此分为腓浅神经和腓深神经。

腓肠内侧皮神经:在腘窝由胫神经发出,在腘筋膜深面伴小隐静脉下行于腓肠肌内、外侧头之间,至小腿后面中部穿出深筋膜,并与腓肠外侧皮神经的交通支合并为腓肠神经,分布于小腿后面的皮肤。

【相关穴位】

1. 阴谷(KI10)

①标准定位:在膝后区,腘横纹上,半腱肌肌腱外侧缘(图11-48、图11-49)。

②取法:正坐屈膝,从腘横纹内侧端,按取两筋(半膜肌腱和半腱肌腱)间取穴。

③穴位解剖:皮肤→皮下组织→腓肠肌内侧头。

2. 合阳(BL55)

①标准定位:在小腿后区,腘横纹下2寸,腓肠肌内、外侧头之间(图11-48、图11-49)。

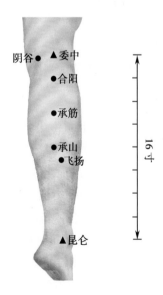

图11-48    腓肠肌穴位1

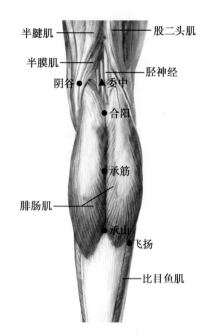

图11-49    腓肠肌穴位2

②穴位解剖:皮肤→皮下组织→小腿三头肌→跖肌→腘肌。

3. 承筋(BL56)

①标准定位:在小腿后区,腘横纹下5寸,腓肠肌两肌腹之间(图11-48、图11-49)。

②取法:俯卧或正坐垂足,于腓肠肌之中央取穴,当合阳与承山之间。

③穴位解剖:皮肤→皮下组织→小腿三头肌→胫骨后肌。

4. 承山(BL57)

①标准定位:在小腿后区,腓肠肌两肌腹与肌腱交角处(图11-48、图11-49)。

②取法:俯卧位,下肢伸直,足趾挺而向上,其腓肠肌部出现"人"字陷纹,从其尖下取穴。

③穴位解剖:皮肤→皮下组织→小腿三头肌→蹞长屈肌→胫骨后肌。

5. 飞扬(BL58)

①标准定位:在小腿后区,昆仑直上7寸,腓肠肌外下缘与跟腱移行处(图11-48、图11-49)。

②穴位解剖：皮肤→皮下组织→小腿三头肌→胫骨后肌。

## 八、比目鱼肌

### 【内容简介】

比目鱼肌位于腓肠肌深面，宽而扁，在腓肠肌下部两侧可见该肌的两个侧缘。其肌纤维排列呈双羽状，肌肉的起点为腱纤维所加强，构成比目鱼肌腱弓，横架于小腿的骨间隙上。比目鱼肌起于腘线水平，即胫骨内侧缘中 1/3、腓骨头，以及腓骨干上 1/3 的后面，向下到小腿中部以下，移行为扁腱，参与跟腱的构成，止于跟骨结节。比目鱼肌由胫神经的分支支配，神经纤维来自 $S_1$、$S_2$ 脊髓节段。

功能：该肌与腓肠肌、跖肌一起，在行走时可上抬跟骨。

### 【体表触诊】

动作：被检查者俯卧位，嘱其用力跖屈，可在腓骨头处、腓骨长肌和腓肠肌外侧头之间触及比目鱼肌收缩。反复收缩、放松有利于触及（图 11-50）。

### 【体表形态】

比目鱼肌体表形态（图 11-51、图 11-52）。

### 【神经血管】

胫神经：于腘窝上角由坐骨神经分出，沿腘窝中线下行，在腘肌下缘伴腘动、静脉一起穿比目鱼肌腱弓深面至小腿后区。在小腿上 2/3 部，行于胫骨后肌浅面，当小腿三头肌

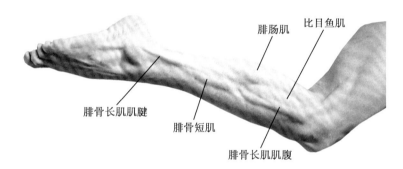

图 11-50　比目鱼肌动作

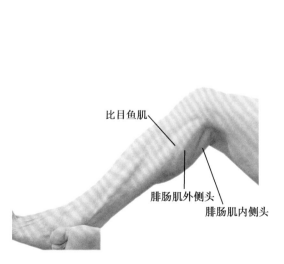

图 11-51　比目鱼肌 1

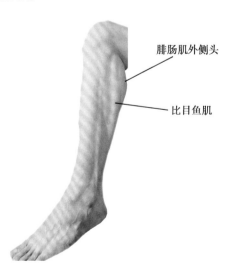

图 11-52　比目鱼肌 2

缩窄成跟腱时,胫神经紧贴胫骨后面下降,行于跟腱与内踝之间,仅为皮肤和深筋膜所覆盖。继而伴胫后血管行至内踝后方,最后在屈肌支持带深面的踝管内分为足底内侧神经和足底外侧神经。胫神经支配比目鱼肌。

胫后动脉:为腘动脉的延续,在腘肌下缘穿比目鱼肌腱弓深面,下行于小腿后群肌浅、深层之间,经跟腱内侧和内踝后方进入足底。沿途发出肌支营养邻近肌肉。

【相关穴位】

**1. 筑宾(KI9)**

①标准定位:在小腿内侧,太溪直上5寸,比目鱼肌与跟腱之间(图11-53、图11-54)。

②取法:正坐或仰卧位,先取太溪,于其直上5寸,胫骨内侧面后缘约2寸处取穴。

③穴位解剖:皮肤→皮下组织→小腿三头肌→趾长屈肌。

**2. 蠡沟(LR5)**

①标准定位:在小腿内侧,内踝尖上5寸,胫骨内侧面的中央(图11-53、图11-54)。

②穴位解剖:皮肤→皮下组织→小腿三头肌(比目鱼肌)。

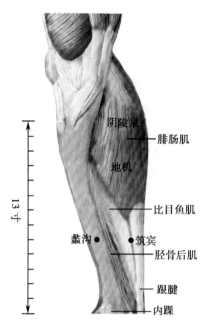

图11-54　比目鱼肌穴位2

**3. 阳交(GB35)**

①标准定位:在小腿外侧,外踝尖上7寸,腓骨后缘(图11-55、图11-56)。

②穴位解剖:皮肤→皮下组织→小腿深筋膜→腓骨长肌(腱)→腓骨短肌→小腿三头肌→姆长屈肌。

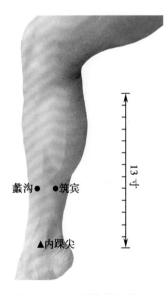

图11-53　比目鱼肌穴位1

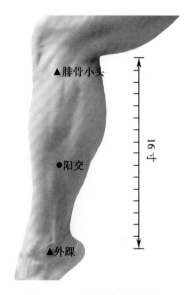

图11-55　比目鱼肌穴位3

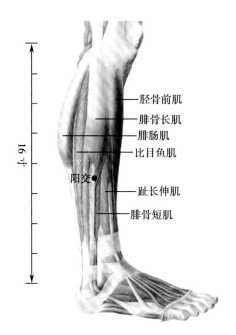

图 11-56　比目鱼肌穴位 4

## 九、跖肌

### 【内容简介】

跖肌起于股骨外上髁的下部及膝关节囊,肌腹呈细小梭形,一半为腓肠肌的外侧头掩护,向下移行为跟腱或止于跟骨的内侧面。该肌有时缺如。

功能:协助腓肠肌和比目鱼肌上提跟骨。

### 【体表触诊】

动作:嘱检查者屈膝并反复做跖屈动作,在腘窝内腓肠肌外侧头的内侧可触及(图 11-57)。

### 【体表形态】

跖肌体表形态(图 11-58、图 11-59)。

### 【相关穴位】

#### 1. 合阳(BL55)

①标准定位:在小腿后区,腘横纹下 2 寸,腓肠肌内、外侧头之间(图 11-60、图 11-61)。

②取法:俯卧或正坐垂足位,于腘窝横纹中点,委中穴直下 2 寸处取穴。

③穴位解剖:皮肤→皮下组织→小腿三头肌→跖肌→腘肌。

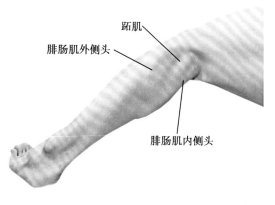

图 11-57　跖肌动作

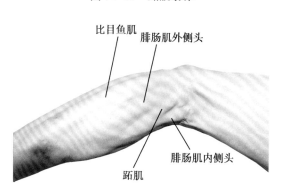

图 11-58　跖肌 1

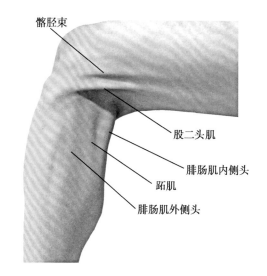

图 11-59　跖肌 2

#### 2. 太溪(KI3)

①标准定位:在踝区,内踝尖与跟腱之间的凹陷中(图 11-62、图 11-63)。

②穴位解剖：皮肤→皮下组织→胫骨后肌腱、趾长屈肌腱与跟腱、跖肌腱之间→踇长屈肌。

### 3. 大钟（KI4）

①标准定位：在跟区，内踝后下方，跟骨上缘，跟腱附着部前缘凹陷中（图11-62、图11-63）。

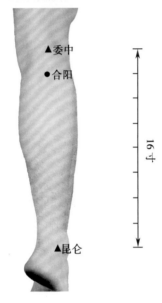

图 11-60　跖肌穴位 1

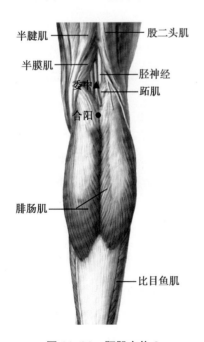

图 11-61　跖肌穴位 2

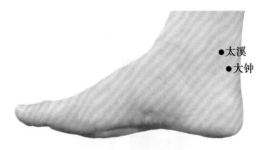

图 11-62　跖肌穴位 3

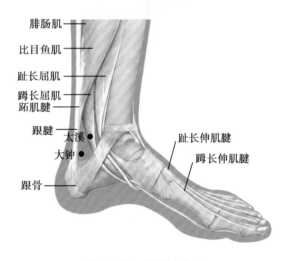

图 11-63　跖肌穴位 4

②穴位解剖：皮肤→皮下组织→跖肌腱和跟腱的前方→跟骨。

## 十、趾长屈肌

### 【内容简介】

趾长屈肌位于胫骨后面，踇长屈肌和胫骨后肌内侧，起自胫骨后面中1/3及小腿筋膜深层。肌束向下移行于长腱，在胫骨下端后面，趾长屈肌腱越过胫骨后肌腱浅面与之交叉，经内踝踝沟，贴跟骨载距突内面，行于胫骨后肌腱与踇长屈肌腱之间，三条肌腱经过屈肌支持带深面的骨纤维管进入足底内侧缘。肌腱进入足底后，从踇长屈肌腱的表面与之交叉，分成4条肌腱，穿过趾短屈肌肌腱，止于第2~5趾的远节趾骨底。

功能：屈第2~5趾，使足跖屈。

**【体表触诊】**

动作：被检查者踝关节自然体位，检查者一手置于第2~4足趾关节底面并向上施力。嘱被检查者交替、快速抗阻力屈曲足趾，可在足底触及趾长屈肌肌腱。

**【体表形态】**

趾长屈肌体表形态（图11-64、图11-65）。

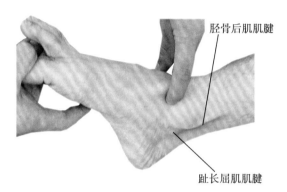

图11-64 趾长屈肌1

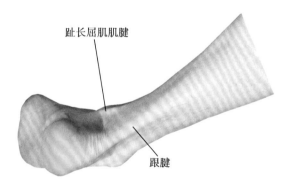

图11-65 趾长屈肌2

**【神经血管】**

踝管：屈肌支持带与跟骨内侧面及内踝共同围成一管道，称为踝管。踝管由支持带发出的3个纤维隔分为4个通道。其内结构依次为：①胫骨后肌腱及其腱鞘；②趾长屈肌腱及其腱鞘；③胫骨后动、静脉和胫神经；④踇长屈肌腱及其腱鞘。

**【相关穴位】**

**1. 地机（SP8）**

①标准定位：在小腿内侧，阴陵泉下3寸，胫骨内侧缘后际（图11-66、图11-67）。

②取法：正坐或仰卧，于阴陵泉直下3寸，胫骨内侧面后缘处取穴。

③穴位解剖：皮肤→皮下组织→趾长屈肌→胫骨后肌。

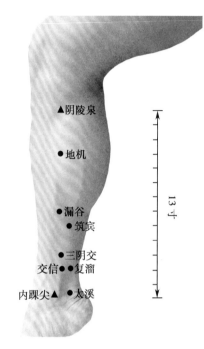

图11-66 趾长屈肌穴位1

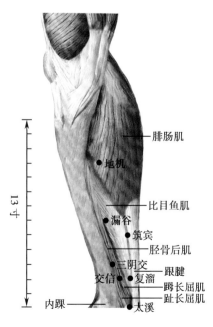

图11-67 趾长屈肌穴位2

### 2. 漏谷（SP7）

①标准定位：在小腿内侧，内踝尖上6寸，胫骨内侧缘后际（图11-66、图11-67）。

②取法：正坐或仰卧取穴。

③穴位解剖：皮肤→皮下组织→小腿三头肌→趾长屈肌→胫骨后肌。

### 3. 筑宾（KI9）

①标准定位：在小腿内侧，太溪直上5寸，比目鱼肌与跟腱之间（图11-66、图11-67）。

②取法：正坐或仰卧位，先取太溪，于其直上5寸，胫骨内侧面后缘约2寸处取穴。

③穴位解剖：皮肤→皮下组织→小腿三头肌→趾长屈肌。

### 4. 三阴交（SP6）

①标准定位：在小腿内侧，内踝尖上3寸，胫骨内侧缘后际（图11-66、图11-67）。

②取法：正坐或仰卧，内踝尖直上4横指（一夫）处，胫骨内侧面后缘取穴。

③穴位解剖：皮肤→皮下组织→趾长屈肌（腱）→𧿹长屈肌（腱）。

### 5. 复溜（KI7）

①标准定位：在小腿内侧，内踝尖上2寸，跟腱的前缘（图11-66、图11-67）。

②穴位解剖：皮肤→皮下组织→趾长屈肌→胫骨后肌。

### 6. 交信（KI8）

①标准定位：在小腿内侧，内踝尖上2寸，胫骨内侧缘后际凹陷中（图11-66、图11-67）。

②穴位解剖：皮肤→皮下组织→胫骨后肌→趾长屈肌→𧿹长屈肌。

### 7. 太溪（KI3）

①标准定位：在踝区，内踝尖与跟腱之间的凹陷中（图11-66、图11-67）。

②穴位解剖：皮肤→皮下组织→胫骨后肌腱、趾长屈肌腱与跟腱、跖肌腱之间→𧿹长屈肌。

## 十一、𧿹长屈肌

### 【内容简介】

𧿹长屈肌位于小腿三头肌深面，内界为胫骨后肌，外界为腓骨长、短肌，肌腹掩盖胫骨后肌大部分。起自腓骨后面下2/3、邻近的骨间膜及小腿后肌间隔。纤维斜向内下续于肌腱，肌腱经胫骨下端后面两踝连线的中点、距骨后突的𧿹长屈肌腱沟和跟骨载距突下面至足底，与趾长屈肌腱交叉后，止于𧿹趾远节趾骨底。

功能：屈𧿹趾并使足跖屈。

### 【体表触诊】

动作：被检查者踝部处在自然位置，足平放或足跟外侧缘平放，检查者一手置于其𧿹趾跖面并向上施力，嘱被检查者抗阻力反复、快速屈曲𧿹趾，可在内踝后方触及𧿹长屈肌肌腱（图11-68）。

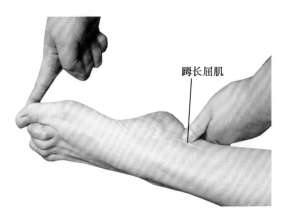

𧿹长屈肌

图11-68　𧿹长屈肌动作

### 【体表形态】

𧿹长屈肌体表形态（图11-69）。

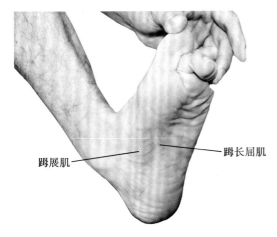

图 11-69　跛长屈肌

【神经血管】

胫神经：于腘窝上角由坐骨神经分出，沿腘窝中线下行，在腘肌下缘伴腘动、静脉一起穿比目鱼肌腱弓深面至小腿后区。在小腿上 2/3 部，行于胫骨后肌浅面，当小腿三头肌缩窄成跟腱时，胫神经紧贴胫骨后面下降，行于跟腱与内踝之间，仅为皮肤和深筋膜所覆盖。沿途发出跛长屈肌支支配跛长屈肌。

腓动脉：沿胫骨后肌表面斜向外下，在跛长屈肌与腓骨之间下行，于外踝后方浅出，移行为外踝支。

【相关穴位】

1. 承山（BL57）

①标准定位：在小腿后区，腓肠肌两肌腹与肌腱交角处（图 11-70、图 11-71）。

②取法：俯卧位，下肢伸直，足趾挺而向上，其腓肠肌部出现"人"字陷纹，从其尖下取穴。

③穴位解剖：皮肤→皮下组织→小腿三头肌→跛长屈肌→胫骨后肌。

2. 阳交（GB35）

①标准定位：在小腿外侧，外踝尖上 7 寸，腓骨后缘（图 11-72、图 11-73）。

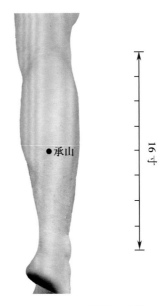

图 11-70　跛长屈肌穴位 1

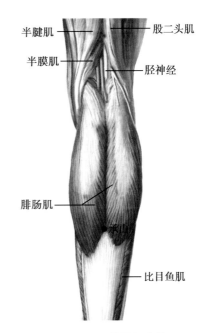

图 11-71　跛长屈肌穴位 2

②穴位解剖：皮肤→皮下组织→小腿深筋膜→腓骨长肌（腱）→腓骨短肌→小腿三头肌→跛长屈肌。

3. 跗阳（BL59）

①标准定位：在小腿后区，昆仑直上 3 寸，腓骨与跟腱之间（图 11-72、图 11-73）。

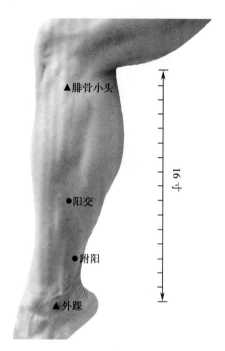

图 11-72　跚长屈肌穴位 3

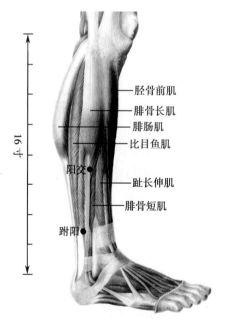

图 11-73　跚长屈肌穴位 4

②取法：正坐垂足或俯卧位，于外踝尖与跟腱连线中点的昆仑穴直上 3 寸处取穴。

③穴位解剖：皮肤→皮下组织→腓骨短肌→跚长屈肌。

## 4. 三阴交（SP6）

①标准定位：在小腿内侧，内踝尖上 3 寸，胫骨内侧缘后际（图 11-74、图 11-75）。

②取法：正坐或仰卧，内踝尖直上 4 横指（一夫）处，胫骨内侧面后缘取穴。

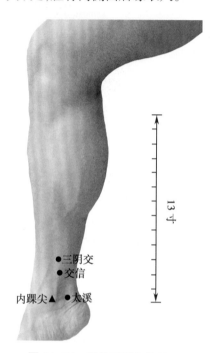

图 11-74　跚长屈肌穴位 5

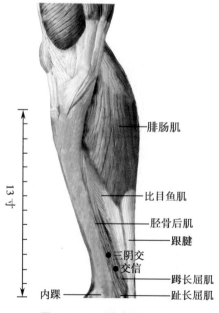

图 11-75　跚长屈肌穴位 6

③穴位解剖：皮肤→皮下组织→趾长屈肌（腱）→蹬长屈肌（腱）。

### 5. 交信（KI8）

①标准定位：在小腿内侧，内踝尖上2寸，胫骨内侧缘后际凹陷中（图11-74、图11-75）。

②穴位解剖：皮肤→皮下组织→胫骨后肌→趾长屈肌→蹬长屈肌。

### 6. 太溪（KI3）

①标准定位：在踝区，内踝尖与跟腱之间的凹陷中（图11-74、图11-77）。

②穴位解剖：皮肤→皮下组织→胫骨后肌腱、趾长屈肌腱与跟腱、跖肌腱之间→蹬长屈肌。

### 7. 然谷（KI2）

①标准定位：在足内侧，足舟骨粗隆下方，赤白肉际处（图11-76、图11-77）。

②取法：正坐或仰卧，于内踝前下方，舟骨粗隆前下方凹陷处取穴。

③穴位解剖：皮肤→皮下组织→蹬展肌→蹬长屈肌（腱）。

### 8. 大都（SP2）

①标准定位：在足趾，第1跖趾关节远端赤白肉际凹陷处（图11-76、图11-77）。

②穴位解剖：皮肤→皮下组织→趾跖侧筋膜→趾纤维鞘→蹬长屈肌腱。

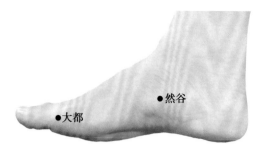

图11-76　蹬长屈肌穴位7

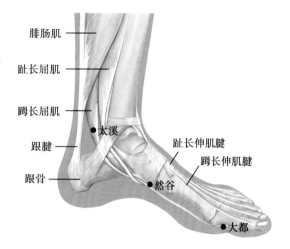

图11-77　蹬长屈肌穴位8

小腿部肌性标志触诊视频

# 第十二章 踝 和 足

## 整 体 观

踝部上界为平内、外踝基部的环线,下界为由内、外踝尖通过足背和足跟的连线,其远侧为足部。踝部以内外踝为界,分为踝前区和踝后区。足部分为足背部、足底部和足趾部。足肌可分为足背肌和足底肌。本章将介绍足背肌中的姆短伸肌、趾短伸肌,足底肌内侧群的姆展肌、姆短屈肌,足底肌外侧群的小趾展肌、小趾短屈肌,足底肌中间群的趾短屈肌、骨间背侧肌和踝部、足部重要骨性标志的体表触诊方法,以及足三阳、足三阴等经在踝部、足部的穴位分布(图 12-1~ 图 12-9 )。

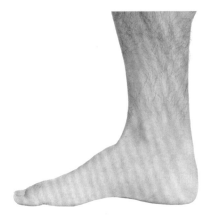

图 12-2　踝部内侧面整体观

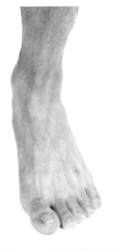

图 12-1　踝部前面观

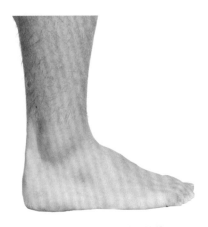

图 12-3　踝部外侧面整体观

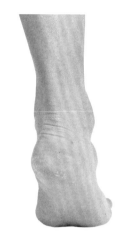

图 12-4 踝部后面观

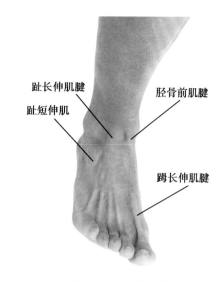

图 12-7 足前面观

趾长伸肌腱
趾短伸肌
胫骨前肌腱
跗长伸肌腱

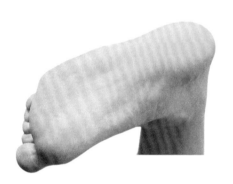

图 12-5 足底整体观

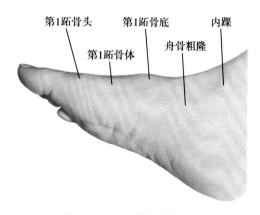

图 12-8 足内侧(骨性标志)

第1跖骨头 第1跖骨底 内踝
第1跖骨体 舟骨粗隆

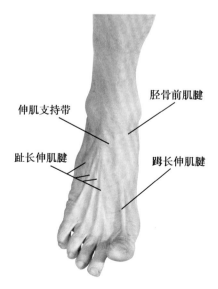

图 12-6 足背肌腱

伸肌支持带
胫骨前肌腱
趾长伸肌腱
跗长伸肌腱

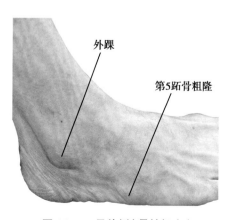

图 12-9 足外侧(骨性标志)

外踝
第5跖骨粗隆

# 第一节   骨 性 标 志

## 一、胫骨下端与内踝

### 【内容简介】

胫骨外观呈三棱柱形,下端逐渐扩大,呈四边形,其终末端称为平台,即胫骨远端关节面,与距骨相关节。内踝位于距小腿关节的内侧,是胫骨下端内侧骨质形成的一个粗大隆起,是重要的骨性标志。

### 【体表触诊】

胫骨下端:顺着胫骨的前缘和内侧面向下触摸直至踝部,可摸清胫骨的下端和内踝。由于胫骨的下端近似四方形,所以其前缘不如上部的胫骨前嵴明显,但胫骨的内缘却比上部容易摸清。

内踝:被检查者取坐位,在足内侧可明显看到一个骨性突起,即为内踝。

### 【体表形态】

胫骨下端与内踝体表形态(图12-10)。

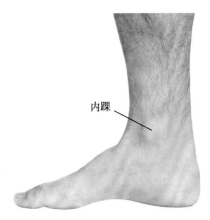

图12-10   内踝

### 【神经血管】

胫后动脉体表投影:从腘窝下角到内踝与跟腱之间中点的连线为胫后动脉的体表投影。胫神经体表投影与其一致。

大隐静脉:起于足背静脉弓内侧端,经内踝前方约1cm处上行进入小腿内侧,并与隐神经伴行而上,再经股骨内侧髁后方约2cm处,进入大腿内侧,与股内侧皮神经伴行,逐渐转向大腿前上方,最后至耻骨结节外下方3~4cm处穿大腿阔筋膜的隐静脉裂孔汇入股静脉。

足背动脉体表投影:内、外踝经足背连线的中点至第1、2跖骨底之间的连线代表足背动脉的走行。

### 【相关穴位】

#### 1. 中都(LR6)

①标准定位:在小腿内侧,内踝尖上7寸,胫骨内侧面的中央(图12-11、图12-12)。

②取法:正坐或仰卧位,先在内踝尖上7寸的胫骨内侧面上作一水平线,当胫骨内侧面的后中1/3交点处取穴。

③穴位解剖:皮肤→皮下组织→趾长屈肌→胫骨后肌。

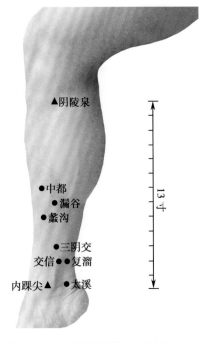

图12-11   胫骨下端与内踝穴位1

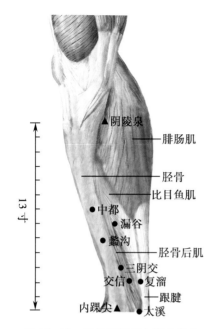

图 12-12　胫骨下端与内踝穴位 2

## 2. 漏谷（SP7）

①标准定位：在小腿内侧，内踝尖上 6 寸，胫骨内侧缘后际（图 12-11、图 12-12）。

②取法：正坐或仰卧取穴。

③穴位解剖：皮肤→皮下组织→小腿三头肌→趾长屈肌→胫骨后肌。

## 3. 蠡沟（LR5）

①标准定位：在小腿内侧，内踝尖上 5 寸，胫骨内侧面的中央（图 12-11、图 12-12）。

②穴位解剖：皮肤→皮下组织→小腿三头肌（比目鱼肌）。

## 4. 三阴交（SP6）

①标准定位：在小腿内侧，内踝尖上 3 寸，胫骨内侧缘后际（图 12-11、图 12-12）。

②取法：正坐或仰卧，内踝尖直上 4 横指（一夫）处，胫骨内侧面后缘取穴。

③穴位解剖：皮肤→皮下组织→趾长屈肌（腱）→蹈长屈肌（腱）。

## 5. 复溜（KI7）

①标准定位：在小腿内侧，内踝尖上 2 寸，跟腱的前缘（图 12-11、图 12-12）。

②穴位解剖：皮肤→皮下组织→趾长屈肌→胫骨后肌。

## 6. 交信（KI8）

①标准定位：在小腿内侧，内踝尖上 2 寸，胫骨内侧缘后际凹陷中（图 12-11、图 12-12）。

②穴位解剖：皮肤→皮下组织→胫骨后肌→趾长屈肌→蹈长屈肌。

## 7. 太溪（KI3）

①标准定位：在踝区，内踝尖与跟腱之间的凹陷中（图 12-11、图 12-12、图 12-15、图 12-16）。

②穴位解剖：皮肤→皮下组织→胫骨后肌腱、趾长屈肌腱与跟腱、跖肌腱之间→蹈长屈肌。

## 8. 内踝尖（EX–LE8）

①标准定位：在踝区，内踝的最凸起处（图 12-11、图 12-12）。

②穴位解剖：皮肤→皮下组织→内踝骨膜。

## 9. 中封（LR4）

①标准定位：在踝区，内踝前，胫骨前肌腱的内侧缘凹陷中（图 12-13、图 12-14）。

②取法：足背屈时，于内踝前下方，当胫骨前肌腱与蹈长伸肌腱之间内侧凹陷处取穴。

③穴位解剖：皮肤→皮下组织→胫骨前肌腱与蹈长伸肌腱之间内侧。

## 10. 大钟（KI4）

①标准定位：在跟区，内踝后下方，跟骨上缘，跟腱附着部前缘凹陷中（图 12-15、图 12-16）。

②穴位解剖：皮肤→皮下组织→跖肌腱和跟腱的前方→跟骨。

## 11. 商丘（SP5）

①标准定位：在踝区，内踝前下方，舟骨粗隆与内踝尖连线中点凹陷中（图 12-15、图 12-16）。

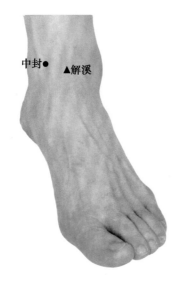

图 12-13　胫骨下端与内踝穴位 3

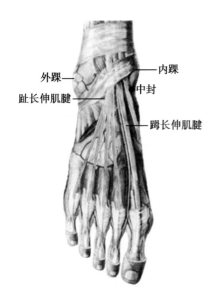

图 12-14　胫骨下端与内踝穴位 4

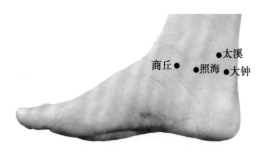

图 12-15　胫骨下端与内踝穴位 5

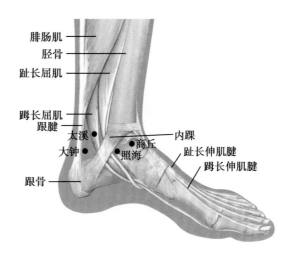

图 12-16　胫骨下端与内踝穴位 6

②取法：正坐垂足或仰卧，于内踝前缘直线与内踝下缘横线之交点处取穴。

③穴位解剖：皮肤→皮下组织→屈肌支持带。

### 12. 照海（KI6）

①标准定位：在踝区，内踝尖下 1 寸，内踝下缘边际凹陷中（图 12-15、图 12-16）。

②穴位解剖：皮肤→皮下组织→胫骨后肌。

## 二、腓骨下端与外踝

【内容简介】

腓骨下端膨大为外踝，其内侧的关节面，与距骨形成关节。

【体表触诊】

外踝呈锥形，窄而长，比内踝小，外踝尖比内踝尖低约 1cm，且偏后约 1cm，被检者取坐位，脚掌微前屈，此时在足外侧踝部可摸到一个明显的骨突即为外踝。

【体表形态】

腓骨下端与外踝体表形态（图 12-17、图 12-18）。

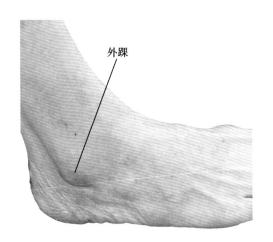

图 12-17 外踝 1

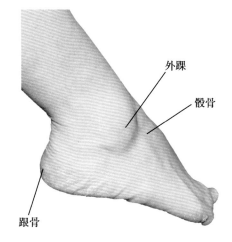

图 12-18 外踝 2

【神经血管】

腓肠神经:腓肠内侧皮神经和腓肠外侧皮神经吻合为腓肠神经。经外踝后方至足的外侧缘前行,分布于足背及小趾外侧缘皮肤。

小隐静脉:起于足背静脉弓的外侧端,经外踝后方上升至小腿后面,沿正中线上行至腘窝下角处穿腘筋膜进入腘窝,后汇入腘静脉。

足背动脉体表投影:内、外踝经足背连线的中点至第 1、2 跖骨底之间的连线代表足背动脉的走行。

【相关穴位】

1. 丰隆(ST40)

①标准定位:在小腿外侧,外踝尖上 8 寸,胫骨前肌的外缘(图 12-19、图 12-20)。

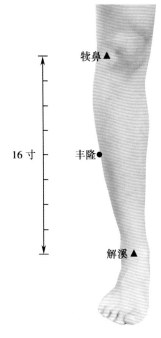

图 12-19 腓骨下端与外踝穴位 1

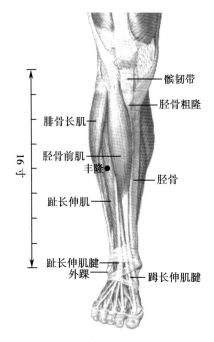

图 12-20 腓骨下端与外踝穴位 2

②取法：正坐屈膝或仰卧位取穴。

③穴位解剖：皮肤→皮下组织→趾长伸肌→腓骨长肌→腓骨短肌。

### 2. 外丘（GB36）

①标准定位：在小腿外侧，外踝尖上 7 寸，腓骨前缘（图 12-21、图 12-22）。

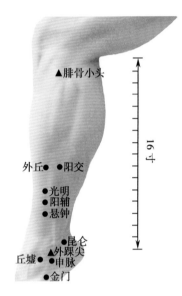

图 12-21　腓骨下端与外踝穴位 3

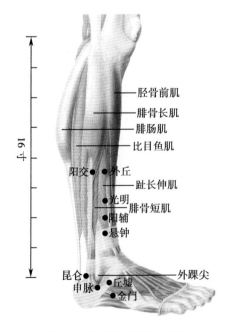

图 12-22　腓骨下端与外踝穴位 4

②穴位解剖：皮肤→皮下组织→小腿深筋膜→腓骨长、短肌→趾长伸肌→蹞长伸肌。

### 3. 阳交（GB35）

①标准定位：在小腿外侧，外踝尖上 7 寸，腓骨后缘（图 12-21、图 12-22）。

②穴位解剖：皮肤→皮下组织→小腿深筋膜→腓骨长肌（腱）→腓骨短肌→小腿三头肌→蹞长屈肌。

### 4. 光明（GB37）

①标准定位：在小腿外侧，外踝尖上 5 寸，腓骨前缘（图 12-21、图 12-22）。

②穴位解剖：皮肤→皮下组织→小腿深筋膜→腓骨长、短肌→趾长伸肌→蹞长伸肌。

### 5. 阳辅（GB38）

①标准定位：在小腿外侧，外踝尖上 4 寸，腓骨前缘（图 12-21、图 12-22）。

②穴位解剖：皮肤→皮下组织→小腿深筋膜→腓骨长、短肌腱→趾长伸肌→蹞长伸肌。

### 6. 悬钟（GB39）

①标准定位：在小腿外侧，外踝尖上 3 寸，腓骨前缘（图 12-21、图 12-22）。

②取法：正坐垂足或卧位，从外踝尖向腓骨上摸，当腓骨后缘与腓骨长、短肌腱之间凹陷处取穴。

③穴位解剖：皮肤→皮下组织→小腿深筋膜→腓骨长、短肌腱→趾长伸肌→蹞长伸肌。

### 7. 昆仑（BL60）

①标准定位：在踝区，外踝尖与跟腱之间的凹陷处（图 12-21、图 12-22）。

②取法：正坐垂足着地或俯卧取穴。

③穴位解剖：皮肤→皮下组织→腓骨长、短肌。

### 8. 外踝尖（EX-LE9）

①标准定位：在踝区，外踝的最凸起处

（图 12-21、图 12-22 ）。

②穴位解剖：皮肤→皮下组织→外踝骨膜。

### 9. 丘墟（ GB40 ）

①标准定位：在踝区，外踝的前下方，趾长伸肌腱的外侧凹陷中（图 12-21、图 12-22 ）。

②取法：正坐垂足着地或侧卧，于外踝前下方，趾长伸肌腱外侧，距跟关节凹陷处取穴。

③穴位解剖：皮肤→皮下组织→足背筋膜→趾短伸肌。

### 10. 申脉（BL62 ）

①标准定位：在踝区，外踝尖直下，外踝下缘与跟骨之间凹陷中（图 12-21、图 12-22 ）。

②取法：正坐垂足着地或仰卧位，在外踝直下 0.5 寸，前后有筋，上有踝骨，下有软骨，其穴居中。

③穴位解剖：皮肤→皮下组织→腓骨长、短肌（腱）→距跟外侧韧带。

### 11. 金门（BL63 ）

①标准定位：在足背，外踝前缘直下，第5 跖骨粗隆后方，骰骨下缘凹陷中（图 12-21、图 12-22 ）。

②取法：正坐垂足着地或仰卧，于申脉穴前下方 0.5 寸，骰骨外侧凹陷中取穴。

③穴位解剖：皮肤→皮下组织→小趾展肌→跟骨膜。

## 三、距骨

### 【内容简介】

距骨位于胫、腓骨与跟骨之间，可分为头、颈及体三部。前部为距骨头，前面有关节面与舟骨相接。头后稍细部分为距骨颈。颈后较大的部分为距骨体，体上面及两侧面的上份均为关节面，称为距骨滑车，前宽后窄，与胫骨下关节面相关节。体和头的下面，有前、中、后 3 个关节面，与跟骨上面相应的面

相关节。

### 【体表触诊】

被检查者足先置于自然位置，检查者示指放于外踝前缘，嘱被检查者足背屈并稍旋后，然后向内、向下轻轻触摸可触及距骨颈及外侧面；嘱被检查者足部中立，此时，检查者紧靠内踝所摸到的骨性部分为距骨颈及距骨头的内侧面；嘱被检查者足跖屈，距骨体前部可滑出关节之外，此时，在距小腿关节之前可触及距骨体。

### 【体表形态】

距骨体表形态（图 12-23 ）。

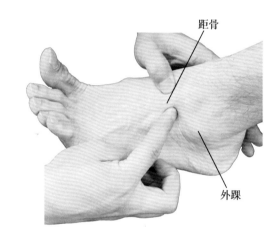

图 12-23　距骨

## 四、跟骨

### 【内容简介】

跟骨为足骨中最大者，位于距骨的下方，呈不规则长方形，前部窄小，后部宽大，形成足跟部的隆起。

### 【体表触诊】

被检查者仰卧位，检查者抬起被检查者一只脚，在跟腱的两侧可触摸到跟骨上面的后段，向足底触摸可触到跟骨下面的后段即跟骨结节，继续向下触摸可触到内侧突和外侧突，在内踝下约 1 横指处可触及跟骨载距突。

【体表形态】

跟骨体表形态（图 12-24~ 图 12-26）。

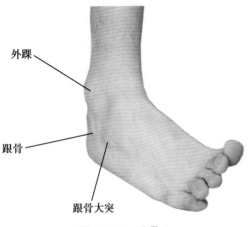

图 12-24　跟骨 1

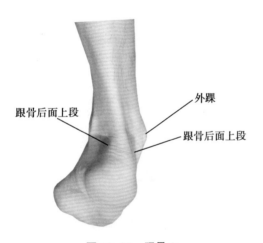

图 12-25　跟骨 2

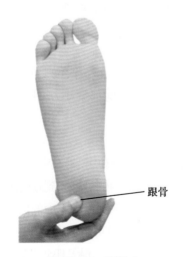

图 12-26　跟骨 3

【神经血管】

踝管：屈肌支持带与跟骨内侧面及内踝共同围成一管道，称为踝管。踝管由支持带发出的 3 个纤维隔分为 4 个通道。其内结构依次为：①胫骨后肌腱及其腱鞘；②趾长屈肌腱及其腱鞘；③胫骨后动、静脉和胫神经；④踇长屈肌腱及其腱鞘。

【相关穴位】

1. 大钟（KI4）

①标准定位：在跟区，内踝后下方，跟骨上缘，跟腱附着部前缘凹陷中（图 12-27、图 12-28）。

②穴位解剖：皮肤→皮下组织→踇肌腱和跟腱的前方→跟骨。

2. 水泉（KI5）

①标准定位：在跟区，太溪直下 1 寸，跟骨结节内侧凹陷中（图 12-27、图 12-28）。

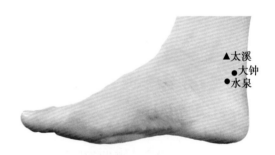

图 12-27　跟骨穴位 1

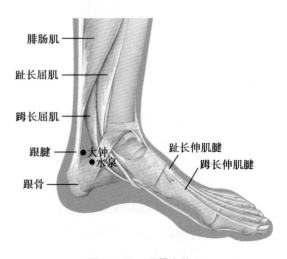

图 12-28　跟骨穴位 2

②穴位解剖：皮肤→皮下组织→屈肌支持带→踝管及其内容。

### 3. 申脉（BL62）

①标准定位：在踝区，外踝尖直下，外踝下缘与跟骨之间凹陷中（图12-29、图12-30）。

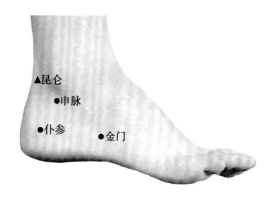

图12-29　跟骨穴位3

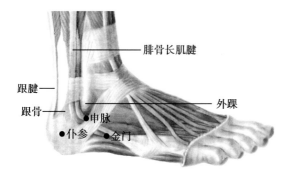

图12-30　跟骨穴位4

②取法：正坐垂足着地或仰卧位，在外踝直下0.5寸，前后有筋，上有踝骨，下有软骨，其穴居中。

③穴位解剖：皮肤→皮下组织→腓骨长、短肌（腱）→距跟外侧韧带。

### 4. 仆参（BL61）

①标准定位：在跟区，昆仑直下，跟骨外侧，赤白肉际处（图12-29、图12-30）。

②取法：正坐、垂足着地或俯卧位取穴。

③穴位解剖：皮肤→皮下组织→跟腓韧带。

### 5. 金门（BL63）

①标准定位：在足背，外踝前缘直下，第5跖骨粗隆后方，骰骨下缘凹陷中（图12-29、图12-30）。

②取法：正坐垂足着地或仰卧，于申脉穴前下方0.5寸，骰骨外侧凹陷中取穴。

③穴位解剖：皮肤→皮下组织→小趾展肌→跟骨膜。

## 五、足舟骨

### 【内容简介】

足舟骨居内侧纵弓的顶点，后接距骨，前接3个楔骨，分为上、下、内、外、前和后六面。其中上面粗糙凸隆，有距舟背侧韧带、楔舟背侧韧带和骰舟背侧韧带附着；下面粗糙凹陷，借一沟与舟骨粗隆分隔，胫骨后肌腱行经此沟止于楔骨和3个跖骨底；内侧面粗糙，向下延续形成一圆形隆起，即舟骨粗隆，可在内踝前下方约2.5cm处触及，有胫骨后肌腱附着；外侧面粗糙，有跟舟韧带附着；前面凸隆，借两条微嵴分成3个小关节面，与3个楔骨相关节；后面为凹陷关节面，与距骨头相关节。

### 【体表触诊】

被检查者足预先置于跖屈位，嘱其足内收，从内踝沿着胫骨后肌肌腱向下即可触及足舟骨粗隆。

### 【体表形态】

舟骨体表形态（图12-31）。

### 【相关穴位】

然谷（KI2）

①标准定位：在足内侧，足舟骨粗隆下方，赤白肉际处（图12-32、图12-33）。

②取法：正坐或仰卧，于内踝前下方，舟骨粗隆前下方凹陷处取穴。

③穴位解剖：皮肤→皮下组织→拇展肌→拇长屈肌（腱）。

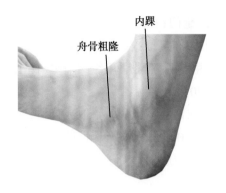

图 12-31　舟骨

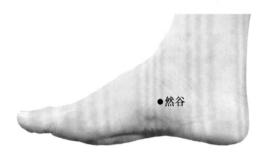

图 12-32　足舟骨穴位 1

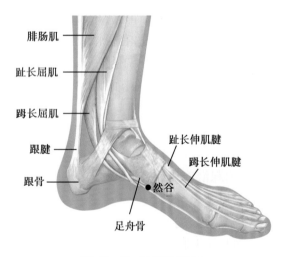

图 12-33　足舟骨穴位 2

## 六、骰骨

### 【内容简介】

骰骨位于足外侧后 1/3,呈不规则形,后面紧接跟骨,有跟骰关节面,前面与第 4、5 跖骨相接,内侧接第 3 楔骨与舟骨。

### 【体表触诊】

被检查者足部放松,四趾稍上翘并稍内旋,检查者先触到第 5 跖骨,循第 5 跖骨向后触摸,可摸到一个突起的骨嵴,即为第 5 跖骨茎突,手指向后滑至足外侧缘的凹陷上,所触到的骨嵴即为骰骨外侧缘。

### 【体表形态】

骰骨体表形态(图 12-34)。

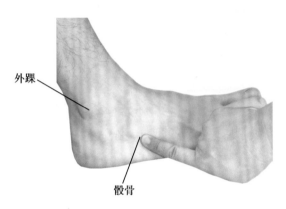

图 12-34　骰骨

### 【相关穴位】

金门(BL63)

①标准定位:在足背,外踝前缘直下,第 5 跖骨粗隆后方,骰骨下缘凹陷中(图 12-35、图 12-36)。

②取法:正坐垂足着地或仰卧,于申脉穴前下方 0.5 寸,骰骨外侧凹陷中取穴。

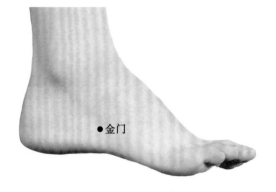

图 12-35　骰骨穴位 1

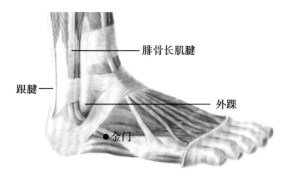

图 12-36　骰骨穴位 2

③穴位解剖：皮肤→皮下组织→小趾展肌→跟骨膜。

## 七、楔骨

### 【内容简介】

内侧楔骨最长，近侧与舟骨相关节，远侧与第一跖骨底相关节。其内侧面粗糙，有一浅沟供胫骨前肌腱通过；背面粗糙狭窄，有楔舟背侧韧带和楔间背侧韧带附着；跖面粗糙，有腓骨长肌、胫骨前肌及部分胫骨后肌腱附着。

中间楔骨最短，为规则楔形。近侧与舟骨相关节，远侧与第二跖骨相接。其内侧面后缘及上缘与内侧楔骨相关节；外侧面沿着后缘与外侧楔骨相关节；背面粗糙，有楔舟背侧韧带、跗跖背侧韧带和楔间背侧韧带附着；跖面有胫骨后肌腱附着。

外侧楔骨居中间楔骨与骰骨之间，近侧面与舟骨相关节，远侧面与第三跖骨相关节。其内侧面后缘与中间楔骨相关节；外侧面与骰骨相关节；背侧面粗糙，有楔舟背侧韧带、跗跖背侧韧带、楔间背侧韧带附着；跖面有胫骨后肌腱及蹈短屈肌腱附着。

### 【体表触诊】

被检查者足部放松或背屈，检查者先触及第 1、2、3 跖骨和足舟骨，两者之间可触及三个不规则骨块即为楔骨。可在足内侧缘、第 1 跖骨后触及内侧楔骨；可在足舟骨的稍外上方、第 3 跖骨后触及外侧楔骨；内外侧楔骨之间即可触及中间楔骨。

### 【体表形态】

楔骨体表形态（图 12-37、图 12-38）。

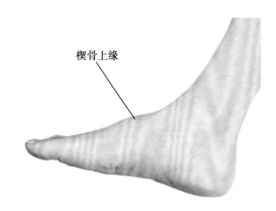

图 12-37　楔骨 1

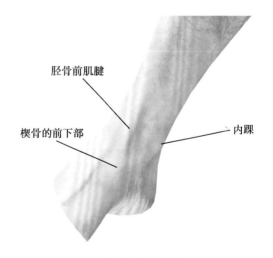

图 12-38　楔骨 2

### 【相关穴位】

1. 中封（LR4）

①标准定位：在踝区，内踝前，胫骨前肌腱的内侧缘凹陷中（图 12-39、图 12-40）。

②取法：足背屈时，于内踝前下方，当胫骨前肌腱与蹈长伸肌腱之间的内侧凹陷处取穴。

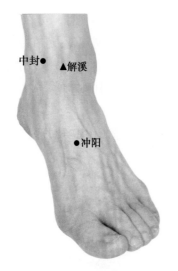

图 12-39　楔骨穴位 1

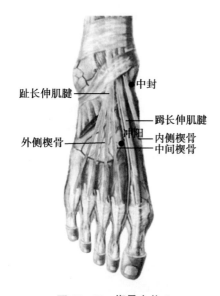

图 12-40　楔骨穴位 2

③穴位解剖：皮肤→皮下组织→胫骨前肌腱与姆长伸肌腱之间内侧。

### 2. 冲阳（ST42）

①标准定位：在足背，第 2 跖骨基底部与中间楔状骨关节处，可触及足背动脉（图 12-39、图 12-40）。

②穴位解剖：皮肤→皮下组织→姆长伸肌腱与趾长伸肌腱之间→趾短伸肌→第 2 楔骨。

## 八、跖骨

### 【内容简介】

跖骨为短管状骨，共有 5 个，位于跗骨与趾骨之间。各跖骨的后端都略膨大，呈楔形，称为跖骨底；两侧与相邻的跖骨相接；上下面均粗糙，皆为韧带的附着部。跖骨的前端，称为跖骨头，有凸隆的关节面，与趾骨底相关节。头与体之间的部分，称为跖骨体。

### 【体表触诊】

检查者紧握被检查者足趾，使其跖屈，使各跖骨头充分突出，在足背部，5 趾之后可清楚地触摸到各跖骨。

### 【体表形态】

跖骨体表形态（图 12-41~ 图 12-44）。

### 【神经血管】

腓浅神经：终支在小腿中、下 1/3 交界处浅出为皮支，随即分为足背内侧皮神经和足

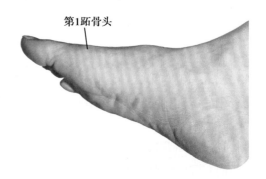

图 12-41　第 1 跖骨头

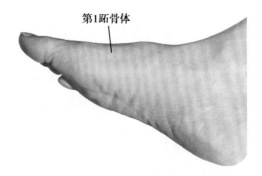

图 12-42　第 1 跖骨体

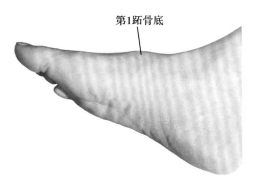

图 12-43 第 1 跖骨底

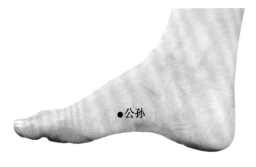

图 12-45 跖骨穴位 1

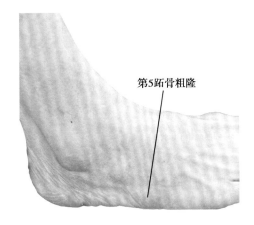

图 12-44 第 5 跖骨粗隆

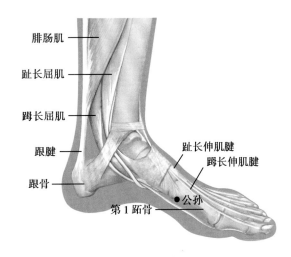

图 12-46 跖骨穴位 2

背中间皮神经,分布于小腿外侧、足背和第 2~5 趾背的皮肤。

腓深神经:其终支在第 1、2 趾间的趾蹼处穿深筋膜至皮下,分布于姆趾与第 2 趾相对侧背面的皮肤。

足背动脉:于伸肌上支持带下缘处续于胫前动脉,通常沿姆长伸肌腱外侧下行,经姆短伸肌深面达第 1 跖骨间隙。

足底深动脉:为足背动脉一条终支,穿第 1 跖骨间隙至足底,与足底动脉吻合。

第 1 跖背动脉:为足背动脉另一终支,分布于姆趾背面和第 2 趾背面的内侧份。

【相关穴位】

**1. 公孙(SP4)**

①标准定位:在跖区,第 1 跖骨底的前下缘赤白肉际处(图 12-45、图 12-46)。

②取法:正坐垂足或仰卧,于足大趾内侧后方,正当第 1 跖骨基底内侧的前下方,距太白穴 1 寸处取穴。

③穴位解剖:皮肤→皮下组织→姆展肌(腱)→姆短屈肌。

**2. 冲阳(LR3)**

①标准定位:在足背,第 2 跖骨基底部与中间楔状骨关节处,可触及足背动脉(图 12-47、图 12-48)。

②穴位解剖:皮肤→皮下组织→姆长伸肌腱与趾长伸肌腱之间→趾短伸肌→第 2 楔骨。

**3. 足临泣(GB41)**

①标准定位:在足背,第 4、5 跖骨底结合部的前方,第 5 趾长伸肌腱外侧凹陷中(图 12-47、图 12-48)。

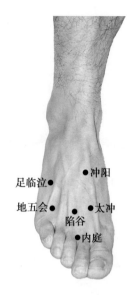

图 12-47 跖骨穴位 3

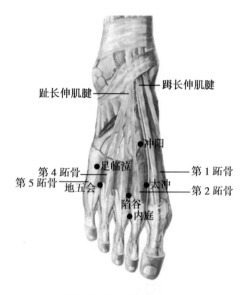

图 12-48 跖骨穴位 4

②穴位解剖：皮肤→皮下组织→足背筋膜→趾短伸肌→骨间背侧肌。

### 4. 金门（BL63）

①标准定位：在足背，外踝前缘直下，第5跖骨粗隆后方，骰骨下缘凹陷中（图12-49、图12-50）。

②取法：正坐垂足着地或仰卧，于申脉穴前下方0.5寸，骰骨外侧凹陷中取穴。

③穴位解剖：皮肤→皮下组织→小趾展肌→跟骨膜。

### 5. 太冲（LR3）

①标准定位：在足背，第1、2跖骨间，跖骨底结合部前方凹陷中，或触及动脉搏动（图12-47、图12-48）。

②取法：正坐垂足或仰卧位，于足背第1、2跖骨之间，跖骨底结合部前方凹陷处，当踇长伸肌腱外缘处取穴。

③穴位解剖：皮肤→皮下组织→第一骨间背侧肌→指浅、深层肌腱的背侧。

### 6. 陷谷（ST43）

①标准定位：在足背，第2、3跖骨间，第2跖趾关节近端凹陷中（图12-47、图12-48）。

②穴位解剖：皮肤→皮下组织→趾短伸肌→第2跖骨间隙。

### 7. 地五会（GB42）

①标准定位：在足背，第4、5跖骨间，第4跖趾关节近端凹陷中（图12-47、图12-48）。

②穴位解剖：皮肤→皮下组织→足背筋膜→骨间背侧肌。

### 8. 京骨（BL64）

①标准定位：在跖区，第5跖骨粗隆前下方，赤白肉际处（图12-49、图12-50）。

②取法：正坐垂足着地或仰卧位取穴。

③穴位解剖：皮肤→皮下组织→小趾展肌→第5跖骨（骨膜）。

### 9. 内庭（ST44）

①标准定位：在足背，第2、3趾间，趾蹼缘后方赤白肉际处（图12-47、图12-48）。

②穴位解剖：皮肤→皮下组织→趾短伸肌→第2跖骨间隙。

### 10. 束骨（BL65）

①标准定位：在跖区，第5跖趾关节近端，赤白肉际处（图12-49、图12-50）。

②取法：正坐垂足着地或仰卧位取穴。

③穴位解剖：皮肤→皮下组织→小趾展肌→第5跖骨骨膜。

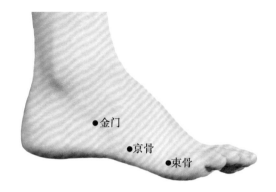

图 12-49　跖骨穴位 5

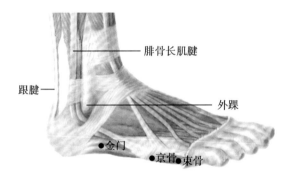

图 12-50　跖骨穴位 6

踝和足骨性标志触诊视频

# 第二节　肌性标志

## 一、跟腱

### 【内容简介】

跟腱为身体最长、最坚强的肌腱，长约15cm，起于小腿中部，由腓肠肌和比目鱼肌肌腱纤维构成。其中腓肠肌腱纤维起自肌腹

下缘，向下汇聚；比目鱼肌腱纤维较厚，起自肌质，与腓肠肌腱膜并列，两者借筋膜相连。跟腱由上向下逐渐增厚、变窄，在踝后部最窄，止于跟骨结节后面下半部。

功能：屈小腿和足跖屈，支持人的跳跃和蹬地能力。此外，跟腱还影响人的直立。

### 【体表触诊】

动作：嘱被检查者自然站立，前脚掌落地，在足跟与小腿之间可摸到一条粗大的肌腱即为跟腱（图 12-51）。

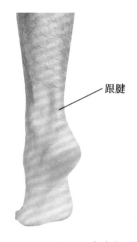

图 12-51　跟腱动作

### 【体表形态】

跟腱体表形态（图 12-52）。

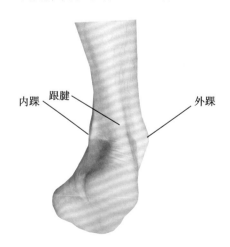

图 12-52　跟腱

【神经血管】

胫后动脉：为腘动脉的延续，在腘肌下缘穿比目鱼肌腱弓深面，下行于小腿后群肌浅、深层之间，经跟腱内侧和内踝后方进入足底。沿途发出肌支营养邻近肌肉。

胫后静脉：为2条，与胫后动脉伴行。

【相关穴位】

**1. 飞扬（BL58）**

①标准定位：在小腿后区，昆仑直上7寸，腓肠肌外下缘与跟腱移行处（图12-53、图12-54）。

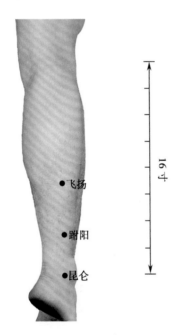

图12-53　跟腱穴位1

②取法：正坐垂足取穴。

③穴位解剖：皮肤→皮下组织→小腿三头肌→胫骨后肌。

**2. 筑宾（KI9）**

①标准定位：在小腿内侧，太溪直上5寸，比目鱼肌与跟腱之间（图12-55、图12-56）。

②取法：正坐或仰卧位，先取太溪，于其直上5寸，胫骨内侧面后缘约2寸处取穴。

③穴位解剖：皮肤→皮下组织→小腿三头肌→趾长屈肌。

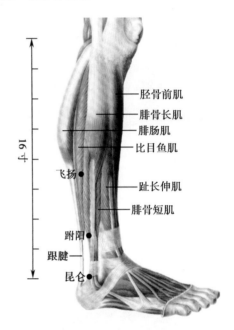

图12-54　跟腱穴位2

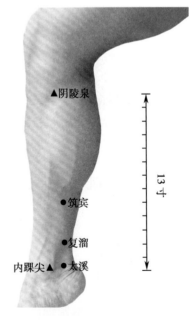

图12-55　跟腱穴位3

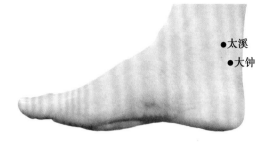

图 12-57　跟腱穴位 5

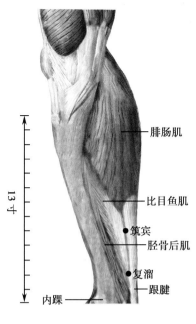

图 12-56　跟腱穴位 4

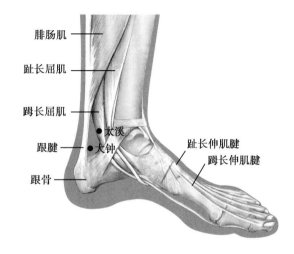

图 12-58　跟腱穴位 6

### 3. 跗阳（BL59）

①标准定位：在小腿后区，昆仑直上 3 寸，腓骨与跟腱之间（图 12-53、图 12-54）。

②取法：正坐垂足或俯卧位，于外踝尖与跟腱连线中点的昆仑穴直上 3 寸处取穴。

③穴位解剖：皮肤→皮下组织→腓骨短肌→蹲长屈肌。

### 4. 复溜（KI7）

①标准定位：在小腿内侧，内踝尖上 2 寸，跟腱前缘（图 12-55、图 12-56）。

②穴位解剖：皮肤→皮下组织→趾长屈肌→胫骨后肌。

### 5. 昆仑（BL60）

①标准定位：在踝区，外踝尖与跟腱之间的凹陷处（图 12-53、图 12-54）。

②取法：正坐垂足着地或俯卧取穴。

③穴位解剖：皮肤→皮下组织→腓骨长、短肌。

### 6. 太溪（KI3）

①标准定位：在踝区，内踝尖与跟腱之间的凹陷中（图 12-55、图 12-57、图 12-58）。

②穴位解剖：皮肤→皮下组织→胫骨后肌腱、趾长屈肌腱与跟腱、跖肌腱之间→蹲长屈肌。

### 7. 大钟（KI4）

①标准定位：在跟区，内踝后下方，跟骨上缘，跟腱附着部前缘凹陷中（图 12-57、图 12-58）。

②穴位解剖：皮肤→皮下组织→跖肌腱和跟腱的前方→跟骨。

## 二、蹲短伸肌

### 【内容简介】

足肌可以分为足背肌和足底肌，足背肌弱小，包括蹲短伸肌和趾短伸肌。蹲短伸肌位于趾短伸肌的内侧，起自跟骨前端的上面和外侧面及伸肌下支持带，为弱小的梭形扁肌,肌纤维斜向前内方,移行于细腱,抵止于拇趾第 1 节趾骨基底部的背面。拇短伸肌由腓深神经分支支配。其神经血管束在拇短伸肌的内侧由主干分出,经趾长伸肌腱的深面,足背肌的内上缘,进入该肌深面。

功能:伸拇趾。

【体表触诊】

动作:检查者一手置于被检查者拇趾末节并向下施力,嘱被检查者抗阻力背伸拇趾趾间关节和跖趾关节。在足背拇长伸肌肌腱外侧可触及一个隆起的肌肉结构,即拇短伸肌肌腹(图 12-59)。

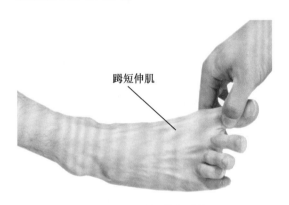

图 12-59　拇短伸肌动作

【体表形态】

拇短伸肌体表形态(图 12-60)。

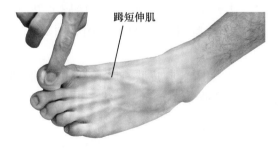

图 12-60　拇短伸肌

【神经血管】

腓深神经:在足背区行于足背动脉内侧,分成内外两终支,分布于足背肌、足关节及第 1、2 趾相对侧背面的皮肤。支配拇短伸肌及趾短伸肌。

足背动脉:于伸肌上支持带下缘处续于胫前动脉,通常沿拇长伸肌腱外侧下行,经拇短伸肌深面达第 1 跖骨间隙。

## 三、趾短伸肌

【内容简介】

趾短伸肌在足背前外侧皮下,位于趾长伸肌腱深面。在跗骨窦入口的前方,起自跟骨前端的上面和外侧面,以及伸肌下支持带,在外踝之前足背所触及的隆起处即为趾短伸肌的起始处。肌束向前内走行,当第 5 跖骨粗隆平面移行为 4 个细腱,该腱与趾长伸肌腱斜行交叉,最内的腱越过足背动脉远侧,止于拇趾第 1 节趾骨底,其余 3 腱在第 2~4 趾的第 1 节趾骨背面,与趾长伸肌腱合成肌腱扩张部后分为 3 束,中间束止于第 2 节趾骨背侧,两侧束又合二为一,止于末节趾骨基底背侧。

功能:伸第 2~4 趾。

【体表触诊】

动作:嘱被检查者背伸趾间和跖趾关节,可在外踝前内侧、趾长伸肌及第 3 腓骨肌肌腱外侧触及趾短伸肌肌腹(图 12-61)。

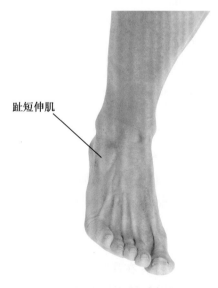

图 12-61　趾短伸肌动作

**【体表形态】**

趾短伸肌体表形态(图 12-62)。

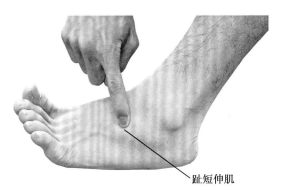

图 12-62 趾短伸肌

**【神经血管】**

腓深神经:在足背区行于足背动脉内侧,分成内外两终支,分布于足背肌、足关节及第1、2趾相对侧背面的皮肤。支配𧿹短伸肌及趾短伸肌。

**【相关穴位】**

**1. 丘墟(GB40)**

①标准定位:在踝区,外踝的前下方,趾长伸肌腱的外侧凹陷中(图 12-63、图 12-64)。

②取法:正坐垂足着地或侧卧,于外踝前下方,趾长伸肌腱外侧,距跟关节凹陷处取穴。

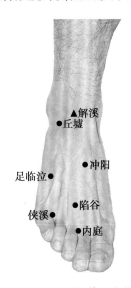

图 12-63 趾短伸肌穴位 1

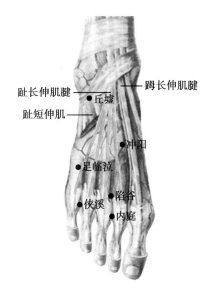

图 12-64 趾短伸肌穴位 2

③穴位解剖:皮肤→皮下组织→足背筋膜→趾短伸肌。

**2. 冲阳(ST42)**

①标准定位:在足背,第2跖骨基底部与中间楔状骨关节处,可触及足背动脉(图 12-63、图 12-64)。

②穴位解剖:皮肤→皮下组织→𧿹长伸肌腱与趾长伸肌腱之间→趾短伸肌→第2楔骨。

**3. 足临泣(GB41)**

①标准定位:在足背,第4、5跖骨底结合部的前方,第5趾长伸肌腱外侧凹陷中(图 12-63、图 12-64)。

②穴位解剖:皮肤→皮下组织→足背筋膜→趾短伸肌→骨间背侧肌。

**4. 陷谷(ST43)**

①标准定位:在足背,第2、3跖骨间,第2跖趾关节近端凹陷中(图 12-63、图 12-64)。

②取法:正坐垂足或仰卧位取穴。

③穴位解剖:皮肤→皮下组织→趾短伸肌→第2跖骨间隙。

5. 侠溪（GB43）

①标准定位：在足背，第4、5趾间，趾蹼缘后方赤白肉际处（图12-63、图12-64）。

②取法：正坐垂足着地，于足背第4、5趾趾缝端取穴。

③穴位解剖：皮肤→皮下组织→足背筋膜→趾短伸肌→骨间背侧肌。

6. 内庭（ST44）

①标准定位：在足背，第2、3趾间，趾蹼缘后方赤白肉际处（图12-63、图12-64）。

②穴位解剖：皮肤→皮下组织→趾短伸肌→第2跖骨间隙。

### 四、小趾展肌

【内容简介】

小趾展肌位于足的外侧缘，足底腱膜的深侧，前端位于小趾短屈肌的外侧。起自跟骨结节的足底侧，肌纤维向前移行于两个短腱，外侧腱抵止于第5跖骨粗隆，内侧腱止于小趾第1节趾骨基底部的足底面。

功能：外展及屈小趾。

【体表触诊】

动作：检查者左手手指勾握在被检查足的外侧缘，要求被检查者反复外展小趾，在小指跖面即可触及小趾展肌的收缩。

【体表形态】

小趾展肌体表形态（图12-65）。

【神经血管】

足底外侧神经：为胫神经在踝管内发出的分支。在踇展肌和趾短屈肌深面行至足底外侧。该神经支配足底外侧部的肌肉、关节、足底外侧半及外侧1个半趾底面的皮肤。包括足底肌内侧群的踇收肌，中间群的足底方肌、蚓状肌及骨间足底肌，外侧群的骨间背侧肌、小趾展肌及小趾短屈肌。

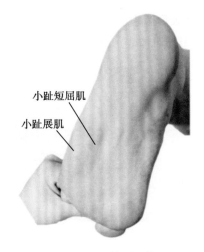

小趾短屈肌
小趾展肌

图12-65　小趾展肌

【相关穴位】

1. 金门（BL63）

①标准定位：在足背，外踝前缘直下，第5跖骨粗隆后方，骰骨下缘凹陷中（图12-66、图12-67）。

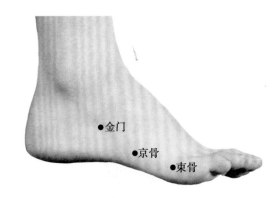

●金门
●京骨
●束骨

图12-66　小趾展肌穴位1

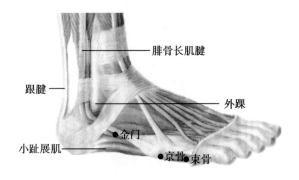

腓骨长肌腱
跟腱
外踝
小趾展肌
●金门
●京骨 ●束骨

图12-67　小趾展肌穴位2

②取法：正坐垂足着地或仰卧，于申脉穴前下方 0.5 寸，骰骨外侧凹陷中取穴。

③穴位解剖：皮肤→皮下组织→小趾展肌→跟骨膜。

### 2. 京骨（BL64）

①标准定位：在跖区，第 5 跖骨粗隆前下方，赤白肉际处（图 12-66、图 12-67）。

②取法：正坐垂足着地或仰卧位取穴。

③穴位解剖：皮肤→皮下组织→小趾展肌→第 5 跖骨（骨膜）。

### 3. 束骨（BL65）

①标准定位：在跖区，第 5 跖趾关节近端，赤白肉际处（图 12-66、图 12-67）。

②取法：正坐垂足着地或仰卧位取穴。

③穴位解剖：皮肤→皮下组织→小趾展肌→第 5 跖骨骨膜。

## 五、小趾短屈肌

【内容简介】

小趾短屈肌位于足外侧缘的前端，深面与第 5 跖骨足底面紧贴，外侧部分为小趾展肌遮盖，为一小纺锤形肌肉。起自第 5 跖骨基底部的足底面和足底长韧带，抵止于小趾第 1 节趾骨基底部跖侧面的内侧。

功能：屈小趾第 1 节趾骨。

【体表触诊】

动作：检查者紧握被检查者第 5 趾，嘱其抗阻力背屈，将手指紧压在第 5 跖骨跖侧面上，稍向足内侧移动即可触及小趾短屈肌（图 12-68）。

【体表形态】

小指短屈肌体表形态（图 12-69）。

【相关穴位】

涌泉（KI1）

①标准定位：在足底，屈足卷趾时足心最凹陷处（图 12-70、图 12-71）。

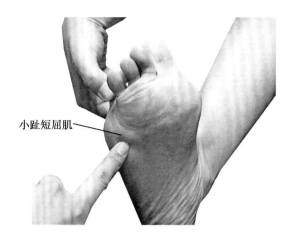

图 12-68 小趾短屈肌动作

小趾短屈肌

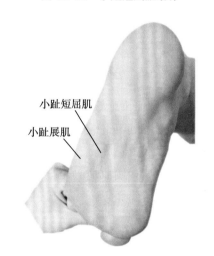

小趾短屈肌
小趾展肌

图 12-69 小趾短屈肌

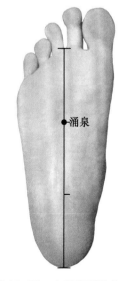

涌泉

图 12-70 小趾短屈肌穴位 1

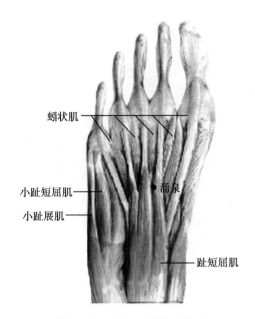

图 12-71　小趾短屈肌穴位 2

②取法：仰卧或俯卧位，5 趾跖屈，屈足掌，当足底掌心前面正中之凹陷处取穴。

③穴位解剖：皮肤→皮下组织→趾短屈肌→第二蚓状肌→跨收肌（斜头）→骨间跖侧肌。

## 六、跨展肌

【内容简介】

跨展肌位于足底内侧缘皮下，其外侧为跨短屈肌。主要起自跟骨结节的内侧及舟骨粗隆，部分肌束起自足底腱膜和屈肌支持带，肌束向前移行于坚强的肌腱。其腱与跨短屈肌内侧腹愈着后，与跨短屈肌共同止于跨趾第 1 节趾骨基底部的跖侧。腱内常有一籽骨存在。跨展肌的后部在足底至关重要，所有足底内、外侧神经及动脉均经此处进入足底。

功能：跨展肌收缩时，使跨趾远离中趾而外展，并参与维持足弓。

【体表触诊】

动作：检查者右手手指握紧跨趾并施力，嘱被检查者抗阻力外展或背屈跨趾，在足内侧缘即可触诊到跨展肌的收缩，特别是在内侧楔骨和足舟骨的跖侧面（图 12-72）。

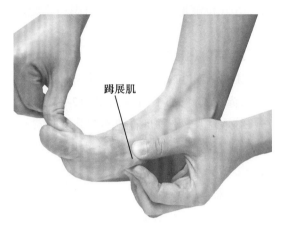

图 12-72　跨展肌动作

【体表形态】

跨展肌体表形态（图 12-73）。

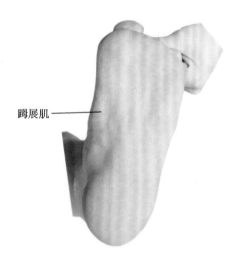

图 12-73　跨展肌

【神经血管】

足底内侧神经：为胫神经在踝管内发出的分支。在跨展肌深面、趾短屈肌内侧前行。该神经支配足底内侧部的肌肉、关节、足底内侧半及内侧 3 个半趾底面的皮肤。包括足底内侧群的跨展肌、跨短屈肌；中间群的趾短屈肌、蚓状肌。

足底外侧神经:为胫神经在踝管内发出的分支。在踇展肌和趾短屈肌深面行至足底外侧,发支分布于足底中间群和外侧肌群,以及足底内侧半皮肤和外侧一个半趾跖面皮肤。

【相关穴位】

1. 然谷(KI2)

①标准定位:在足内侧,足舟骨粗隆下方,赤白肉际处(图12-74、图12-75)。

②取法:正坐或仰卧,于内踝前下方,舟骨粗隆前下方凹陷处取穴。

③穴位解剖:皮肤→皮下组织→踇展肌→踇长屈肌(腱)。

2. 公孙(SP4)

①标准定位:在跖区,第1跖骨底的前下缘赤白肉际处(图12-74、图12-75)。

②取法:正坐垂足或仰卧,于足大趾内侧后方,正当第1跖骨基底内侧的前下方,距太白穴1寸处取穴。

③穴位解剖:皮肤→皮下组织→踇展肌(腱)→踇短屈肌。

3. 太白(SP3)

①标准定位:在跖区,第1跖趾关节近端赤白肉际凹陷处(图12-74、图12-75)。

②取法:正坐垂足,在第1跖骨小头后下方1寸处取穴。

③穴位解剖:皮肤→皮下组织→趾纤维鞘→踇展肌腱→踇短屈肌。

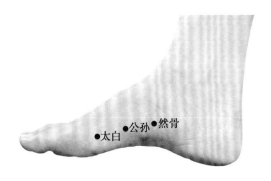

图12-74　踇展肌穴位1

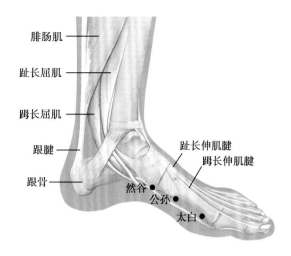

图12-75　踇展肌穴位2

## 七、踇短屈肌

【内容简介】

踇短屈肌位于足内侧缘前端的皮下、踇展肌腱的外侧及深面,直接与第1跖骨相贴。起于内侧楔骨的底面、胫骨后肌的肌腱和足底面的各个肌腱。肌束向前分成两个肌腹,两肌腹之间的底面有踇长屈肌腱经过。内侧肌腹与踇展肌合成一腱,止于踇趾第1节趾骨基底部跖面的内侧;外侧肌腹与踇收肌斜头合成一腱,抵止于踇趾第1节趾骨基底部跖面的外侧,这两个腱内各包含一玉米粒大小的扁形籽骨,二籽骨之间借纤维软骨相连,在其足底面形成一沟,沟内有踇长屈肌腱经过,故该沟可起滑囊作用。踇短屈肌两肌腹由足底内侧神经支配。

功能:参与维持足弓,屈踇趾的第1节趾骨。

【体表触诊】

动作:检查者左手双指尽量勾紧籽骨后面的第1跖骨跖侧面,嘱被检查者抗阻力跖屈第1跖骨上的踇趾,稍向足内侧缘移动,即可触及踇短屈肌内侧肌束,稍向足外侧缘移动,即可触及踇短屈肌的外侧肌束,其他部分被踇长屈肌肌腱所覆盖(图12-76)。

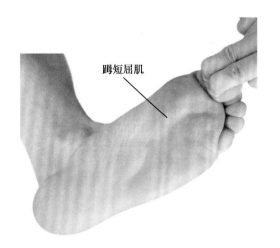

图 12-76　踇短屈肌动作

【相关穴位】

1. 公孙(SP4)

①标准定位:在趾区,第1跖骨底的前下缘赤白肉际处(图12-77、图12-78)。

②取法:正坐垂足或仰卧,于足大趾内侧后方,正当第1跖骨基底内侧的前下方,距太白穴1寸处取穴。

③穴位解剖:皮肤→皮下组织→踇展肌(腱)→踇短屈肌。

2. 太白(SP3)

①标准定位:在趾区,第1跖趾关节近端赤白肉际凹陷处(图12-77、图12-78)。

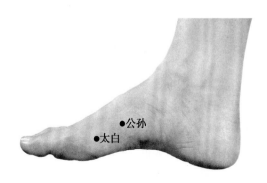

图 12-77　踇短屈肌穴位 1

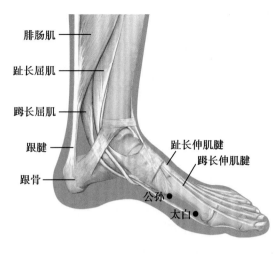

图 12-78　踇短屈肌穴位 2

②取法:正坐垂足,在第1跖骨小头后下方1寸处取穴。

③穴位解剖:皮肤→皮下组织→趾纤维鞘→踇展肌腱→踇短屈肌。

## 八、骨间背侧肌

【内容简介】

骨间背侧肌位于4个跖骨间隙内,每条肌肉起自相邻二跖骨的侧面,第1骨间背侧肌的肌腱向前,绕过第2趾第1节趾骨的内侧面,部分抵止于该节趾骨基底部的内侧,部分移行于趾背腱膜,其作用为屈跖趾关节和伸趾骨间关节,使第2趾内收。第2~4骨间背侧肌分别绕过2~4趾第1节趾骨的外侧,部分止于该节趾骨基底部的外侧,部分止于趾背腱膜。

功能:屈第2~4趾跖趾关节,伸趾间关节,并使第2~4趾外展。

【体表触诊】

动作:可在4个跖骨间隙内触诊跖骨间背侧肌。当将手指对着跖骨的内侧面和外侧面放置时,可在手指下直接触及4条骨间背侧肌。

【体表形态】

骨间背侧肌体表形态（图 12-79）。

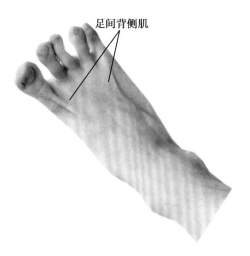

图 12-79 骨间背侧肌

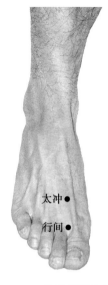

图 12-80 骨间背侧肌穴位 1

【神经血管】

足底外侧神经：为胫神经在踝管内发出的分支。在𧿹展肌和趾短屈肌深面行至足底外侧。该神经支配足底外侧部的肌肉、关节、足底外侧半及外侧 1 个半趾底面的皮肤。包括足底肌内侧群的𧿹收肌，中间群的足底方肌、蚓状肌及骨间足底肌，外侧群的骨间背侧肌、小趾展肌及小趾短屈肌。

【相关穴位】

1. 太冲（LR3）

①标准定位：在足背，第 1、2 跖骨间，跖骨底结合部前方凹陷中，或触及动脉搏动（图 12-80、图 12-83）。

②取法：正坐垂足或仰卧位，于足背第 1、2 跖骨之间，跖骨底结合部前方凹陷处，当𧿹长伸肌腱外缘处取穴。

③穴位解剖：皮肤→皮下组织→第一骨间背侧肌→指浅、深层肌腱的背侧。

2. 足临泣（GB41）

①标准定位：在足背，第 4、5 跖骨底结合部的前方，第 5 趾长伸肌腱外侧凹陷中（图 12-81、图 12-83）。

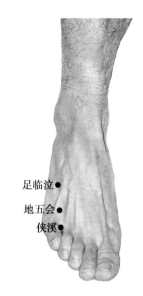

图 12-81 骨间背侧肌穴位 2

②穴位解剖：皮肤→皮下组织→足背筋膜→趾短伸肌→骨间背侧肌。

3. 地五会（GB42）

①标准定位：在足背，第 4、5 跖骨间，第 4 跖趾关节近端凹陷中（图 12-81、图 12-83）。

②穴位解剖：皮肤→皮下组织→足背筋膜→骨间背侧肌。

4. 行间（LR2）

①标准定位：在足背，第 1、2 趾间，趾蹼

缘后方赤白肉际处（图 12-80、图 12-83）。

②取法：正坐或仰卧位，于足背第 1、2 趾趾缝端凹陷处取穴。

③穴位解剖：皮肤→皮下组织→骨间背侧肌。

### 5. 侠溪（GB43）

①标准定位：在足背，第 4、5 趾间，趾蹼缘后方赤白肉际处（图 12-81、图 12-83）。

②取法：正坐垂足着地，于足背第 4、5 趾趾缝端取穴。

③穴位解剖：皮肤→皮下组织→足背筋膜→趾短伸肌→骨间背侧肌。

### 6. 八风（EX-LE10）

①标准定位：在足背，第 1~5 趾间，趾蹼缘后方赤白肉际处，左右共 8 穴（图 12-82、图 12-83）。

②穴位解剖：踇趾与第 2 趾间的八风穴，其解剖同行间穴（足厥阴肝经）。第 2 趾与第 3 趾之间的八风穴，其解剖同内庭穴（足阳明胃经）。第 4 趾与小趾之间的八风穴，其解剖同侠溪穴（足少阳胆经）。第 3 趾与第 4 趾之间的八风穴，其解剖为：皮肤→皮下组织→第 3、4 趾的趾长、短伸肌腱。

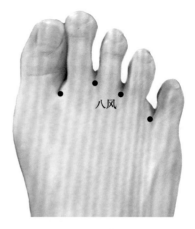

图 12-82　骨间背侧肌穴位 3

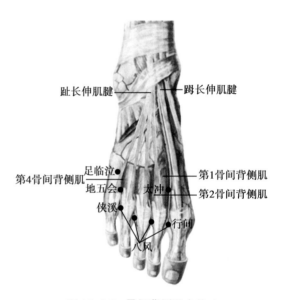

图 12-83　骨间背侧肌穴位 4

# 主要参考书目

［1］Susan Standring. 格氏解剖学：临床实践的解剖学基础［M］.北京：北京大学医学出版社，2008.

［2］聂绪发，严振国.临床应用表面解剖学［M］.上海：上海科学技术出版社，1998.

［3］Serga Tixa. 触诊解剖学图谱［M］.郑州：河南科学技术出版社，2001.

［4］张朝佑.人体解剖学［M］.3 版.北京：人民卫生出版社，1977.

［5］严振国.正常人体解剖学［M］.北京：中国中医药出版社，2003.

［6］邵水金.实用躯体解剖学：针刀、针灸、擒拿、骨伤专业必读［M］.上海：上海科学技术文献出版社，2006.

［7］邵福元，邵华磊，薛爱荣.颈肩腰腿痛应用解剖学［M］.郑州：河南科学技术出版社，2000.

［8］张天民.针刀治疗头颈部疾病［M］.北京：中国医药科技出版社，2008.

［9］张照庆.针刀治疗肩部疾病［M］.北京：中国医药科技出版社，2009.

［10］张天民.针刀治疗胸背部疾病［M］.北京：中国医药科技出版社，2009.

［11］吴绪平.针刀治疗肘部疾病［M］.北京：中国医药科技出版社，2009.

［12］张天民.针刀治疗腕手部疾病［M］.北京：中国医药科技出版社，2009.

［13］吴绪平，陈波.针刀治疗腰腹部疾病［M］.北京：中国医药科技出版社，2008.

［14］张照庆.针刀治疗髋部疾病［M］.北京：中国医药科技出版社，2008.

［15］金福兴.针刀治疗膝部疾病［M］.北京：中国医药科技出版社，2009.

［16］吴绪平.针刀治疗踝足部疾病［M］.北京：中国医药科技出版社，2009.

［17］石学敏.针灸学［M］.2 版.北京：中国中医药出版社，2007.

［18］杜心如，徐永清.临床解剖学：脊柱与四肢分册［M］.2 版.北京：人民卫生出版社，2014.

［19］韩卉，牛朝诗.临床解剖学：头颈部分册［M］.2 版.北京：人民卫生出版社，2014.

［20］郭长青.针灸穴位图解［M］.北京：人民卫生出版社，2008.

［21］崔慧先.系统解剖学［M］.6 版.北京：人民卫生出版社，2010.

［22］克里斯蒂·凯尔 . 功能解剖：肌与骨骼的解剖、功能及触诊［M］. 天津：天津科技翻译出版有限公司, 2013.

［23］彭裕文 . 局部解剖学［M］.8 版 . 北京：人民卫生出版社, 2013.

［24］郭长青 . 体表解剖图谱［M］. 北京：人民军医出版社, 2013.